AF300449

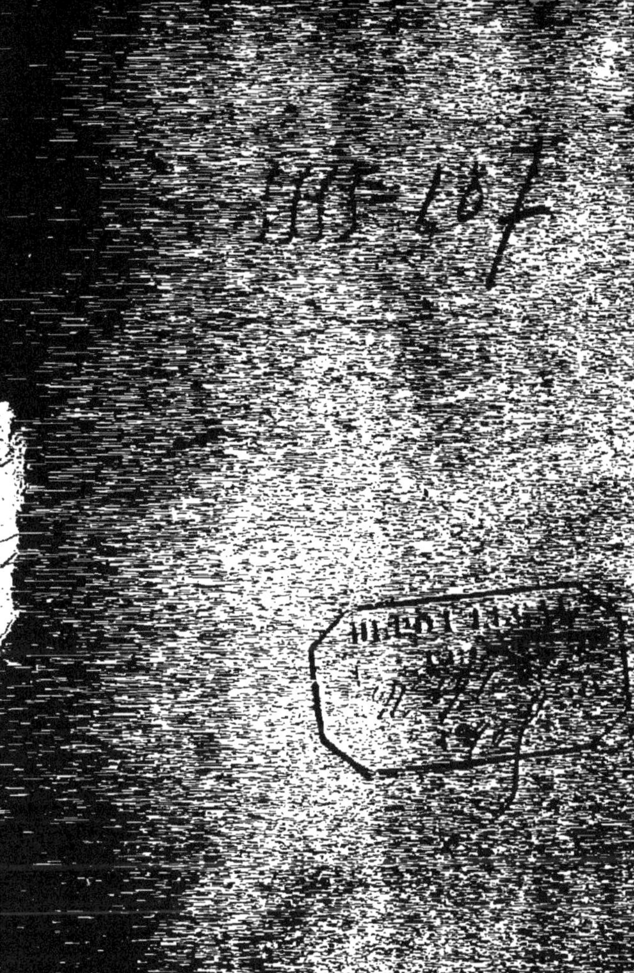

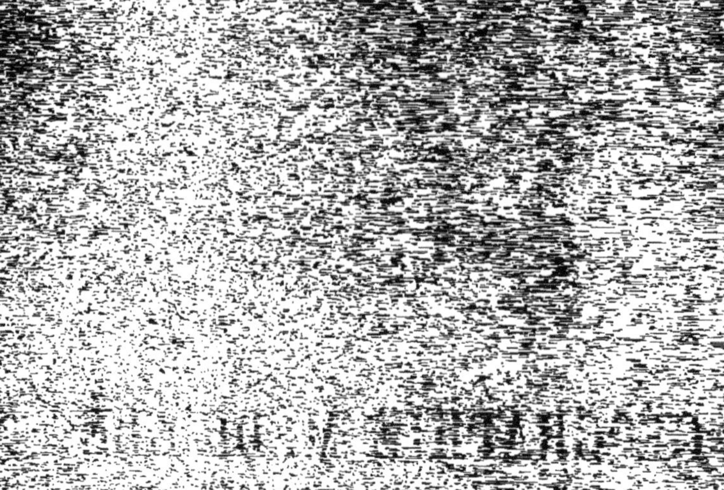

GÉOGRAPHIE MÉDICALE

Dᵣ Emile **LAURENT**

Géographie

Médicale

PARIS

A. MALOINE, ÉDITEUR

23-25, RUE DE L'ÉCOLE DE MÉDECINE, 23-25

1905

PRÉFACE

Depuis un siècle, la science médicale a subi une évolution qui l'a en quelque sorte transformée : son cadre s'est singulièrement élargi quand elle s'est affranchie de la pharmacopée et de ses stériles et empiriques formules. On a compris que l'air et la lumière devaient jouer un grand rôle dans la cure des maladies, ou tout au moins dans leur prophylaxie. Les vertus des eaux thermales et minérales ont été de plus en plus appréciées.

D'autres parts, les facilités de déplacement, l'expansion coloniale ont amené les hommes à changer fréquemment de milieu, soit temporairement, soit définitivement, les uns par sport ou plaisir, les autres par nécessité sociale, les autres enfin par raison d'hygiène et de thérapeutique.

Dans ces conditions, la géographie rentrait dans le domaine médical.

Pourtant aucun ouvrage d'ensemble n'a encore été écrit sur cette question, du moins comme nous l'entendons. Quelques auteurs, très peu nombreux, ont étudié la climatologie en général, la marche et l'aire des grandes maladies. Mais aucun jusqu'ici n'a conçu ni écrit une véritable géographie médicale.

C'est cette lacune que j'ai voulu combler.

Je me suis proposé de fournir, sous une forme aussi succincte et aussi complète que possible, au médecin comme à l'homme du monde, des renseignements médicaux précis sur chaque partie du monde.

Le médecin consulté sur un pays pourra immédiatement se renseigner sur sa climatologie et sa pathologie spéciale ; le voyageur saura à quel moment il pourra le visiter avec le plus d'agréments, et, s'il doit y séjourner, s'il y souffrira du froid ou de la chaleur, quelles maladies il aura à redouter, quels avantages il pourra y trouver au point de vue des sanatoria, des eaux minérales, des stations thermales ou balnéaires, des plages, etc. Il y trouvera des renseignements médicaux non seulement sur chaque contrée en général, mais sur chaque ville en particulier.

GÉOGRAPHIE MÉDICALE

PREMIÈRE PARTIE

Climatologie et nosologie générales.

CHAPITRE PREMIER

Climatologie générale

I. — *Eléments d'un climat.*

On entend par climat l'ensemble des conditions atmosphériques et terrestres qui agissent sur l'homme dans une région déterminée du globe.

Un climat est subordonné à un certain nombre d'éléments, et en première ligne : la température, l'humidité, la pureté de l'air. Pour l'élément température on tient compte de la température moyenne de l'année, des variations de température des jours, des mois et des saisons, des températures de l'hiver et de l'été, de la latitude, de l'altitude qui a une importance considérable, et des rapports du pays avec la mer. En théorie, la température devrait aller en diminuant régulièrement de l'équateur aux pôles. En réalité, le phénomène est bien plus complexe. Les climats ne dépendent pas exclusivement de la chaleur. La lumière et l'humidité jouent aussi un grand rôle. Et ces trois facteurs, soumis aux lois de la distribution du relief à la surface, et de la répartition des continents et des mers, occasionnent par leurs combinaisons de nombreuses causes de troubles.

Ainsi les mers et les terres se comportent différemment en présence des changements de température dans les différentes saisons. Les mers ne se refroidissent et ne s'échauffent que très lentement : leur température reste donc toujours sensiblement égale, et cette égalité de température se communique à l'atmosphère qui repose sur ces océans. Les terres, au contraire, passent rapidement d'un extrême à l'autre, et leur atmosphère obéit aux mêmes changements de température. On peut, en raison de ce phénomène, établir une distinction nettement tranchée entre les climats maritimes et les climats continentaux : les premiers sont doux et égaux, les seconds rudes et extrêmes. Aux îles Færoër la différence entre les moyennes de température extrême ne dépasse pas dix degrés, tandis qu'elle dépasse soixante degrés à Iakoutsk, en Sibérie, qui se trouve cependant sous le même parallèle.

La direction des vents a aussi une grande importance. En effet, une région côtière peut avoir un climat extrême, si pour une raison quelconque elle tourne le dos à la mer, aux courants et aux vents marins. Tel est, par exemple, le cas de Pékin. D'autre part, les vents peuvent apporter aux régions intérieures les avantages du climat maritime : humidité et douceur de température.

« Les climats spéciaux dépendent donc en définitive de la position des lieux relativement à la direction générale des courants et des vents. Les vents jouent dans la nature surtout le rôle de médiateurs : c'est par leur circulation incessante que se combinent les effets de la terre et de l'eau, et c'est cette combinaison qui répand partout le mouvement, la diversité et la vie. » (L. Poirel).

II. — *Les pluies.*

Comme je l'ai dit plus haut, l'humidité est, après la température, la condition atmosphérique qui contribue le plus à différencier les climats.

Si on fait abstraction des différences locales, on peut dire que la quantité d'eau contenue dans l'atmosphère décroît d'une manière assez régulière de l'équateur aux pôles ; elle atteint son maximum en pleine mer et sur les côtes ; elle diminue à mesure qu'on pénètre dans l'intérieur des terres, et décroît aussi lorsque l'altitude augmente. Sur les continents, elle est influencée par l'abondance des pluies, par la direction habituelle des vents, par les saisons et par la nature du sol.

C'est sous la zone torride qu'il pleut le plus abondamment. Il n'y pleut qu'à une époque de l'année, mais alors l'eau tombe à torrents, tandis que, sous les latitudes plus élevées, les pluies sont moins abondantes, mais tombent en toute saison. Il y a naturellement des exceptions à cette grande règle générale. En effet, sous la zone torride elle-même, s'étendent de grandes zones sur lesquelles il ne pleut jamais. Partout où les vents alizés soufflent constamment sur la mer, le ciel reste serein, surtout lorsque le soleil se trouve dans l'autre hémisphère ; il existe des régions entières où la pluie est inconnue : tels sont le Sahara, la région de Tripoli, l'Egypte et la Syrie, les bords de la mer Rouge, la majeure partie de l'Arabie et de la Perse, le nord de la Chine, quelques provinces du Mexique, du Chili et du Pérou.

Sous la zone torride, c'est pendant que le soleil est au zénith, c'est-à-dire pendant la saison qui correspond à notre été, que les pluies sont le plus abondantes ; au nord du tropique, au contraire, c'est pendant l'hiver qu'il pleut le plus. Il y a aussi à cette règle générale de nombreuses exceptions.

Enfin la direction des vents influe puissamment sur la quantité d'eau que reçoit le sol et sur l'humidité de l'atmosphère. Dans la zone tempérée, les pluies sont plus rares sur les côtes orientales que sur les côtes occidentales exposées aux vents d'ouest. Sous la zone torride et notamment en Amérique, c'est le contraire : ce sont les côtes orientales exposées aux vents alizés qui sont le plus fortement arrosées.

III. — *Les vents.*

L'atmosphère est constamment mise en mouvement par diverses causes dont la plus importante est la différence de température dans la masse même de l'atmosphère, qui est chaude entre les tropiques et froide aux pôles. Ces courants aériens se divisent en trois catégories : les vents alizés ou généraux, les vents périodiques ou moussons, et les vents variables.

Les vents alizés soufflent dans les régions intertropicales, entre 30° latitude nord et 30° latitude sud. Leur direction est constamment de l'est à l'ouest, en sens inverse des mouvements de rotation de la terre.

Les vents périodiques ou moussons soufflent dans les mers des Indes ; leur direction varie suivant les saisons : d'avril en octobre, ils soufflent du sud-ouest au nord-est et d'octobre en avril ils soufflent au contraire du nord-est au sud-ouest.

IV. — *Les saisons.*

Les saisons sont d'autant moins tranchées qu'on se

rapproche davantage de l'équateur ou des pôles ; c'est à égale distance de ces deux extrêmes qu'elles présentent le plus de régularité dans leur durée et de différence entre elles.

Sous l'équateur il n'y a que deux saisons : la saison pluvieuse ou hivernage et la saison sèche ou belle saison. La saison pluvieuse est un peu plus chaude que la saison sèche, mais la différence n'excède pas 5 à 6 degrés. Ces deux saisons se succèdent sans transition.

A mesure qu'on se rapproche des tropiques, les saisons intermédiaires commencent à se dessiner. Il en est ainsi aux Antilles et à la Réunion où il existe un embryon de printemps et un embryon d'automne. En Algérie, ces deux saisons sont déjà plus marquées : le printemps en particulier y est délicieux.

Dans les contrées méridionales de l'Europe, les quatre saisons se dessinent nettement, mais avec une prédominance marquée de l'été sur l'hiver. Vers le 45° degré de latitude, à égale distance, par conséquent, de l'équateur et des pôles, l'année a ses quatre saisons encore plus nettement différenciées. C'est la zone tempérée par excellence ; c'est le parallèle de Bordeaux, de Grenoble, de Valence, de Turin, de Plaisance, de Mantoue, de Venise ; c'est la partie la plus favorisée du globe.

« En s'élevant vers le nord, l'hiver commence à prendre le dessus ; le printemps devient froid et court, l'automne pluvieux et désagréable. Dans les contrées les plus septentrionales de l'Europe, à un hiver d'une longueur démesurée succède, presque sans transition, un été court et brûlant, pendant lequel la végétation marche avec une rapidité prodigieuse et qui fait brusquement place aux pluies, aux brumes et à l'hiver. Dans les régions polaires enfin, c'est à peine si l'été luimême se traduit par quelques belles journées, dans le cours desquelles le thermomètre s'élève au-dessus de zéro ; la couche superficielle des glaces se fond, un peu de vapeur d'eau se répand dans l'atmosphère, la vie semble animer un instant ces solitudes désolées ; mais bientôt elles retombent dans leur immobilité et le perpétuel hiver de ces climats fait équilibre, aux deux extrémités du monde, à l'été perpétuel de la zone torride. » (J. Rochard).

V. — *Classification des climats.*

J. Rochard partage l'espace compris entre l'équateur en cinq zones climatériques séparées par des lignes isothermes présentant entre elles une différence de 10 degrés de température, et il admet cinq espèces de climats :

1° Les climats torrides s'étendant de l'équateur thermal à la ligne isotherme de + 25°.

2° Les climats chauds, étendus de la ligne de + 25° à celle de + 15°.

3° Les climats tempérés, compris entre celles de + 15° et de + 5°.

4° Les climats froids entre celle de + 5° et celle de — 5°.

5° Les climats polaires, entre — 5° et — 15°.

VI. — *Climats torrides.*

Limitée dans les deux hémisphères par l'isotherme de + 25°, cette zone immense comprend plus d'un tiers de la surface du globe.

Ce qui caractérise ce climat, c'est la constance et l'uniformité de la température qui est constamment élevée, le peu de variations entre les saisons qui ne diffèrent que par leur degré de sécheresse ou d'humidité, l'abondance et la périodicité des pluies, la direction constante des vents, et généralement, au point de vue hygiénique, une extrême insalubrité.

La région africaine qui appartient à la zone torride comprend : sur la côte occidentale : la Sénégambie, la Guinée et le Congo ; sur la côte orientale : la Nubie, l'Abyssinie, Zanzibar, Mozambique, Madagascar et les îles voisines ; enfin, dans la partie centrale : le Sahara, le Fezzan et le Soudan.

Une partie de l'Asie aussi miroite sous ces cieux ardents : l'Arabie, le sud de la Perse, le Baloutchistan, l'Inde, la Birmanie, le royaume de Siam et l'empire d'Annam.

Dans la région océanienne, les îles de la Malaisie (îles de la Sonde, Philippines, Célèbes, Moluques) et la Polynésie (archipels des Carolines, des Navigateurs, îles de la Société, îles Marquises, etc.) baignent aussi dans cette atmosphère d'étuve.

Enfin l'Amérique a une partie de ses terres tantôt brûlées, tantôt détrempées par ces cieux trop chauds et trop humides de la zone torride : le sud du Mexique, l'Amérique centrale, les Antilles, la Colombie, les Guyanes, et le nord du Brésil.

Ainsi, des cinq parties du monde, l'Afrique est celle qui occupe le plus de place sous la zone torride, puisqu'elle lui appartient par les trois quarts de son étendue. L'Asie n'y appartient que par le cinquième environ de son étendue. Les contrées torrides de l'Asie sont situées presque en totalité dans l'hémisphère nord. Elles forment une bande de près de deux mille lieues de longueur, étendue de la mer Rouge à la mer de Chine, et plongeant dans l'océan indien par de grandes presqu'îles. La majorité des îles océaniennes appartiennent à cette zone ainsi que l'Amérique centrale et une bonne partie de l'Amérique méridionale.

VII. — *Climats chauds.*

Les climats chauds forment deux zones séparées par la zone torride, l'une située dans l'hémisphère nord et l'autre dans l'hémisphère sud. Leur température varie de + 25° à + 15°. Mais cette différence ne tient pas à un abaissement uniformément réparti sur toute l'année : on éprouve, dans cette zone, de véritables chaleurs torrides, mais les variations diurnes et saisonnières sont plus prononcées. L'été conserve sa prépondérance, mais l'hiver s'accompagne de froids assez vifs ; le printemps et l'automne commencent à se dessiner. Les pluies tombent avec moins de régularité.

La salubrité des climats chauds laisse encore beaucoup à désirer ; pourtant ils sont déjà moins dangereux à habiter que les régions torrides. « Si quelques contrées favorisées par la nature de leur sol ou assainies par la civilisation, offrent à leurs habitants des conditions irréprochables de prospérité et de bien-être, la majeure partie se ressent encore du voisinage des régions intertropicales, et présente le même cortège de maladies, à la gravité près » (J. Rochard).

La zone septentrionale des climats chauds comprend le midi de l'Europe (Espagne, littoral méditerranéen de la France, Italie maritime, Grèce), le nord de l'Afrique (Maroc, Algérie, Tunisie, Tripoli, Egypte), le centre de l'Asie, de la Méditerranée et de la mer Rouge jusqu'à l'océan pacifique (nord de l'Arabie, Turquie d'Asie, Arménie, nord de la Perse, Afghanistan, Turkestan, Pendjab, Chine méridionale), environ le quart de l'Amérique du nord (nord du Mexique et sud des Etats-Unis); et, dans la région océanienne, une petite partie de la Polynésie septentrionale (archipel des Mariannes, de Magellan, etc.). Les pays chauds situés dans la zone australe offrent une étendue beaucoup moindre que ceux situés dans l'hémisphère nord. La région africaine comprise dans cette partie de la zone australe comprend le gouvernement du Cap et le pays des Hottentots. Dans la région océanienne, elle embrasse l'Australie et la Nouvelle-Calédonie, et, en Amérique, le Pérou et le Brésil.

VIII. — *Climats tempérés.*

Ces pays ne connaissent ni les chaleurs énervantes de la zone torride, ni l'action dépressive des froids polaires. La température y subit des oscillations continuelles. Les saisons y sont bien tranchées et d'une longueur à peu près égale. L'automne et le printemps, qui ne constituent, dans les climats extrêmes, que de courtes périodes de transition, ont une durée à peu près égale à celle de l'hiver et de l'été. Les pluies sont moins abondantes et moins régulières que dans les régions équatoriales. En général, c'est en automne qu'elles présentent leur maximum de fréquence.

« Les pays tempérés, pris dans leur ensemble, sont salubres. C'est là que la race caucasienne se développe dans toute sa puissance, qu'elle subit la mortalité la plus faible, qu'elle présente l'accroissement de population le plus considérable. Le cadre nosologique y est beaucoup plus varié que sous les latitudes extrêmes, et plus immédiatement soumis à l'empire des saisons, des intempéries, des vicissitudes atmosphériques ; les constitutions médicales y sont beaucoup plus nettement accusées. En un mot, tandis qu'entre les tropiques le règne pathologique est dominé par une cause constante et exclusive et se montre immuable comme elle, dans les pays tempérés il obéit aux moindres influences et partage la mobilité de leur climat capricieux » (J. Rochard).

Dans l'hémisphère nord, la zone tempérée comprend les trois quarts de l'Europe (îles Britanniques, presqu'île scandinave, Danemark, Belgique, Hollande, France, Italie continentale, Allemagne, Suisse, Russie méridionale, Turquie d'Europe) et une partie de l'Asie (pays des Kirghiz, Dzoungarie, Mongolie, Chine septentrionale, Japon, et en Amérique les Etats-Unis du nord.

Dans l'hémisphère sud, la zone tempérée embrasse, en Océanie : la Tasmanie et la Nouvelle-Zélande, et, en Amérique : le Chili, la Plata et la Patagonie.

IX. — *Climats froids.*

Dans l'hémisphère boréal, ils embrassent de vastes contrées dont l'importance égale celle des pays les plus favorisés par le soleil ; dans l'hémisphère austral, ils ne recouvrent que la mer, de vastes champs de glace et quelques terres désertes ; ce qui caractérise ces régions ce sont de courts et brillants étés pendant lesquels le soleil reste 18, 20 et même 24 heures au-dessus de l'horizon ; de longs et rigoureux hivers, aux nuits interminables que n'illuminent plus que les aurores boréales.

La région européenne des climats froids comprend l'Islande, le nord de la Suède, de la Norvège et de la Russie. En Asie, la Sibérie et le Kamtchatka leur appartiennent, et, en Amérique, l'Alaska, la Nouvelle-Bretagne, le Labrador, le Canada et Terre-Neuve.

Dans l'hémisphère sud, comme je viens de le dire,

cette zone ne renferme que des terres à peine connues et pour la plupart inhabitées.

X. — *Climats polaires.*

Ces déserts glacés, que les pêcheurs de phoque et de morue fréquentent seuls, ne sont peuplés que de quelques Esquimaux. Groupés autour des pôles, ils comprennent dans l'hémisphère nord le Spitzberg, la Nouvelle-Zemble, le nord de la Sibérie, la partie de la Nouvelle-Bretagne qui confine à l'Océan glacial, la terre de Baffin, le nord du Groenland, les îles de la mer polaires comprises sous la dénomination de terres arctiques, et, dans l'hémisphère austral, des terres inconnues.

« Rien ne peut rendre l'aspect sinistre de ces solitudes. L'œil n'y rencontre que des mers immobiles, que des glaciers surplombant les immenses champs de neige, à la surface desquels se dressent des rochers nus et dépouillés, où se dessine de loin en loin la silhouette d'un renne ou d'un ours blanc. Les rayons d'un soleil oblique, traversant avec peine un épais rideau de brume, viennent se réfléchir sur ces grandes surfaces d'un blanc uniforme et les éclairent d'un jour douteux. Cette lueur monotone remplit le ciel pendant le cours d'un long été sans nuits, et disparaît ensuite, pour faire place, pendant plusieurs mois, à la clarté blafarde de la lune, à l'éclat des aurores boréales. Au Cap nord, le soleil reste pendant deux mois de suite au-dessus de l'horizon, pendant trois mois au Spitzberg et, au pôle, un jour de six mois succède à une nuit de même durée » (J. Rochard).

CHAPITRE II

Nosologie générale.
Distribution géographique des maladies

—

I. — *Malaria.*

La malaria existe plus ou moins dans les cinq parties
du monde, mais visite plus particulièrement les régions
centrales de notre globe.

En Europe, certaines régions jouissent d'une immunité presque absolue, comme l'Islande, les îles Færoër,
la Norvège, les îles Britanniques, le nord de la Suède,
de la Finlande et de la Russie. D'autres pays, comme le
Danemark, la Belgique, les régions centrales de l'Allemagne, de la Suisse et de la France ne sont que fort
peu frappées par l'endémie palustre. Elle tient, au contraire, une place importante dans la pathologie de la
Hollande, des côtes occidentales et méridionales de la
France, de l'Espagne, du Portugal, de l'Italie, de la
Corse, de la Sardaigne, de la Sicile et de Malte. Les régions orientales de l'Europe sont également très atteintes : Pologne, Russie méridionale, Hongrie, Turquie
d'Europe, Roumanie, Grèce et îles de l'Archipel.

En Amérique, la malaria n'apparaît qu'aux environs du 50ᵐᵉ degré de latitude nord et cesse complètement au delà du 20ᵐᵉ degré de latitude sud. En réalité, elle ne commence à faire sentir son influence que dans le voisinage des grands lacs, augmentant d'intensité en s'avançant vers le sud, suivant le cours du Mississipi et les côtes du golfe mexicain.

Dans les hautes régions des montagnes Rocheuses, sur les bords de l'océan Pacifique, dans la Colombie anglaise, dans les Etats de l'Orégon et de la Californie, sur le haut plateau du Mexique, ses effets sont presque nuls.

Dans l'Amérique centrale, les côtes et les forêts sont décimées par la malaria ; on peut vivre au contraire presque sans danger sur les hauteurs qui vont en s'échelonnant pour former l'arête centrale.

Les Antilles payent aussi un tribut à la malaria, ainsi que toute la côte nord de l'Amérique du sud, surtout la Guyane. Le Brésil, le Parana, le Paraguay, les régions basses de la Bolivie sont soumis à cette même influence pernicieuse qui disparaît presque complètement dans l'Urugay et dans la République Argentine qui est à peu près indemne jusqu'à son extrémité méridionale.

L'Afrique est le continent qui paie le plus lourd tribut à la malaria. La côte occidentale, la plus frappée, a été appelée le « tombeau des Européens ». En effet, toutes les côtes situées depuis le Sénégal jusqu'au 20ᵉ degré de latitude sud sont meurtrières pour les colons européens. A mesure que l'on s'éloigne de la côte, le danger diminue. Le Maroc, l'Algérie, Tripoli, la Tunisie, l'Egypte, sont éminemment insalubres sur les côtes. Le Haut-Nil, les bords de la mer Rouge et les régions basses de l'Abyssinie sont également très atteints. L'intérieur du continent africain et le Sahara lui-même ne sont pas absolument à l'abri des effluves malariennes. Les côtes orientales, bien que moins insalubres que les côtes occidentales, ne sont pas à l'abri de l'endémie : les côtes des Somalis, de Zanzibar, de Mozambique jusqu'à la baie de Delagoa ont une mauvaise réputation justement méritée. Madagascar, les Comores, les Seychelles paient aussi leur tribut, ainsi que les îles du Cap Vert, tandis que les îles situées près de la côte occidentale, comme Sainte-Hélène et les Canaries, sont indemnes.

Les deux tiers environ du continent asiatique sont presque complètement préservés de l'impaludisme : presque toute la Sibérie, la majeure partie de la Mongolie, du grand désert de Kobi, du nord de la Chine, du Thibet, des régions montagneuses du Pamir, de l'Hindou-Kouch, de l'Himalaya, de la Perse, de l'Arménie et de l'Asie Mineure. Pourtant les côtes de l'Asie Mineure ne participent pas de la salubrité des régions de l'intérieur et du désert ; il en est de même des îles de l'Archipel, comme Chypre, Crète, etc. La Syrie est également visitée sur les côtes et même dans l'intérieur ; l'endémie ne s'arrête que sur les bords du grand désert. On la retrouve en Mésopotamie, sur tout le cours de l'Euphrate et du Tigre, où elle augmente d'intensité à mesure que l'on approche du golfe Persique qui est particulièrement insalubre. Le sol des anciennes villes de Ninive et de Babylone recèle des miasmes pernicieux.

L'Arabie n'est pas non plus complètement indemne. Les côtes du golfe Persique, de la mer d'Oman, Aden, Djeddah, sont réputées pour leur insalubrité. Médine et La Mecque n'ont guère meilleure réputation. Certaines provinces de la Perse, parmi lesquelles Téhéran et Ispahan, payent leur tribu à la malaria ; de même l'Hindoustan et tout l'empire des Indes. Les deltas de l'Indus et du Gange sont particulièrement redoutables. L'île de

Ceylan, la Birmanie, la presqu'île de Malacca, le Siam, le Laos, la Cochinchine, certaines régions de la Chine et du Japon sont également des pays où la fièvre se fait souvent sentir.

Les grands archipels de la Sonde, des Célèbes, des Philippines, de la Papouasie ou Nouvelle-Guinée sont des terres essentiellement malariennes. Par contre, les Nouvelles-Hébrides, la Nouvelle-Bretagne, la Nouvelle-Irlande, la Nouvelle-Calédonie, les archipels de Samoa, de Tonga, des Navigateurs, de Taïti, l'Australie, la Tasmanie et la Nouvelle-Zélande sont à peu près à l'abri du fléau.

De cette rapide esquisse il résulte que les régions malariennes occupent tout le centre et le midi de l'Amérique du Nord, le centre et le nord de l'Amérique du Sud, la presque totalité de l'Afrique, le centre, le midi et une grande partie du nord de l'Europe. Les régions méridionales de l'Asie et les grands archipels qui s'y rattachent sont également des foyers très intenses de malaria.

En sorte qu'en résumé, la totalité des pays de l'extrême nord et la plus grande portion de l'extrême sud sont tout à fait préservées de cette influence qui règne dans la majeure partie des régions centrales de notre globe, occupant ainsi la moitié de la superficie des pays habités.

Il est à noter que la race nègre jouit d'une certaine immunité à l'égard du paludisme, mais cette immunité n'est pas absolue. Les nègres sénégaliens sont sujets à la fièvre malarienne, mais il est rare qu'elle provoque chez eux des accidents graves.

II. — *Fièvres continues.*

I. *Synoque.* — La synoque est ubiquitaire : elle se montre un peu partout ; mais elle ne présente jamais de gravité.

II. *Fièvre typhoïde.* — Très fréquente dans tout le nord de l'Europe, on l'observe en Islande (surtout pendant l'hiver), aux îles Fœroër, en Norvège, en Suède, en Finlande, dans les provinces baltiques. La Russie est moins éprouvée. Le Danemark, la Hollande, la Belgique et surtout la France lui paient un lourd tribut de léthalité. Aux îles Britanniques elle est moins fréquente. L'Allemagne, surtout l'Allemagne du nord, est souvent très éprouvée, principalement Munich.

La Suisse, l'Espagne, le Portugal, l'Italie et ses îles, l'Austro-Hongrie, la Roumanie, la Turquie et la Grèce connaissent aussi la dothienentérie.

En Amérique, on rencontre la fièvre thyphoïde dans les régions septentrionales du Groenland et du Labrador, au Canada, aux Etats-Unis. Elle est plus rare au Mexique et, en général, dans toute l'Amérique du Sud.

L'Afrique n'est pas à l'abri de cette affection : on l'observe assez fréquemment en Egypte, en Algérie, au Maroc, au Sénégal, à Madère, aux îles Canaries, au Cap Vert, au Cap, en Abyssinie, à Madagascar et à la Réunion.

L'Asie est fréquemment visitée par la fièvre typhoïde : on l'observe souvent en Anatolie, en Syrie, en Mésopotamie, en Arménie, en Perse, en Asie centrale, à La Mecque, à Médine. Rare aux Indes et à Ceylan, on la retrouve en Indo-Chine et en Chine. Assez fréquente en Nouvelle-Calédonie et en Polynésie, elle est presque inconnue dans les îles de la Sonde, aux Philippines, aux Moluques, en Australie et à la Nouvelle-Zélande.

III. *Typhus pétéchial.* — Maladie de misère autrefois véhiculée par les armées, le typhus pétéchial ne s'observe plus qu'accidentellement en Europe. Il se rencontre encore dans les hautes régions du Mexique. Il est rare en Asie et en Afrique. Il est en train de disparaître avec les guerres.

IV. *Typhus récurrent.* — Comme le typhus pétéchial, le typhus récurrent qu'engendraient généralement les guerres et la famine, est aussi de plus en plus rare. Ses dernières épidémies ont frappé les îles Britanniques, la Silésie, la Pologne et la Russie.

III. — *Fièvres éruptives.*

I. *Variole.* — La variole était autrefois un fléau inévitable. Elle ne frappe plus maintenant que les peuples que l'ignorance, la superstition ou l'incurie éloignent de la vaccine. On l'a observée et on l'observe encore un peu partout. C'est en Afrique, que nombre d'auteurs considèrent comme son pays d'origine, qu'on la voit encore sévir parfois avec intensité.

II. *Rougeole.* — Cette fièvre éruptive est bien moins répandue que la variole. Elle est à peu près inconnue dans la plupart des régions tropicales. Elle est peu répandue en Asie. Dans les régions méridionales de l'Europe elle est plus rare et plus bénigne que dans les régions centrales.

Les épidémies de rougeole sont rares et bénignes aux États-Unis, au Mexique, dans l'Amérique centrale, les Guyanes et les Antilles, tandis qu'elles sont un peu plus fréquentes au Brésil, dans les régions platéennes, dans le Pérou, le Chili et la Bolivie. .

III. *Scarlatine.* — La scarlatine est également moins grave et moins répandue que la variole. Presque inconnue dans les régions boréales, elle est très rare en Islande et n'a jamais paru aux îles Færoër. On la rencontre dans toute la Scandinavie, en Russie, en Sibérie, en Belgique, en Hollande, en France, en Allemagne, en Suisse. Elle acquiert un certain caractère de gravité aux îles Britanniques. Elle est rare et bénigne dans toute l'Europe méridionale.

En Amérique, elle est assez fréquente et assez grave aux Etats-Unis et dans la République Argentine. Elle est très rare en Afrique et en Asie.

IV. *Suette miliaire.* — Cette maladie n'a pas dépassé les régions centrales et tempérées de l'Europe. C'est en France qu'on a observé les épidémies les plus graves.

IV. — *Maladies des organes de la digestion.*

1. *Entérite, gastrite, péritonite, gastralgie, dyspepsie.* — Les inflammations aiguës du tube digestif sont plutôt l'apanage des régions tempérées, comme la Hollande, la Belgique et surtout la France. Les gastralgies et les dyspepsies acquièrent au contraire une grande fréquence dans toutes les régions chaudes, tandis qu'elles sont rares dans les pays froids ou tempérés. En effet, la dyspepsie et la gastralgie coïncident rarement avec l'hypérémie des pays froids ; elles sont au contraire l'accompagnement de l'anémie tropicale et des altitudes ; mais la gastralgie des pays chauds présente un caractère particulier : c'est la présence dans le duodénum de

l'ankylostome qui amène aussi l'anémie par les troubles digestifs qu'il provoque.

II. *Diarrhée*. — La diarrhée est une maladie ubiquitaire qui se rencontre avec une fréquence et une gravité très variables suivant les saisons et les régions. La diarrhée infantile fait un grand nombre de victimes en Europe et dans l'Amérique du Nord.

Le choléra enfantile est fréquent aussi et meurtrier dans les régions tropicales, aux Antilles, au Brésil, en Chine, à Madagascar, en Mésopotamie, en Algérie, en Australie et en Polynésie.

La diarrhée des adultes est surtout une maladie des pays chauds. « On peut affirmer, écrit H.-C. Lombard, que, sauf quelques exceptions, la fréquence et la gravité de la diarrhée augmentent avec la chaleur de telle manière que les pays froids en sont moins visités et les pays chauds plus fortement atteints. C'est une maladie ubiquitaire, mais dont l'apparition est singulièrement favorisée par les extrêmes de température, par les brusques transitions du jour à la nuit et par les changements de saison. L'hypérémie boréale et hivernale n'exerce pas une influence aussi fâcheuse à cet égard que l'anémie estivale ou tropicale. C'est dans ces régions qu'elle est une maladie d'acclimatement, en même temps qu'elle précède et suit l'apparition de la dysenterie avec laquelle elle a de très nombreux points de contact, aussi bien dans ses symptômes que dans l'époque de son apparition et dans ses symptômes pour entraîner la mort ou développer une infirmité permanente. »

III. *Dysenterie*. — On peut observer des cas de dysenterie sporadique dans les régions froides ou tempérées, mais la dysenterie épidémique y est à peu près inconnue, tandis que, dans les pays tropicaux et dans les régions chaudes, elle est grave et fréquente. Elle coexiste presque constamment avec la malaria, et l'une de ces deux affections ne va guère sans l'autre.

Les Européens sont les plus cruellement frappés, les asiatiques résistent déjà mieux et les nègres sont presque réfractaires, sans toutefois présenter une immunité absolue.

IV. *Hépatite.* — L'hépatite est une conséquence et comme un satellite de la dysenterie, la suivant partout avec plus ou moins de fréquence. Aussi est-elle presque inconnue dans les pays froids et tempérés de l'Europe. Par contre elle est fréquente en Egypte, en Algérie, au Sénégal, sur les côtes orientales et occidentales d'Afrique, à Madagascar, à Maurice et à la Réunion.

Rare dans l'Amérique du Nord, l'hépatite redevient fréquente au Mexique, aux Antilles, dans les Guyanes, au Brésil, sur les côtes orientales de l'Amérique du Sud.

En Asie, les régions les plus malfamées à cet égard sont : les Indes, Ceylan, la Birmanie, les archipels de la Sonde et des Philippines, le Siam, l'Indo-Chine, la Chine méridionale. Le Japon n'est pas indemne et l'hépatite s'observe assez souvent dans les régions moyennes et méridionales.

V. *Hémorrhoïdes.* — Cette affection est, en général, plus répandue dans les pays froids et tempérés que dans les pays chauds ; mais le genre de vie a une influence au moins égale sinon supérieure à celle du climat.

VI. *Entozoaires.* — Les cysticerques sont surtout fréquents en Hollande. Les trichines ont été observées surtout aux Etats-Unis, en Angleterre et en Allemagne. L'ankylostome duodénal, le trichocéphale, l'anguillule stercorale ne se rencontrent que dans les régions chaudes ou tropicales. Les ascarides lombricoïdes, les oxyures et le tænia sont ubiquitaires. Le tænia botrichocéphale est surtout répandu dans les régions méridionales de l'Europe, tandis que le tænia lata ou mediocanellata existe surtout au Nord et à l'Orient. « Il est même certaines régions où l'un des entozoaires se trouve sur la rive droite d'un fleuve et l'autre sur la rive gauche » (Lombard).

V. — *Maladies des organes thoraciques.*

I. *Pneumonie.* — Toutes les statistiques montrent la fréquence de la pneumonie dans les pays froids, dans les régions à oscillations thermométriques brusques et étendues ; elle augmente aussi graduellement de fréquence avec l'altitude. L'Europe centrale et septentrionale, l'Amérique du Nord sont les pays où on l'observe le plus fréquemment. En Afrique, elle est rare. En Asie, sa fréquence est variable, ce qui s'explique par la variété des climats et la différence d'altitude et de latitude. Ainsi, rare aux Indes, elle se montre fréquemment à Pékin pendant les froids de l'hiver, et aussi au Japon.

II. *Bronchite.* — Pour Lombard, la bronchite est une maladie ubiquitaire que l'on voit en tous pays, sous les formes aiguës et chroniques, endémiques ou épidémiques. On la retrouve, en effet, aux antipodes comme dans les régions boréales et les zones tempérées et tropicales, où elle s'est présentée avec tous les degrés de fréquence. Néanmoins elle est plus fréquente dans les régions froides et dans les pays d'altitude.

III. *Asthme et emphysème.* — Tout ce que l'on sait sur ces deux affections, au point de vue de leur distribution géographique, c'est qu'elles se montrent avec une fréquence remarquable dans les pays d'altitude, comme sur

le plateau de l'Anahuac et les hautes régions du Pérou
et de la Bolivie.

VI. — *Grippe.*

La grippe est ubiquitaire ; on l'a observée dans toutes
les régions du globe. Hirsch considère sa distribution
géographique comme complètement indépendante des
circonstances locales du sol et du climat. De 1731 à 1737,
la grippe visita l'Europe entière, en se promenant du
nord-est au sud-ouest ; en 1830, elle fit le tour du
globe.

VII. — *Diphtérie.*

Le climat, la latitude et l'altitude semblent avoir peu
d'influence sur le développement de la diphtérie qu'on
observe aussi bien dans les climats froids et tempérés
que dans les régions tropicales, dans les plaines aussi
bien que sur les montagnes.

VIII. *Coqueluche.*

La coqueluche est ubiquitaire. Pourtant elle paraît
être moins fréquente et moins grave dans les régions
chaudes ou tropicales que dans la zone froide ou tempérée.

IX. — *Tuberculose.*

La tuberculose, et particulièrement la tuberculose pulmonaire, existe sous toutes les latitudes et sous tous les
climats, mais non avec la même fréquence.

En Europe, les seules régions qui en soient à peu près préservées sont l'Islande et les îles Fœroër. Elle est rare également aux Hébrides, dans le nord de l'Ecosse, de la Norvège, de la Suède, de la Finlande et de la Russie, ainsi que sur les hauts plateaux des Alpes, des Pyrénées, des Apennins, des Karpathes et des monts Dinariques. La Hollande, la Sardaigne, la Sicile, certaines régions du midi de la France et de l'Espagne sont également peu éprouvées.

L'Amérique boréale, la majeure partie du Groenland, la Laponie, la Sibérie septentrionale sont à peu près indemnes de tuberculose. Il en est de même des régions centrales de l'Afrique ; mais les côtes et les îles, comme Madagascar et les Seychelles, ne sont pas à l'abri du fléau.

Sauf dans les régions centrales de l'Arabie, dans quelques portions de la Perse et de l'Asie centrale, sur les hauts plateaux de l'Himalaya et des Ghats, la phtisie est répandue dans toutes les autres contrées de l'Asie et dans presque tous les archipels de la Polynésie.

X. — *Maladies du système nerveux.*

L'influence du climat sur cet ordre d'affections est moins évidente que pour les maladies précédentes. Toutefois cette influence n'est pourtant pas négligeable.

L'apoplexie, ainsi qu'il résulte des statistiques, est bien plus souvent observée dans les pays tempérés que dans les régions boréales et tropicales.

L'insolation est par excellence une maladie tropicale.

La *méningite cérébro-spinale épidémique* est une maladie essentiellement contagieuse que l'on a surtout observée en France et en Italie.

Quant à l'*aliénation mentale*, elle est bien plus influencée par les mœurs que par le climat.

XI. — *Tétanos.*

Le tétanos du nouveau-né existe sous toutes les latitudes, depuis les régions boréales jusqu'aux pays tropicaux, mais il est plus répandu dans ces derniers. Il en est de même pour le tétanos traumatique et spontané.

XII. — *Goître et crétinisme*

Le goitre et le crétinisme sont cantonnés dans certaines vallées encaissées et humides des montagnes, là où le soleil ne luit pas assez et où l'homme ne respire pas une quantité suffisante d'oxygène.

En Europe, on rencontre des goitreux dans quelques régions de la Suède, de l'ouest et du centre de l'Angleterre, dans les hautes vallées de l'Ecosse ; en France, dans les départements de haute altitude (Hautes-Alpes, Basses-Alpes, Savoie, Isère, Lozère, Ardèche, Hautes-Pyrénées, Vendée, Jura, Vosges, Aisne, Ariège) ; dans plusieurs cantons de la Suisse (Valais, Vaud, Berne, Argovie, Glaris, Grisons) ; en Allemagne on en rencontre dans les montagnes de la Thuringe, de la Saxe, de la Bohême et de la Silésie, dans les vallées Alpines du Wurtemberg, du Tyrol, de la Styrie et de la Carinthie, ainsi que sur le cours du Danube dans la Basse-Autriche. Le Piémont et la Lombardie sont les pays d'Europe où l'on rencontre le plus de goitreux et de crétins, surtout dans les vallées d'Aoste, de Coni, d'Ivrée et de Saluces. Le Tyrol italien, le Trentin et l'Istrie en comptent aussi, mais bien moins que les vallées piémontaises et lombardes. En Russie d'Europe, on en trouve dans le midi de la Finlande, aux environs du lac Ladoga, sur les versants occidentaux et orientaux de l'Oural, dans les vallées de l'Altaï, aux environs du lac Baïkal.

En Asie, on trouve des goitreux et des crétins sur les versants de l'Himalaya, au Thibet, en Mongolie, en Chine, sur le cours du Gange et du Brahmapoutre, dans la province d'Orissa, sur le haut plateau de Ceylan.

L'Afrique ne compte qu'un très petit nombre de goitreux. On en trouve, au contraire, beaucoup, dans les régions montueuses de la Colombie, du Canada, des États-Unis, sur le versant des Alleghanys et des montagnes Rocheuses, sur les versants de la haute Cordillère de l'Amérique du Sud.

XIII. — *Rachitisme.*

Le rachitisme se fait surtout sentir dans les climats tempérés et humides ; il est rare dans les régions froides et brûlantes. Mais la misère et les mauvaises conditions hygiéniques ont bien plus d'influence sur son développement que le climat.

XIV. — *Rhumatisme et goutte.*

Si le rhumatisme est plus fréquent dans les régions froides et tempérées, on le rencontre pourtant dans les régions tropicales.

Quant à la goutte, elle prédomine dans les régions tempérées, fruit de l'aisance et du confortable ; elle est rare, au contraire, sous les climats boréaux ou tropicaux

XV. — *Diabète et albuminurie.*

Le diabète existe dans toutes les régions du globe, sauf peut-être à l'extrême nord ; il paraît être moins fréquent sous les tropiques et dans les pays chauds.

L'albuminurie est rare dans les régions boréales, assez répandue dans les régions tempérées où l'humidité prédomine, et très rare dans les régions tropicales.

XVI. — *Hématurie.*

L'hématurie est une maladie parasitaire des **pays** chauds. Elle est fréquente au Brésil, en Egypte, dans l'Afrique méridionale, à Madagascar, rare aux Indes et dans les archipels de la Sonde.

XVII. — *Fièvre puerpérale.*

L'Europe centrale paraît être le siège principal des épidémies puerpérales que l'on observe avec une fréquence remarquable en Danemark et en Allemagne. Elles sont rares dans l'Amérique du Nord et plus rares encore dans l'Amérique du Sud. L'Afrique, l'Asie et l'Australie connaissent peu cette affection.

XVIII. — *Syphilis.*

La syphilis est une maladie ubiquitaire et on la rencontre à peu près dans toutes les régions du globe. On l'observe jusque dans les régions boréales. Au Canada et à Terre-Neuve elle tient un rang nosologique honorable. En Islande elle est peu répandue et très bénigne.

Elle devient plus grave et plus fréquente en Norvège, en Suède, en Danemark, en Russie. La Hollande n'est pas trop contaminée, mais les îles britanniques sont abondamment syphilisées et les autres pays d'Europe n'ont guère à lui envier à cet égard. La Roumanie, les provinces orientales de l'empire austro-hongrois, la Turquie d'Europe sont particulièrement favorisées, puisque la syphilis y est extrêmement répandue. Les États-Unis, si on en excepte New-York, sont peu gravement atteints par la syphilis. Mais le Mexique, les Antilles et toutes les côtes occidentales de l'Amérique du Sud connaissent la syphilis.

En Afrique, l'Egypte, l'Abyssinie, l'Algérie sont des pays particulièrement syphilisés ; mais les autres régions ne sont pas exemptes de syphilis : loin de là.

En Asie on la rencontre partout. En Chine, au Japon et dans l'archipel de la Sonde elle atteint une intensité et une gravité particulières.

Comme la syphilis, et, plus encore que la syphilis, le chancre mou et la blennorrhagie sont ubiquitaires.

XIX. — *Erysipèle.*

L'érysipèle est plus fréquent et plus répandu dans les pays froids ; il n'attaque pas toutes les races avec la même intensité et se développe plus communément chez les Européens.

XX. — *Ulcères.*

I. *Le bouton d'Alep* est un tubercule qui se développe très lentement, se recouvrant d'une couche suintante, et laissant une cicatrice caractéristique. On le rencontre en Syrie, dans le Kourdistan, en Perse, en Mésopotamie, dans l'Afghanistan et jusqu'en Egypte.

II. *Le bouton de Biskra* diffère un peu du précédent par son siège (aux membres inférieurs) et parce qu'il atteint les Européens.

III. *L'ulcère de Delhi* est également un tubercule auquel succèdent de profondes ulcérations.

IV. *Le bouton d'Amboine* commence aussi par des tubercules denses auxquels succèdent des plaies assez étendues.

V. *L'ulcère de Mozambique* commence par un bouton de sérosité jaunâtre auquel succède une ulcération circulaire en forme de godet qui se recouvre de fongosités saignantes. Il se montre surtout aux jambes, aux pieds et aux mains.

VI. *L'ulcère de Cochinchine* se comporte à peu près comme le précédent et se développe surtout aux extrémités pendant la saison des pluies.

VII. *La plaie de l'Yemen* règne sur le littoral arabe de la mer Rouge depuis Aden jusqu'à Yambo. Elle commence par un bouton auquel succède une ulcération qui s'étend en profondeur et en étendue.

VIII. *La veruga* ne se rencontre que dans les Cordillères du Pérou et du Chili. Elle consiste en boutons ou tubercules assez semblables à ceux du molluscum, s'ulcérant promptement et donnant issue à du sang. Cette maladie augmente en gravité avec l'altitude : elle guérit bien au-dessous de 300 mètres ; elle entraîne presque toujours la mort au-dessus de 3.000 mètres.

IX. *Le pian* ou *yaws* ou *frambœsia* attaque surtout les nègres. C'est une excroissance bosselée, rouge et saignante. Il s'observe dans tous les pays où l'on trouve des nègres.

X. *Le tonga* commence par des papules qui ne tardent pas à laisser suinter un liquide ichoreux. On l'observe surtout en Polynésie.

XI. *Le bouba* s'observe également chez les nègres.

XXI. — *Plique polonaise.*

La plique est caractérisée par un suintement ichoreux du cuir chevelu, de la peau des aisselles et du pubis, et qui agglutine les cheveux et les poils au point qu'ils ne peuvent plus être séparés. On l'observe surtout en Pologne, en Russie occidentale, en Galicie, dans les provinces baltiques de la Roumanie.

XXII. — *Pellagre.*

La pellagre est une éruption squameuse qui occupe surtout le visage et les mains. C'est en Lombardie qu'on rencontre le plus de pellagreux. On en trouve aussi dans quelques provinces du Bolonais, de la Vénétie, du Piémont, dans le sud-ouest de la France, en Espagne, en Portugal, en Roumanie, en Turquie d'Europe, sur le haut plateau du Mexique.

XXIII. — *Maladies parasitaires.*

I. *La gale* est de tous les pays ; on la rencontre partout où l'on néglige l'hygiène et la propreté.

II. *Le dragonneau* ou *ver de Médine* est très répandu en Egypte, dans le Haut-Nil, en Algérie, au Maroc, en Arabie, sur les côtes orientales et occidentales d'Afrique, en Asie centrale, aux Indes, dans les îles de la Sonde, en Amérique, en particulier aux Antilles, dans la Guyane et au Brésil.

III. *La chique* ou *pulex penetrans* atteint surtout les nègres et se montre partout dans les pays nègres ; mais elle n'épargne pas toujours les Européens.

XXIV. — *Scrofulose.*

« La diathèse scrofuleuse se rencontre partout où il y a des populations agglomérées, des logements insalubres et une nourriture insuffisante et de mauvaise qualité » (Lombard). Pourtant le climat a aussi son importance : le froid et l'humidité favorisent son développement ; il est, au contraire, entravé par la chaleur, la sécheresse et l'insolation. Aussi, très fréquente dans presque toute l'Europe, la scrofulose devient rare dans les régions tropicales. Elle atteint toutes les races : l'homme jaune comme l'homme noir et l'homme noir comme l'homme blanc.

XXV. — *Scorbut.*

Le climat ne semble pas jouer un grand rôle dans l'étiologie de cette maladie. Il faut surtout incriminer l'alimentation et la misère physiologique.

XXVI. — *Cancer.*

Le cancer se rencontre sur toute la surface du globe. Son développement est indépendant des influences climatériques. Hérédité ou contagion sont ses grands facteurs étiologiques.

XXVII. — *Ergotisme.*

Cette affection semble s'être cantonnée en Europe : dans certaines régions de la France, de l'Allemagne, de la Russie, de l'Italie, de l'Espagne.

XXVIII. — *Lèpre.*

L'Egypte a été considérée comme le berceau de la lèpre. Elle y existe encore à l'état endémique dans le bassin du Nil, sur les côtes de la Méditerranée et de la mer Rouge. Elle est fréquente en Abyssinie, dans le Darfour, le Soudan, en Algérie, au Maroc, en Sénégambie, sur les côtes occidentales d'Afrique. On la rencontre aussi à l'état endémique à Madagascar, à Maurice, à Bourbon, dans le Mozambique, à Sainte-Hélène, aux Açores, à Madère. En réalité, il n'existe guère de région du continent africain qui soit indemne de cette affection.

En Asie, on la retrouve en Arabie, en Syrie, en Palestine, en Perse, dans le Turkestan, dans l'Inde, en Birmanie, à Ceylan, dans certaines parties de la Chine. Elle existe aussi à Malacca, dans les îles de la Sonde et même en Australie.

En Europe, on rencontre encore quelques cas endémiques dans le sud-est et le nord, en Grèce, dans les îles Ioniennes, en Turquie, en Espagne, en Portugal, dans quelques provinces de la Scandinavie, dans la Russie occidentale.

En Amérique, on l'observe surtout aux Antilles, dans les Guyanes, au Brésil et dans presque toute l'Amérique du Sud.

XXIX. — *Choléra.*

Le choléra s'est répandu à diverses reprises sur toutes les parties du globe. Il est presque endémique en Egypte, mais son véritable berceau est sur les bords du Gange et du Brahmapoutre.

XXX. — *Fièvre jaune.*

Localisée d'abord sur le littoral sud des Etats-Unis, dans le golfe du Mexique, dans les grandes Antilles où elle est réellement endémiques, elle se répandit, au XVIIIe siècle, dans d'autres parties de l'Amérique, puis en Europe, et vint même former un foyer d'endémicité à la côte occidentale d'Afrique.

« A l'heure actuelle, dit E. Rochefort, la fièvre jaune comprend trois foyers d'irradiation sur l'Atlantique : les rives du golfe du Mexique, les côtes du Brésil, une petite portion de la côte occidentale d'Afrique. Elle n'en a qu'un encore sur la côte du Pacifique, la côte du Pérou ; mais le littoral du grand océan se trouve menacé en outre par toutes les importations qui pourraient se faire par l'isthme de Panama. »

XXXI. — *Peste.*

Le berceau de la peste semble être dans les contrées de l'extrême Orient, mais on ignore complètement quand cette grande pandémie fit irruption dans le monde d'Occident.

Selon quelques loïmographes, la peste existait en

Afrique et en Syrie bien avant notre ère. La peste d'Athènes et les pestes de Constantinople sont considérées comme les premières invasions connues de la terrible maladie. Du viie au xviiie siècle il y eut un grand nombre d'épidémies meurtrières aussi bien en Orient qu'en Occident. Depuis le commencement du xixe siècle, la peste ne s'est pas montrée en Europe : elle semble cantonnée en Asie, principalement au Bengale.

XXXII. — *Béribéri.*

En Amérique on n'observe le béribéri qu'au Brésil. En Asie on le trouve aux Indes, à Ceylan, dans les îles de la Sonde, et rarement en Chine.

XXXIII. — *Aïnhum.*

L'aïnhum est une ulcération du petit orteil atteignant l'os et amenant le sphacèle. Cette affection frappe presque exclusivement les nègres et on la retrouve dans tous les pays où ils vivent.

XXXIV. — *Pied de madura.*

Le pied de madura est une maladie parasitaire qui se développe sur la peau, y forme des pustules cupuliformes, accompagnées d'une tuméfaction considérable, qui s'étend des téguments aux parties sous-jacentes et atteint même les os. Jusqu'ici cette affection n'a été observée que chez les Hindous, principalement les Hindous de basse caste.

XXXV. — *Maladie du sommeil.*

La maladie du sommeil ne s'observe que chez la race nègre ; on la rencontre surtout en Afrique, sur les côtes occidentales du golfe de Guinée ainsi que dans la Sénégambie.

DEUXIÈME PARTIE

Géographie médicale de la France.

CHAPITRE PREMIER

Climatologie générale de la France

—

I. — *Beauté privilégiée de la France.*

L'auteur resté inconnu des quatre mille décasyllabes du poème épique de la « chanson de Roland » appelait notre pays « douce France » et « terre major ». Si maintenant la France n'est plus la terre majeure, depuis que la Russie a dévoré le quart du vieux continent, que l'Angleterre a accaparé par ruse ou par droit de conquête un tiers du globe, que l'Allemagne a sept millions d'habitants de plus que nous, que l'Espagne a essaimé à travers les Amériques en républiques turbulentes et que l'Italie a réuni ses tronçons ennemis en un seul royaume, la France est toujours « douce France ». « C'est bien toujours, dit O. Reclus, la terre charmante, agréable, heureuse, admirée, l'honneur de la zone tempérée qui nulle part ailleurs ne dispense plus équitablement le soleil et la pluie ; c'est le verger des meilleurs fruits, le cellier des meilleurs vins, blancs ou rouges, le grenier d'abondance, et, pour tout dire, la patrie du peuple le plus gai et le plus heureux du monde. »

II. — *Heureuse situation de la France.*

Cette supériorité, la France la doit à sa situation climatologique et topographique exceptionnelle. « A la marge occidentale du territoire, dit J. Arnould, elle présente des saillies puissantes qui portent le sol à des hauteurs où le climat s'identifie avec celui des régions glaciales ; elle renferme le colosse des monts européens, le mont Blanc. Si l'on jette les yeux sur une carte en relief du sol français, on remarque aisément que la masse saillante appelée massif central, sépare nettement le Nord du Midi et empêche entre les climats partiels les transitions insensibles ; sans compter qu'elle brise ou dévie les vents et qu'elle condense ou précipite les vapeurs. Ici des plateaux élevés, arides, découverts, à climat âpre dans les jours chauds comme dans les hivers ; là, des plaines basses, des dunes ou des plages où la terre et l'eau sont en perpétuel conflit ; ailleurs, de hautes falaises où le ciel, qui se tenait élevé au-dessus de la mer, semble être en contact avec le sol et se noyer dans sa lumière. »

Elle bénéficie, en outre, de ce fait qu'un bras du Gulf-stream et les contre-alizés venus de l'Equateur réchauffent l'occident de l'Europe. Et, comme l·· fait encore très justement remarquer J. Arnould, « les côtes de France, à l'Ouest, sont de celles sur lesquelles les flots des mers tropicales reviennent s'étaler largement. L'immense fournaise du Sahara nous envoie, d'autre part, ses vents un peu attiédis par-dessus le Tell algérien et la Méditerranée. La France reçoit donc de la chaleur par le Midi, l'Ouest et même le Nord ; l'Est seul nous envoie parfois ses vents continentaux, secs, chauds en été, glacés en hiver. Toutefois les Alpes se dressent comme de puissantes barrières en travers de ces vents et nous en atténuent les souffles vigoureux. Notre pays bénéficie, principalement sur une large bande de territoire à l'Ouest, de ce fait invariable : l'uniformisation des climats par la mer. »

III. — *Avantages du climat de la France.*

On comprend déjà quelle influence la situation géographique de la France a sur son climat, largement accolée qu'elle est aux flancs du monde européen, debout entre deux grandes mers, ouverte sur l'immensité océanique et les flots de la Méditerranée. A l'Est, dans la profondeur du pays, le climat va se fondant dans celui de la masse continentale qui est excessif ; à l'Ouest, il subit le contre-coup des mouvements de l'Atlantique qui atténuent les extrêmes ; au Sud, le grand lac méditerranéen influence à peine l'atmosphère, mais il est un trait d'union entre la France, l'Espagne, l'Italie et l'Afrique, réunissant un certain nombre de contrées dans un climat qui est une sorte d'intermédiaire entre les climats chauds et les climats tempérés et n'est ni l'un ni l'autre.

Ainsi, en France, la température la plus haute aurait été observée à Orange en juillet 1830 (40°2) et la plus basse à Mulhouse le 3 février de la même année (— 28°1).

Ch. Martins fixe à 12° environ la température moyenne

observée en France. Fuster l'abaisse à 10°8, la moyenne de la capitale, de Paris.

IV. — *Variété des climats de la France.*

La variété climatologique de la France ne dépend pas seulement des latitudes. Il faut tenir compte de l'altitude, de la nature du sol et du sous-sol, de la prédominance de tel ou tel vent, de la présence de l'Océan ou des grands lacs, du voisinage des déserts, du passage des courants chauds ou froids venus de la mer ou des cieux, de l'indigence ou de l'abondance des pluies.

Ainsi la région française du Nord et de l'Ouest n'a pas plus froid en janvier que la région méridionale, de Valence à Marseille, à la condition de toucher à la bande littorale altantique. De même, le degré élevé de la latitude n'empêche pas les terres du Nord d'avoir des étés très chauds, du moment qu'elles sont continentales, et que, plus au Midi, l'acuité de la chaleur est atténuée par la proximité de l'Océan.

« Il ne faut pas s'imaginer, dit O. Reclus, qu'en allant droit devant soi, vers le sud, de Dunkerque à Mont-louis, de Cambrai à Béziers, de Givet aux Saintes-Maries, on verra le Nord faire insensiblement place au Midi.

« Loin de là ! L'homme de Dunkerque ou de Cambrai trouvera le nord juste au moment où, venant de passer la Loire, il se croira tout près d'entrer dans les pays du soleil torride ; car il lui faudra monter sur le Massif Central, qui porte de durs hivers au seuil même du brillant Midi. Et l'homme de Givet, quand il redescend le Rhône vers Montélimar, passe brusquement du septentrion au méridion, et presque d'Europe en Afrique ; en quelques lieues il change de climat plus qu'il ne l'avait fait en plusieurs centaines de kilomètres.

« Dans l'autre sens, de l'ouest à l'est, de Brest à Epinal, de La Rochelle à Chamonix, de Bayonne à Menton, l'on ne reste point sous le même climat en suivant le même degré de latitude, car de l'Occident à l'Orient les climats français empirent : plus loin de l'Océan et hors de l'influence des tièdes vents du Sud-Ouest, ils sont plus froids dans la moyenne de l'année, beaucoup moins doux en hiver et plus chauds en été. »

V. — *Le midi de la France.*

Les villes du Midi, à moins de conditions topographiques spéciales, d'abri plutôt que de situation côtière, sont non seulement inférieures à celles de la bande atlantique, mais même ne l'emportent pas sur les localités continentales. Nice et Toulon ont seules une véritable supériorité ; encore sont-elles moins favorisées que Brest, Fécamp, Lorient. Nancy, climat continental, est d'une certaine façon plus égal que Marseille et que Nice ; les minima et les maxima annuels absolus, sans doute, sont plus distants, mais à Nancy la chaleur monte et décroît progressivement ; le climat y est excessif sur une année entière, mais non d'un jour à l'autre.

Enfin, faisons avec J. Arnould cette dernière remarque générale que, sous notre climat à grandes alternances, le moment le plus chaud de l'année n'est pas celui où le soleil est au solstice, mais quelques semaines plus tard, et, l'échauffement de l'atmosphère se faisant lentement, la décroissance de la température affecte une semblable lenteur. A égale distance de l'été, il fait plus chaud après qu'avant, ou encore le printemps est la fin de l'hiver tandis que l'automne est la fin de l'été.

VI. — *Classification des climats de la France.*

L'esquisse rapide de ces grands traits de la climatologie française était nécessaire pour faire comprendre et justifier la division en climats partiels qui va suivre.

De l'inégale répartition des influences atmosphériques de l'Océan et de la Méditerranée, et de la disposition variée du sol naissent deux grands climats : l'Atlantique et le Méditerranéen, et plusieurs climats locaux, généralement comptés au nombre de sept : 1° le *climat vosgien*, éloigné de la mer, avec une moyenne de +9°, des hivers froids et longs, des étés chauds et courts ; 2° le *climat parisien* ou *séquanien* avec une moyenne de +10°, des hivers assez froids, des étés tièdes et une atmosphère généralement fraîche ; 3° le *climat breton* ou *armoricain*, égalisé par l'atmosphère marine, avec une moyenne de +11°, des hivers très doux, des étés tempérés, des pluies fréquentes ; 4° le *climat girondin* avec une moyenne de + 12°, des hivers doux, des étés chauds, de longs automnes ; 5° le *climat auvergnat*, avec une moyenne de + 11°, des hivers rudes, des étés chauds, des neiges fréquentes ; 6° le *climat lyonnais* ou *rhodanien* avec une moyenne de + 11°, des hivers froids, de beaux étés, un ciel variable et des pluies fréquentes dans les montagnes ; 7° le *climat méditerrannéen* avec une moyenne de + 14°, des hivers doux, des étés secs, un ciel bleu, de grands vents du Nord, des pluies subites et courtes.

CHAPITRE II

La région des Vosges.

—

I. — *Climatologie générale de la région.*

La région des Vosges jouit d'un climat continental
qui est surtout sous la dépendance des vents de l'Est et
du Nord-Est venus de la Russie et même de la Sibérie
par-dessus les plaines de l'Allemagne septentrionale.
Comme nous l'avons déjà dit, la moyenne de la température est de + 9° dans les villes. La différence
moyenne entre l'hiver et l'été est de + 18°. Le nombre
des jours de gelée est de 70, la quantité moyenne de
pluie de 669 millimètres et le nombre des jours de pluie
de 137, d'après Martins.

La neige tombe en abondance pendant l'hiver. Epinal, Nancy, Mézières, Rocroi ont, pendant l'hiver, des
jours de soleil sur la candeur vierge des neiges. « La
glace, dit O. Reclus, les flocons tombant d'un ciel bla-
fard, les rayons éclatants qui égaient la neige et ne
la fondent pas, la pluie qui la troue, qui la déchire et
qui l'emporte, elle si blanche, en noirâtres ruisseaux ;
de nouveaux flocons, de nouvelles glaces, un nouveau

givre, de nouvelles pluies, gel et dégel, ainsi se passe l'hiver. C'est ce qu'on est convenu d'appeler de « beaux froids. »

Le printemps vient très vite et imprime à la végétation une puissance singulière. Le dernier dégel a à peine séché ses dernières fanges que « les arbres ont leurs fleurs et les champs leurs promesses ».

Les étés sont en général superbes, les automnes fort beaux et le ciel presque toujours clair, sans brumes ni brouillards.

Le pays est sain en général et les massifs de granit, de schiste et de grès rouge des Vosges sont presque partout revêtus d'une livrée sylvestre où dominent les sapins, les pins, les épicéas, les mélèzes, les hêtres, les chênes et les châtaigniers. Si les hauts sommets sont dépouillés de grande végétation, au moins ils sont revêtus d'un fin gazon émaillé de gentianes, d'euphraises, d'anémones dont les fleurs, au printemps, jettent un manteau de neige rose sur les points culminants, les hauts chaumes.

A l'Ouest, vers Luxeuil, au milieu des collines qui rejoignent les Vosges aux Faucilles, des vasques, où s'enchâssent les anciens glaciers, renferment des lacs minuscules, gracieusement entourés de gazons ou assombris par le reflet des noirs sapins qui s'y mirent. Les lacs de Gérardmer et de Retournemer sont les plus grandes de ces coupes d'azur et ils contribuent à faire de cette région l'une des plus aimables des Vosges.

A l'Est, la « sombre et formidable Ardenne » a perdu en grande partie ses forêts que peuplaient autrefois les sangliers et les bêtes fauves. Si les paysans conquièrent lentement le sol des vallées, le plateau proprement dit est encore presque entièrement inhabité. Avec ses coupes schisteuses où stagnent les eaux aux reflets noirâtres, il a l'aspect le plus mélancolique.

II. — *La Meuse.*

Après cette vue d'ensemble, reprenons un peu chaque région en particulier en suivant dans une certaine mesure la délimitation des départements.

Le département de la Meuse, presque tout entier assis sur un sol de craies et de grès verts, ne présente que des variations de climat insignifiantes, malgré qu'on y distingue l'Argonne ou montagne de la Woëvre ou plaine. En effet, la différence d'altitude entre l'une et l'autre n'est guère que de trois cents et quelques mètres. De grands bois couvrent encore les crêtes, notamment dans les deux Argonnes, qui bordent à droite et à gauche la vallée de la Meuse descendue du plateau de Langres.

A Bar-le-Duc, à Verdun, la moyenne annuelle de la température est à peu près celle de Paris (soit $+ 10°,6$ à $+ 10°,8$), mais à Commercy elle n'est plus que de 9°. En général les étés sont plus chauds et les hivers plus rudes que dans la région séquanienne. Il gèle une cinquantaine de jours par an.

Les vallées sont souvent enveloppées de brouillards, les plateaux balayés par des courants d'air vifs, très froids en hiver.

Si les médecins envoient peu leurs malades dans la Meuse qui est pourtant une région fort saine, c'est le pays d'où nous viennent les « délicatesses de bouche », une foule de gourmandises très appréciées des estomacs délicats : les confitures de groseilles blanches et de framboises de Bar-le-Duc, les madeleines de Commercy, les dragées et les liqueurs de Verdun, les biscuits et les macarons de Stenay. Tout cela vaut bien une source minérale ou thermale.

III. — *L'Ardenne.*

Sur les plateaux schisteux et froids de l'Ardenne, les différences de climat ne sont pas non plus bien sensibles, malgré ses trois régions disparates : au sud, les plaines champenoises reposant sur un terrain crétacé ; au centre, les hauteurs jurassiques de l'Argonne qui se replient en demi-cercle jusque dans le haut bassin de l'Oise ; au nord, les plateaux de schiste de l'Ardenne qui domine la gorge de la Meuse. Mais, du point le plus haut du territoire au point le plus bas, il n'y a que 446 mètres de différence de niveau.

En 1879 le thermomètre est descendu à — 28° à Charleville et à — 32° à Poix.

IV. — *Les Vosges.*

Recouvert de forêts dans plus du quart de son étendue, le département des Vosges est un pays froid, même dans les basses vallées. La différence d'altitude étant de plus de 1.100 mètres, le climat subit des variations considérables suivant les régions. Si l'air est tempéré dans les vallées profondes, l'hiver est rude et souvent neigeux sur les plateaux et les dômes.

La température moyenne annuelle est de + 9°,5 à Epinal et à Saint-Dié ; elle n'est plus que de + 7°,4 à Gérardmer et de + 4°,5 au col de la Schlucht. La plus basse température observée à Epinal a été de — 26°,6 en décembre 1879 et la plus haute en + 38°,3 en août 1875. A Epinal, le jour le plus froid est en moyenne le 18 janvier et le plus chaud le 18 juillet. Dans cette ville, l'hiver est de 7 degrés plus froid qu'à Paris, mais l'été n'est inférieur en chaleur à celui de la capitale que de 4 dixièmes de degré.

Tout au nord, presque à la limite du département de la Haute-Marne, sur un plateau abrité par des collines, Martigny verse par trois sources des eaux limpides, légèrement gazeuses, sulfatées, calciques, aux vieillards dont les voies urinaires sont détériorées ou irritées, aux apathiques que la gravelle ou la goutte tourmentent.

Pourtant le véritable rendez-vous des goutteux et des urinaires est un peu plus au sud, dans l'étroite vallée du Vair qui s'ouvre du sud au nord sur le flanc septentrional des monts Faucilles ; c'est là qu'ils viennent éliminer leur excès d'acide urique en buvant les eaux bicarbonatées sulfatées de Contrexéville et de Vittel.

Le village de Contrexéville jouit d'un climat tempéré, mais assez variable en raison du voisinage des montagnes. L'air y est pur et fortifiant, et ceux qui y viennent pour y boire de l'eau après avoir souvent trop bú de vin, y trouvent des eaux limpides, fraîches, légèrement gazeuses ou acidulées, avec un faible goût de fer, eaux qui lavent leur muqueuse urinaire et vésicale, entraînent l'acide urique, le sable et les graviers, dans leur course diurétique à travers l'économie surchauffée.

A trois kilomètres plus loin, dans la même vallée du Vair, sur le même versant septentrional des monts Faucilles, Vittel dont le climat est pareillement tempéré et variable aussi, offre à ses malades des eaux limpides, sans odeur, d'une saveur légèrement atramentaire ou salée, et qui ont des propriétés thérapeutiques à peu près semblables à celles de Contrexéville.

3.

En descendant au sud vers Remiremont, on rencontre dans un vallon boisé, sur le versant occidental des Vosges, la petite ville de Bains. Les rhumatisants, les névropathes, les paralytiques viennent se plonger dans ses eaux thermales dont la température varie de 30° à 50°.

Descendons encore au sud-est : voici la petite ville sous-préfectorale de Remiremont située en aval de la plaine verdoyante où s'unissent les hauts affluents de la Moselle. C'est, dit E. Reclus, « une des villes de France autour desquelles on peut faire des promenades charmantes : eaux rapides et claires, cascades veinées d'écume, prairies alternant avec les vergers et les bois, fraîches vallées, coteaux gracieux et abruptes, blocs glaciaires couverts de mousse, voilà ce que montrent tous les paysages des alentours. Les plus célèbres sont ceux de la vallée d'Hérival, çà et là noire de sapins, et du val d'Ajol, tout parsemé de hameaux ».

Tout près est la petite ville de Gérardmer, dans un site charmant où les forêts alternent avec les prairies et les bruyères, au bord d'un lac qui ressemble à une coupe d'émeraude. On y envoie les surmenés, les fatigués et les énervés, les fourbus et les convalescents, les anémiques et les névropathes. Ils trouvent là, à une altitude moyenne, au voisinage des forêts, un climat tonique, une température régulière, un air d'une pureté exceptionnelle. La moyenne de la température est de 10°,5 en mai, de 13°,7 en juin, de 16°,6 en juillet, de 15°,1 en août et de 12°,4 en septembre.

Un peu plus bas, les eaux thermales de Plombières, qui s'étage sur les deux versants de l'étroite vallée de l'Argonne, attirent les rhumatisants et les névrosés, les gastriques et les gastralgiques, tous les déséquilibrés du ventre et du bas-ventre. Pourtant le climat est loin d'être parfait : il y pleut souvent et à des journées fort chaudes succèdent souvent des soirées très fraîches.

Enfin, tout à fait à la limite est du département, presque à la frontière, dans une vallée de la chaîne des Vosges, au pied de montagnes boisées, est Bussang où l'on respire un air pur, tonique, frais et sec, sans être trop excitant, et qui envoie ses eaux ferrugineuses bi-carbonatées aux anémiques et aux chlorotiques des grandes villes.

V. — *Meurthe-et-Moselle.*

Le département de la Meurthe-et-Moselle, malgré la cime des Vosges, jouit d'un climat assez égal. Comme je l'ai déjà dit, à Nancy le climat peut être excessif sur une année entière, mais non d'un jour à l'autre ; la chaleur monte et décroît progressivement.

La température moyenne annuelle est d'environ $+ 9°$, celle de l'hiver de $+ 1°,3$, celle de l'été de $+ 17°,6$, celle du printemps de $+ 9°$, celle de l'automne de $+ 9°,5$. La moyenne est inférieure de un degré à celle de Paris. C'est généralement en été et en automne qu'il pleut le plus. Le vent du Nord-Ouest ou vent des Ardennes est particulièrement dur en hiver.

Cette région est saine. Nancy, bâtie sur les terres ma-récageuses où périt Charles-le-Téméraire, s'est assainie à grands frais ; ses rues larges et droites se coupent presque aussi régulièrement que celles des cités améri-caines.

Quant au goitre que l'on rencontrait autrefois assez fréquemment dans cette région, il en a presque totale-ment disparu surtout depuis qu'on a mis en exploitation les mines de sel gemme, principalement à Arth-sur-Meuse, à Varangéville, à Rosière-aux-Salines.

CHAPITRE III

La région du Jura et le bassin de la Saône.

—

I. — *Climatologie générale de la région.*

« Le Nord et le Midi, dit E. Reclus, contrastent l'un avec l'autre dans cette contrée où les deux [moitiés de la France entremêlent leurs climats et leurs aspects : tel paysage du Jura, assombri par la noire verdure des sapins, est d'un caractère tout septentrional, et précisément en face, les roches blanchâtres de la Côte-d'Or font songer aux coteaux avancés des Cévennes et des Basses-Alpes. Les bords de la Saône, frais comme ceux de la France occidentale, éclairés par une lumière presque aussi franche que celle du Midi, unissent harmonieusement les traits divers de ces deux natures. »

Pourtant presque toute cette région appartient au climat rhodanien où la température moyenne annuelle oscille entre 11° et 12°. Si les étés y sont chauds, les hivers y sont parfois très rigoureux, surtout lorsqu'on s'élève sur les pentes du Jura. A Lyon, la moyenne de la température est de 11°,8 ; la moyenne de l'hiver est de 2°,3 et celle de l'été de 21°,11. On y compte annuellement 120 jours de pluie.

Si le Jura est moins boisé que les Vosges, la forêt de Chaux est pourtant encore l'une des plus considérables de la France. Sur les hauteurs et les croupes, le vert sombre des sapins, des chênes et des hêtres alterne avec le vert tendre des pelouses. Des eaux froides et limpides glissent dans les ravins.

Les plateaux calcaires du Jura sont salubres pour les indigènes puisqu'on y voit des hommes robustes et de haute stature ; mais ils sont trop froids pour les étrangers non acclimatés qui ont à y redouter les affections inflammatoires des organes de la respiration.

Les plaines de la Dombes et de la Bresse étaient autrefois parsemées de marais et d'eaux dormantes, au-dessus desquels s'élevaient des brouillards qui portaient la fièvre malarienne avec leur haleine humide. La moyenne de la vie était de moins d'un quart de siècle. Mais, depuis une cinquantaine d'années, le pays s'est assaini ; on a curé les ruisseaux, desséché les marais, habillé de bois et de prairies ces plaines spongieuses imbibées d'eau croupie et sillonnées d'indolents ruisseaux. « Le sang du pêcheur d'étang charriait la faiblesse, la mort avant l'âge ; celui du laboureur roulera l'ardeur et la force. »

Cette région comprend sept départements, plus l'arrondissement de Belfort.

II. — *Ain.*

Le département de l'Ain peut être divisé en deux régions distinctes : les hauteurs où le Jura étage ses croupes parallèles et les plaines où autrefois miroitaient les lacs, la Dombes et la Bresse où bien des étangs encore laissent croupir leurs eaux saumâtres. La cime supérieure de tous les monts du Jura, le Creil de la neige s'élève à 1,723 mètres, alors que dans les gorges du Rhône l'altitude n'est plus que de 166 mètres. Il en résulte une différence de climat fort sensible. Si la température est douce et le ciel clément sur les bords de la Saône, il est âpre et froid sur les hauts plateaux du Jura.

Ainsi, Trévoux, assis à un détour de la Saône qui l'expose au midi, jouit d'hivers moins rigoureux que le reste de la Dombes et de la Bresse, et le printemps y est bien plus hâtif. En général, les brouillards sont fréquents dans la Bresse et surtout dans la Dombes, à cause de la grande surface occupée par les étangs ; là, on peut dire que la véritable caractéristique du climat c'est la permanence de l'humidité.

Près d'un tiers des jours de l'année sont pluvieux dans la partie basse du département, et, de plus, ils se partagent plus également entre les diverses saisons que dans la partie élevée. Dans celle-ci, par contre, la précipitation atmosphérique est de beaucoup plus forte en hiver ; les jours de pluie ou de neige appartiennent en majeure partie à cette saison ; l'automne vient ensuite ; le printemps et l'été forment une véritable saison sèche et l'année se divise ainsi en deux parties opposées. En somme, à l'Est, un long hivernage, et, sans transition, un été que va tout d'une venue aux premières neiges ; à l'Ouest une humidité, répandue sur les quatre saisons, laisse subsister leur gradation sans leur permettre de s'écarter beaucoup de la température moyenne.

Tout au nord du département, sur la route de Nyon, dans une plaine élevée au-dessus du lac Léman, sur un vaste gradin qui s'adosse aux premières pentes du Jura, est le village de Divonne. Quatre sources y versent une eau froide et diurétique. Son climat est tempéré, rafraîchi à l'aurore et au crépuscule par les brises venues des proches montagnes. Tout près est le bleu Léman, « avec ses golfes et ses promontoires, les villes grises et blanches de ses bords, la verdure des plaines et des coteaux, l'éclat des grandes neiges resplendissant à l'horizon, et les ombres des nuées cheminant sur les campagnes » (E. Reclus).

Toutefois le paludisme existe toujours à l'état latent en Dombes. Le Dr F. Penet, dans un hameau de cinq maisons, situé entre deux étangs, a trouvé deux personnes seulement n'ayant jamais eu la fièvre sur vingt-huit, et c'étaient deux étrangers fixés là depuis peu d'années.

III. — *Jura.*

Le département du Jura comprend les chaînes calcaires du Jura avec leurs mornes et froids plateaux, des collines peu élevées où croissent les vignes, un peu de la marécageuse Bresse, région d'étangs qu'on appelle le Finage.

A la limite nord du département, dans une vallée étroite qu'encadrent des coteaux élevés et où coule le torrent bien nommé La Furieuse, sous un ciel tempéré dont les nuits sont rafraîchies par les brises venues des gorges du Jura et surtout par le vent du nord-est, le Joran, Salins distille par le « Puits à mire » des eaux limpides, inodores, froides, toniques, chlorurées, sodiques, que viennent boire les scrofuleux, les lymphatiques, les rachitiques et surtout les chlorotiques des grandes villes, frêles lys que la leucorrhée pâlit et que la puberté décolore.

IV. — *Doubs.*

Le département du Doubs dont les différences d'altitude dépassent 1.200 mètres, est un de nos départements les plus froids. Les hauts plateaux sont en effet nombreux ; aussi, dans une bonne partie de la région, l'hiver est précoce, long et rigoureux. La température moyenne de l'hiver est de + 2°, celle de l'été de + 20°.

L'automne et l'été sont les deux plus belles saisons.

V. — *Belfort.*

Le territoire de Belfort est une toute petite contrée que domine le ballon d'Alsace, mais en raison de la nature variée du sol et des altitudes, le climat n'est pas uniforme. Toute la région Nord est caractérisée par un hiver long et rigoureux, de brusques variations de température et une grande humidité. On a vu le thermomètre descendre en hiver à — 26° et monter en été à + 32°. La région Sud a un climat plus doux qui participe du climat rhodanien : il est caractérisé par la beauté de l'automne.

VI. — *Haute-Saône.*

Le département de la Haute-Saône peut se diviser en deux parties : une région faite de collines sinueuses, de petits lacs solitaires entourés de bois ; une région plus basse où les rivières coulent au milieu des prairies. De là résulte le contraste des végétations et des climats. En raison de l'éloignement de la mer et de la proximité des Vosges, le climat est surtout continental, avec excès de froid et de chaleur. A Vesoul et dans les environs, à Gray aussi, il est un peu moins rude que dans le reste de la région.

Au nord de la région, dans l'arrondissement de Lure, Luxeuil, au pied des derniers contreforts des Vosges, non loin de grandes forêts, a des eaux thermales simples et des eaux ferrugineuses qui attirent les rhumatisants, les dyspeptiques et les gastralgiques, les névropathes et les constipés, les anémiques et les chlorotiques. En outre de ses eaux bienfaisantes, Luxeuil a un climat tempéré, abritée qu'elle est au nord par les montagnes, des collines vêtues de sapins, des sites gracieux et un musée d'antiquités gallo-romaines recueillies dans ses anciens thermes. Tout près est le grand village de Fougerolles entouré d'une magnifique ceinture de cerisiers.

VII. — *Côte-d'Or*.

Le département de la Côte-d'Or comprend « les coteaux qui donnent aux Bourguignons leurs vins aussi précieux que l'or liquide ». Le climat est plutôt sec qu'humide ; l'air est vif et pur, très sain, et il ne souffle dans la région aucun vent dangereux. La température varie beaucoup avec le relief du sol : sur les hauteurs de la Côte-d'Or elle est plutôt froide, ainsi que sur les collines du plateau de Langres, de l'Auxois et du Châtillonais, et surtout sur les hauteurs du Morvan, tantôt déboisées, tantôt humides à cause des étangs. La température, au contraire, est assez douce dans les vallées abritées du vent et dans les plaines de la Saône, au bord de l'eau. Dijon, sa capitale, où la température moyenne annuelle est d'environ $+ 11°$, vante sa moutarde, son pain d'épices, son cassis et ses confitures bien autrement célèbres que les eaux chlorurées sodiques lithinées du village de Santenay où viennent pourtant s'abreuver de mai à octobre quelques goutteux.

VIII. — *Saône-et-Loire.*

Le département de Saône-et-Loire, qui lui aussi produit des vins clairs et joyeux, est froid sur les hauteurs du Morvan et dans les pâturages du Charolais, un peu plus tempéré, mais peu salubre dans les plaines de la Bresse, à l'est de la Saône, au pied du Jura. A Mâcon, la température moyenne de l'année est de 11°,3, presque un degré de plus que la moyenne de Paris, avec des froids plus intenses et des chaleurs plus fortes, le climat y étant plus nettement continental.

Au nord, dans le Charolais, dans le voisinage de la Loire, Bourbon-Lancy est une ville de bains. Située à l'est de Moulins, sur le flanc oriental d'une colline, au pied de hauts rochers granitiques, la petite ville regarde au midi une plaine qui s'étend jusqu'à la Loire, alors qu'au nord-est s'élèvent les premiers contreforts des monts du Morvan. Le climat y est doux et tempéré, uniforme ; la chaleur n'y est pas excessive. Ses eaux chlorurées sodiques chaudes que versent cinq sources abondantes sont appréciées des rhumatisants, des lymphatiques, des scrofuleux, des débilités et des névropathes.

IX. — *Rhône.*

Enfin, le département du Rhône est à la limite des deux climats auvergnat et rhodanien. Lyon, « le cœur

de la Gaule », au confluent de deux grands fleuves, voit
entremêler à ses portes deux zones de climats et de végétation. La moyenne annuelle de la température y est
de $+11°,8$. Le thermomètre peut y descendre à $-20°,2$,
et monter à $+38°$. Si la ville est saine en général, on
voit souvent encore de lourds et épais brouillards peser
sur les nouveaux quartiers de Perrache bâtis sur les îles
basses et les fonds marécageux qui formaient autrefois
le confluent des deux fleuves.

CHAPITRE IV

La Région des Alpes.

—

I. — *L'air des Alpes.*

Ce que la Savoie nous offre partout, c'est la pureté de
l'air des plus remarquables, écrit le Dr Ch. Linarix, un
admirateur enthousiaste de nos Alpes. Pour lui, les départements de la Haute-Savoie et de la Savoie peuvent
rivaliser, au point de vue des qualités de l'air, avec les
contrées les plus renommées de l'Europe. Il vante la
cure d'altitude dans ces régions et il prétend même qu'il
n'est guère de malade atteint d'une affection chronique
qui ne puisse retirer des avantages d'un séjour dans ces
montagnes.

Pourtant il faut bien reconnaître que la température
y est extrêmement variable d'un point à l'autre, et il
suffit souvent de quelques heures pour se transporter
d'un climat chaud ou tempéré dans un climat relativement froid.

II. — *Haute-Savoie.*

Le département de la Haute-Savoie, en particulier,
voit s'étager tous les climats, depuis la zône des mousses
élémentaires, des nobles edelweiss et des rhododendrons
jusqu'à celle où croissent les fruits et les vins généreux. Le mont Blanc qui domine toute la région a son
front dans l'éternel hiver. La crinière éblouissante de
glaçons qu'il porte sur ses épaules rafraîchit toute la
région environnante. Si, à Chamonix, les hivers sont
d'une rigueur excessive, les étés y sont d'une fraîcheur
délicieuse.

Tout à l'extrémité nord du département, Thonon, située sur une terrasse verdoyante, élevée de 60 mètres
environ au-dessus du niveau de l'eau, commande un
vaste horizon qui embrasse le lac de Genève, le Jura et
les montagnes de la Suisse. Par sa situation au bord du
Léman, Thonon a une température relativement constante malgré son altitude. L'été les grandes chaleurs
sont tempérées par les brises du lac, et les froids de
l'hiver, subissant eux aussi l'heureuse influence lacustre, ont une durée et une intensité moindres. Il y
pleut moins que dans les ports du grand lac. Enfin l'air
y est pur. C'est donc une situation climatologique de
premier ordre. On y a amené et emprisonné dans un établissement hydrothérapique des eaux faiblement minéralisées, mais contenant des substances organiques et résineuses peut-être empruntées à des résines fossiles.

Tout à l'Est est la vallée de la Drance, puis une
plaine d'alluvions, couverte de peupliers et de saules.
En deçà de cette plaine, se montre le village d'Amphion,
au climat tempéré, rafraîchi en été par les brises venues

du Léman et où une source verse une eau ferrugineuse froide qu'on conseille aux dyspeptiques et aux lymphatiques. Tout près, étagée sur les pentes escarpées de la rive méridionale du lac Léman, à l'ombre des chataîgniers et des noyers, qui y portent des chevelures aussi vastes et aussi touffues qu'à Interlaken, la petite ville d'Evian se peuple en été de nombreux étrangers attirés par la vertu de ses sources gazeuses et la beauté de ses ombrages. Non loin du lac, au pied d'une moraine glaciaire, plusieurs sources versent une eau froide, limpide, agréable à boire, très légèrement minéralisée (un peu de bicarbonate de soude, de chaux et de magnésie) et qui jouit d'un pouvoir diurétique incontestable. Evian est en outre un séjour d'été ravissant, rafraîchi par le voisinage du Léman. On n'a pas à y redouter la rosée et les refroidissements brusques du soir. A quelques kilomètres sont les rochers de la Meillerie qu'ont chanté et illustré les poëtes.

Descendons maintenant la grande vallée de l'Arve, qui traverse le département dans toute sa longueur, du sud-est au nord-ouest, nous ne trouvons guère de grande ville. Mais, au pied du géant des Alpes, du « pâtre blanc des monts tumultueux » que l'immensité baise et prend pour amant, est le bourg de Chamonix qui, lorsqu'il sera pourvu d'un chemin de fer, sera, selon M. Regnard, la première station du monde entier. Le climat y est doux, chaud à midi et en plein été, mais tempéré par les forêts de sapins. Quoique l'altitude soit faible, le voisinage des grands glaciers lui donne un climat de haute montagne, garanti des vents du nord et du sud. Il convient aux nerveux, aux convalescents, aux anémiques, aux candidats à la tuberculose. C'est déjà une ville d'hôtels et, en été, c'est le rendez-vous de tous ceux qui ont soif d'air pur et de spectacles grandioses.

Tout près de Chamonix, à 1.921 mètres d'altitude, se trouve le Montanvert, la seule station de grande altitude existant en France. Je me rappelle y être monté par une claire matinée d'été. La route se fait d'abord sous bois. On rencontre des petites fraises sauvages parfumées comme des fleurs, des campanules aux clochettes bleues, des rhododendrons aux panaches roses, et parfois une blanche edelweiss dont la corolle duvetée semble frissonner, frileuse sous la rosée du matin. Du sommet le panorama est grandiose, sublime : des coupoles de neige, des aiguilles de granit, la Mer de glace dont Widham disait aux Génevois : « Imaginez votre lac agité par un vent violent et gelé tout d'un coup », et le roi des Alpes dressant majestueusement dans le ciel bleu son front glacé, nimbé de neige. Et quel air pur et sec on respire, vierge de bactéries, à peine imprégné de résine et du parfum discret des bruyères ! Du jour où la municipalité de Chamonix comprendra ses intérêts, dit encore M. Regnard, elle fera établir une ligne à crémaillère qui pourra transporter les voyageurs en moins d'une heure de Chamonix à cette station. On y construira des hôtels qu'on exposera au midi et qu'on aura soin de protéger contre les vents du nord. Alors on pourra y envoyer sans crainte les anémiques, les chlorotiques, les convalescents, les neurasthéniques. Mais ce séjour sera interdit aux bronchitiques et aux arthritiques.

Ajoutons qu'il existe au hameau des Mouilles, tout près de Chamonix, une source sulfureuse alcaline, froide. Cette eau, selon le Dr Linarix, est utile dans les maladies de la peau, de l'appareil respiratoire, du tube digestif, et surtout dans le rhumatisme chronique et les plaies osseuses. Malheureusement on n'a pas encore songé à y installer un établissement hydrothérapique sérieux.

Parmi les autres villages situés à la base du colosse, il faut citer Cormayeur et surtout Saint-Gervais dont les quatre sources versent une eau ferrugineuse, à peine sulfureuse, et contenant six milligrammes d'oxyde de fer. Malgré la beauté des sites qui l'environnent, les voyageurs l'avaient un peu déserté après une catastrophe épouvantable dont quelques épaves lamentables attestent encore le souvenir. Mais un nouvel établissement a été reconstruit dans une situation plus favorable et surtout à l'abri des ravages du Torrent. Les eaux de Saint-Gervais s'administrent en boisson, bains, douches, étuves et pulvérisations. On les emploie dans les maladies de la peau, le rhumatisme, les dyspepsies, la scrofule, l'anémie, les maladies utérines, laryngiennes et bronchiques.

Sallanches d'où l'on a une vue incomparable du massif du Mont-Blanc, a un climat sec, chaud pendant le jour, tempéré la nuit. Il est rare que les brouillards troublent la pureté de son ciel, et les orages d'été éclatent haut au-dessus de sa tête, au milieu des montagnes. Le vent du nord vient régulièrement de dix heures du matin à quatres du soir renouveler l'air.

Annecy, la capitale de la Haute-Savoie, se mire dans un lac qui miroite à 446 mètres au-dessus du niveau des mers, et que surveille à l'occident le Semnoz du sommet duquel la vue embrasse toute la chaîne des Alpes aux 1200 glaciers étincelants, et la nappe bleue du Léman. La moyenne annuelle de la température y est de $+9°,25$, avec une moyenne de $+0°,70$ pour l'hiver, de $+8°,43$ pour le printemps, de $+17°,98$ pour l'été et de $+9°,88$ pour l'automne.

III. — *Savoie.*

Comme la Haute-Savoie, la Savoie a tous les climats, depuis ceux des coteaux où croît la vigne jusqu'aux frimas éternels des cimes couronnées de neige. Son point le plus bas, le confluent du Rhône et du Guiers, n'est qu'à 212 mètres d'altitude, tandis que l'aiguille de la Vanoise porte ses plus hautes neiges à 3.861 mètres. Cela fait donc une différence de niveau de 3.649 mètres.

La capitale de la Savoie, Chambéry a un climat doux et généralement sec, avec un ciel épargné par les brouillards. A sa porte, elle a un lac ravissant qu'un poëte a chanté en strophes immortelles : le lac du Bourget. A cinq kilomètres de Chambéry, dans la belle vallée qui sépare le Grésivaudan du lac du Bourget, au pied de hautes et pittoresques montagnes qui l'abritent contre les vents du nord, le petit village de Challes, où l'on respire un air tiède, peu humide, possède une eau riche en iode et en brome, qui, facile à digérer, améliore l'appétit et la digestion, excite le système circulatoire. On la recommande spécialement aux scrofuleux, aux lymphatiques, aux syphilitiques, à tous ceux en un mot dont les muqueuses respiratoires ou génitales suppurent, aux catarrheux et aux mollardeurs, aux femmes que souille l'abominable leucorrhée.

Mais, d'autres sources, bien autrement célèbres, coulent à l'est du lac du Bourget. Ce sont les sources d'eaux hydrosulfurées calciques chaudes d'Aix-les-Bains ou d'Aix en Savoie, la ville d'eau la plus fréquentée de toutes les Alpes françaises. Située à deux kilomètres de la rive droite du lac du Bourget, au milieu d'une nature montagneuse et pittoresque, la petite ville a un climat sédatif et doux, agréable surtout de juin à septembre, époque à laquelle accourent, attirés par la vertu des eaux, les rhumatisants, les goutteux, les arthritiques, tous ceux dont le sang ou la peau ne sont pas propres, et qui ont un excès d'urée ou d'acide urique à éliminer.

Au nord-est, la Tarantaise, formée par la vallée de la haute Isère, ne compte guère que deux grosses bourgades : Albertville où l'été est raffraîchi chaque soir par les brises qui se sont refroidies sur les épaules du Mont-Blanc, et Moutiers qui possède des sources salines jusqu'ici peu utilisées en thérapeutique.

Malheureusement la Tarentaise est pleine de goitreux et de crétins, particulièrement dans les districts de Bozel et Villard-Goitreux. « Les derniers des humains, dit O. Reclus, comme par une ironie du sort, vivent dans les vallons les plus beaux sur terre ; mais ces vallons-là sont froids dans un air peu courant, peu vivant ; et, par l'ombre excessive des hautes montagnes, le soleil, père des hommes, n'y regarde pas assez ses enfants. En 1866, ils formaient en France une lamentable armée de près de 59.000 hommes et femmes, à divers degrés d'innocence ou de méchanceté bestiales ; et de ces 59.000 crétins, les deux départements de la Savoie en renfermaient 11.372, c'est-à-dire près du cinquième. » Par suite d'une meilleure hygiène et d'une meilleure entente de la vie, le nombre de ces malheureux diminue d'une façon très sensible et on peut espérer que, dans un avenir prochain, ils auront à peu près complètement disparu.

La Maurienne qui s'allonge dans la vallée de l'Arc, le grand affluent de l'Isère, est une âpre contrée, au ciel glacé, qui ne permet pas aux céréales de mûrir. Dans la basse Maurienne, le climat est un peu moins barbare, mais les fièvres paludéennes empoisonnent les rives de l'Arc. Aussi, « le manque d'air pur, dit E. Reclus, le froid de l'interminable hiver, l'ombre immense qui pèse sur les vallées contribuent sans aucun doute à faire d'un si grand nombre de villageois des crétins et des goitreux ». Le Dr Grange évalue les goitreux de la Maurienne à 30 pour 100 de la population totale. Pour lui, la cause principale du fléau serait la roche magnésifère de ces contrées.

Saint-Jean de Maurienne n'est qu'une morne bourgade où l'on peut à peine séjourner en été. Les eaux voisines de l'Echaillon sont chlorurées, sodiques magnésiennes, et légèrement purgatives. Quelques voyageurs en boivent en passant dans une modeste buvette récemment installée.

IV. — *Isère.*

Si le département de l'Isère ne s'avance pas jusqu'à la zone de l'olivier, il s'élève jusque dans la glace éternelle. Si le climat y est doux et tempéré à Vienne, il est rigoureux sur les cimes supérieures. La partie la plus chaude du département est, en effet, la plaine du Rhône ; à Vienne la température moyenne de l'été est de + 22°,1, celle de l'hiver de + 3°,8.

A la place de la Gratianopolis des Allobroges, Grenoble découvre un vaste horizon de montagnes et contemple à ses pieds deux stations thermales très fréquentées : Allevard et Uriage.

Dans une vallée qu'arrose la Bréda et qu'encadrent de hautes montagnes, sous un ciel pur où la pluie et les vents sont rares, Allevard a une source qui verse une eau hydrosulfurée calcique froide, claire, alcaline, ayant l'odeur et la saveur des œufs pourris. On l'emploie principalement en inhalations contre les catarrhes du larynx et du pharynx, et aussi en bains contre certaines dermatoses (eczéma, lichen, psoriasis).

Uriage qu'un tramway à vapeur réunit à Grenoble, a en été de délicieuses et fraîches soirées. Ses eaux hydrosulfurées, chlorurées, sont utilisées contre les affections cutanées, les paraplégies essentielles, les affections lymphatiques et scrofuleuses et contre certaines affections des yeux.

Sur la ligne de Grenoble à la Mure, dans une vallée entourée de hautes montagnes et ouverte seulement à l'ouest, Lamotte-les-Bains a des sources chlorurées sodiques, sources qu'on conseille principalement contre le rhumatisme et la scrofule, les engorgements de l'utérus et de ses annexes. On y respire un air de montagne pur et tonique, pas trop chargé d'humidité.

Enfin Grenoble a encore à ses portes la grande Chartreuse où l'on fabrique une liqueur d'or meilleure que toutes les eaux minérales du monde.

V. — *Drôme.*

Le département de la Drôme qui est formé presque partout de craies ou de calcaires, a une température plutôt chaude. Pourtant les massifs des Alpes de la Drôme sont souvent froids et obstrués de neiges.

La région occidentale du département est très froide ; mais la plaine, au sud de Montélimar, est très chaude : l'olivier, le figuier, le laurier-rose y poussent.

Valence, dans une heureuse situation, regarde couler le Rhône à ses pieds.

Dans une large plaine, à l'issue d'un long et obscur

défilé, où l'on éprouve souvent la nuit la fureur du
froid « pontias », Montélimar a les eaux minérales acidulées de Condillac qu'on boit peu et d'excellents ber-
lingots qu'on mange beaucoup.

VI. — *Hautes-Alpes.*

Le département des Hautes-Alpes est un des plus
pauvres, des plus désolés et des moins peuplés de la
France. C'est aussi celui où la vie moyenne est la plus
courte ; on y meurt plus qu'ailleurs à cause de la rudesse du climat, de la misère et du manque d'hygiène.
On y rencontre en effet une grande variété de climats,
depuis les glaces du Pelvoux jusqu'aux gorges de la
Durance moyenne sur lesquelles rayonne un soleil
éclatant.

Les hivers sont longs et rigoureux ; pendant l'été la
chaleur est excessive dans le fond des vallées, surtout
des vallées méridionales. De plus, « les vallées ouvertes
dans toutes les directions tracent leur chemin à tous
les vents ; ainsi la vallée du Drac et celle du Grand-
Buech sont parcourues par le vent du nord, la bise, généralement très sèche, très dangereuse pour la végétation,
quand elle survient après les premières chaleurs ; la
vallée de la Durance est la route naturelle du « Lombard », le vent du nord-est, qui apporte des masses
d'air glacé au contact des Alpes cottiennes et des glaces
du Grand-Paradis ; c'est le vent le plus froid de l'hiver.
La basse vallée du Buech est exposée par son flanc oc-
dental aux vents d'ouest qui viennent de la vallée du
Rhône et du plateau central. La partie la mieux abritée
du département est le val Godemar, profondément enfoui au milieu des masses du Pelvoux, du Champsaur

et du Dévoluy ; l'hiver y dure sept mois de l'année, mais les saisons y sont beaucoup plus régulières que partout ailleurs dans le département. » (P. Dupúy).

Briançon qui voit les cimes des grande Alpes du Pelvoux et du Queyras denteler l'horizon, est la ville la la plus élevée et la plus froide des Alpes françaises. La vie y est rien moins qu'agréable. Gap n'est pas non plus dans une situation des plus heureuses, à 800 mètres d'altitude, au milieu d'un cirque, peu ou point abritée contre les vents du nord.

VII. — *Basses-Alpes.*

Les Basses-Alpes ont encore des pics qui approchent des neiges éternelles et si l'olivier croît dans certaines vallées où luit déjà le soleil de la Provence, il est des hauteurs glacées, blanches de neige presque toute l'année, et où rien ne croît. C'est le département le moins peuplé de toute la France.

Barcelonnette « n'est qu'une longue rue entourée en partie de champs de pierres où les eaux débordées roulent avec fracas après les grandes pluies ». Sisteron, adossée à un rocher, a un climat moins rude : aussi elle est déjà moins déserte. Par contre, Manosque, au pied d'une colline qui se vet du feuillage sombre des oliviers, a presque le ciel de la Provence, alors qu'un peu plus loin Forcalquier étage ses maisons en amphithéâtre sur un âpre côteau, à 639 mètres d'altitude, sous des cieux incléments. On pourrait presque dire que la gracieuse Manosque est la seule ville habitable du département, car Digne elle-même, au milieu de ses remparts de montagnes, est un séjour peu enviable. Elle a pourtant des eaux sulfurées calciques qu'on prone dans

le traitement des rhumatismes torpides et des maladies
atoniques de la peau. On leur préfère en général celles
de Gréoulx qui jouit d'un climat plus doux. Ce sont des
eaux hydrosulfurées chlorurées chaudes. On les emploie surtout en bains et en douches et quelquefois
aussi en boisson contre les formes torpides du rhumatisme et des dermatoses, contre les catarrhes chroniques
du larynx et du pharynx. En raison de la douceur de
son climat, Gréoulx est assez souvent conseillé comme
station entre le Midi et les pays du Nord.

VIII. — *Vaucluse.*

Le département de Vaucluse qui porte le mont Ventoux est une région méditerranéenne. Il connaît les ardeurs du soleil du midi et les ardeurs du mistral. Les
rues d'Avignon sont étroites, tortueuses pour mieux résister au « magistraou » quand il souffle en ouragan.
On disait d'elle : « Avenio ventosa, cum vento fasti-
diosa, sine vento venenosa ». En effet, si le mistral est
redoutable, il n'en est pas moins souvent le bienvenu,
car c'est lui qui purifie et assainit les villes du midi.
Autrefois Avignon était la ville aimée du typhus et la
patrie des écrouelles. Ce n'est plus maintenant qu'un
souvenir. Car, si c'est encore une ville éminemment
pittoresque avec sa ceinture presque intacte de vieilles
murailles, son jardin des Doms d'où l'on aperçoit la
massse bleuâtre du Ventoux, avec la formidable citadelle de ses papes, c'est maintenant une ville saine et
bien tenue, mais où il vente trop au printemps et où il
fait trop chaud en été.

A Orange la moyenne annuelle de la température est
de 13°,7 et à Avignon de 14°,42.

A quelques kilomètres d'Orange, sur les derniers contreforts du mont Ventoux, à proximité de grands bois, à Montmirail, suinte, à travers des rochers imprégnés de sel, « l'eau verte », une eau sulfatée magnésienne, limpide, un peu amère, qui est laxative à la dose d'un verre et purgative à celle de trois à quatre verres.

CHAPITRE V

Le littoral de la Méditerranée.

—

I. — *La côte d'azur.*

La douceur du climat et l'uniformité de la température ont fait la réputation de la « côte d'azur ».

Certes le soleil y brille avec un éclat incomparable
dans un ciel presque toujours bleu. Pourtant il y a des
ombres à ce tableau. D'abord il faut bien reconnaître
que la malaria règne sur presque tout le littoral méditerranéen. Aussi, comme le fait justement remarquer
J. Arnoult, l'influence physiologique ou thérapeutique
du climat des localités méditerranéennes est d'un ma-
niement délicat, entre les mains des médecins ; c'est ce
que l'on peut appeler une arme à deux tranchants. Il
peut être bon, dans des cas particuliers, que l'individu
vive dans une atmosphère où le thermomètre ne descend
jamais à un degré absolument bas ; mais, à côté de ce
bénéfice, se trouve peut-être le danger d'une grande os-
cillation thermométrique rapide, quoi que sans sortir
des limites du climat tempéré ou chaud. Fonssagrives

qui a remarqué le même fait, déclare « qu'on ne saurait pallier cet inconvénient par une attention trop assidue à sortir aux heures les plus favorables et à compenser ces vicissitudes thermologiques par des modifications apportées dans le costume ». Ajoutons à cela que le midi, et particulièrement tout le pays situé au sud de la Loire, est le royaume du vent. « Il faut avoir habité ces contrées, dit M. M. de Langenhagen, pour se faire une idée de la fréquence et de l'intensité de ces vents qui prennent des noms différents suivant les régions, mistral dans la vallée du Rhône et les pays voisins, vent d'autan dans la plaine de Toulouse, etc… Sur le littoral, il y a lutte entre deux vents principaux, le mistral qui balaie les nuages et donne une pureté particulière au ciel, et le vent d'est qui, au contraire, amène les nuages et la pluie. »

Le mistral, né dans la vallée du Rhône, un peu au-dessous de Lyon, parcourt le couloir étroit compris entre les Cévennes et les Alpes du Dauphiné jusqu'à Avignon où il se divise en trois courants secondaires : l'un qui se précipite sur Marseille et la Méditerranée, l'autre qui court sur Nîmes et Montpellier, et le troisième qui vient balayer les vallées et les gorges des Alpes du Dauphiné jusqu'à Toulon. L'Estérel et les Alpes-Maritimes forment une barrière puissante contre le mistral qui ne depasse guère Toulon, souffle rarement jusqu'à Cannes et à Nice et tout à fait exceptionnellement jusquà Menton et Monaco qui sont, en somme, les stations les mieux abritées.

Sec, fort, régulier, portant sur ses ailes une poussière ténue, le mistral coïncide toujours avec un ciel pur, un soleil radieux et chaud, une coloration bleu foncé de la mer, une transparence excessive de l'atmosphère. J'ai dit que si le mistral souffle souvent en ouragan, culbutant tout sur son passage, c'est aussi un vent sain qui purifie l'atmosphère et balaie les miasmes.

Le vent d'est souffle aussi par rafales sur le littoral méditerranéen. Venu du golfe de Gênes, la ville aux palais de marbre, il se charge d'humidité sur la large nappe d'eau marine qu'il traverse et il apporte ordinairement les nuages et quelquefois la pluie.

« Outre ces vents dominants, dit encore M. M. de Langenhagen, il faut tenir compte aussi des brises de mer et de terre, courants aériens qui, comme dans tous les pays maritimes, s'échangent entre la terre et la mer. Ils sont tout à fait indépendants des vents, et se superposent à eux à certaines heures régulières de la journée. Le matin, vers onze heures et demie, il s'élève une brise de la mer vers la terre ; elle souffle jusque vers deux heures, puis s'atténue et disparaît. De même, après le coucher du soleil, apparaît un courant en sens inverse, de la terre vers la mer. Il faut bien connaître toutes ces particularités, de manière à régler en conséquence les sorties des malades ».

II. — *Alpes-Maritimes.*

« C'est, dit O. Reclus, un fortuné littoral que celui qui va de Marseille à la borne de l'Italie ; la mer y entre dans les terres par des anses, des calanques, de gracieux golfes abrités du nord, et la terre dans la mer par des promontoires qu'on dirait détachés de la Sicile ou de la claire Ionie. Là, le plus clair soleil de France attiédit l'air, l'oranger l'embaume, et, à l'est de Toulon, le palmier balance des palmes. Sous un ciel gris, la vague armoricaine tonne avec plus de fureur contre ses falaises, mais la vague bleue de Provence murmure sur de plus riants rivages et les caps qu'elle froisse dans ses jours de rage s'élancent bien plus haut que les promontoires du Finistère ».

Le département des Alpes-Maritimes fait partie de ce littoral fortuné. Si un hiver presque éternel règne sur quelques-uns de ses sommets, il a dans certains points de son littoral un perpétuel printemps. Aussi c'est le rendez-vous de tous les désœuvrés, de tous les fourbus, de tous les fatigués, de tous les propres à rien, fabriqués avec des viandes veules, de tous ces êtres lamentables que vomit la pourriture bourgeoise et qui, avides d'air pur et de lumière, viennent étaler leurs carcasses de dé—générés au soleil qui a honte, sans doute, de verser la pluie d'or de ses veines sur de pareils enfants faits pour la nuit de la mort et qui insultent à la lumière du jour.

« Au point de vue de l'air et de la lumière, dit M. P. L. Camous, la ville de Nice ne laisse rien à désirer. Le soleil lui prodigue ses rayons les plus lumineux. Jamais de brouillards, jamais une atmosphère obscurcie par les fumées épaisses des cheminées d'usine : un perpétuel sourire du ciel ».

En effet, entourée de tous côtés par de hautes montagnes, admirablement située dans la baie des Anges, en face d'une mer d'azur qui reflète un ciel presque toujours bleu, Nice jouit d'un climat heureux entre tous. Le thermomètre marque en hiver 5 à 8 degrés de plus qu'à Paris, en été 2 à 5 de moins ; il ne descend que rarement au-dessous de zéro.

Les montagnes du Var et de l'Estérel protègent la ville contre le vent du nord-ouest, le mistral si redouté en Provence. Toutefois, il ne faut pas oublier qu'il y souffle en mars et avril un vent d'est très désavantageux pour les gens qui souffrent de la poitrine. En outre, au mois d'octobre, commence la saison des pluies qui dure cinq à six semaines.

Les vents d'est et d'ouest soufflent souvent sur la plage et leur haleine trop vive ne convient pas toujours aux personnes qui souffrent de maladies de poitrine.

Assez souvent, quand le soleil se couche, on éprouve à Nice une sensation analogue à celle que provoquerait le contact d'un manteau humide placé sur les épaules, phénomène qui cesse une ou deux heures plus tard.

Station peu recommandable en outre parce qu'on n'y trouve pas le calme et le repos ; les plaisirs y sont trop faciles et il faut redouter le voisinage dangereux de Monaco.

Enfin, ajoutons, avec M. P. S. Camous lui-même, que les eaux de la Vésubie et de Sainte-Thècle qu'on distribue à ses habitants sont impropres à la consommation et même dangereuses.

Autrefois le vent d'ouest apportait à Nice les miasmes paludéens des bords du Var. Depuis que le fleuve a été endigué, ce danger a disparu. En outre, un rideau d'eucalyptus protège la ville.

A l'est de Nice, est d'abord la charmante rade de Villefranche, et, sur le rocher de la Turbie, Monaco où règne un prince qui se range encore au nombre des souverains de l'Europe et qui n'est guère qu'un tenancier de maison de jeu ; enfin Menton, « la perle de la France », abritée contre les vents froids du nord par de hauts rochers. La température y est en général de 1 à 2 degrés supérieure à celle de Nice.

La brume ne trouble que bien rarement l'azur du ciel de Menton qu'abrite un hémicycle de montagnes, mais la brise de mer agite assez fréquemment l'atmosphère vers le milieu du jour et le soir il n'est pas rare de voir une froide rosée.

Mieux encore que Nice, Menton convient aux bronchitiques et aux tuberculeux. M. Malibran leur recommande surtout les promenades du matin, alors que « la mer, les montagnes, le ciel, les vallées présentent avec le maximum d'éclat et de fraîcheur, cet aspect de décor féerique qui ravit l'œil et l'âme du promeneur le plus blasé, s'il n'est pas dépourvu de tout sens artistique. Quel plaisir, quel enchantement pour le convalescent d'errer à loisir dans les sentiers qui gravissent les collines ou bien dans les chemins qui serpentent le long des vallées ! Quoi de plus sain et réconfortant que cette marche lente, cette flânerie fortifiant le corps pendant que l'esprit, livré à lui-même, rêve au hasard et se délecte à la vue des trésors naturels que rencontrent ses regards : ciel d'un bleu intense et velouté ; collines aux flancs pittoresquement boisés, montagnes aux contours à la fois majestueux et riants, dont les pics arides, rocheux, bizarrement découpés et tranchant par leur gris clair sur l'azur intense, portent à leur flanc de coquets villages, véritables nids d'aigles, morceaux de France découpés dans le Maroc ou la Kabylie.

« Avec sa longue route longeant le bord de la mer, du cap Martin à Gararan, permettant au promeneur de se diriger vers Monaco ou vers Vintimille en peu de temps ; avec ses quatre vallées perpendiculaires au littoral, ses montagnes, etc., Menton offre au tuberculeux valide une variété inépuisable de sites qui empêche la monotonie du séjour, inséparable du plus beau site lorsque l'horizon est limité. Heureux celui qui habite cette contrée s'il aime la nature et sait la parcourir. »

Tournons maintenant le dos à l'Italie et, revenant à Nice, marchons vers l'ouest. Voici Antibes, puis Cannes où croissent l'aloès d'Afrique et l'eucalyptus d'Australie. La température moyenne hivernale y est de 9°7. Elle est abritée contre le vent du nord par les monts Estérel, ce qui la fait rechercher comme un séjour d'hiver par les gens qui souffrent de la poitrine.

A une dizaine de kilomètres dans l'intérieur du pays, sur le versant méridional de la grande montagne calcaire de Rocavignon, exposée au sud et abritée contre les vents froids, Grasse est une station d'hiver excellente pour les malades qui ne peuvent s'accommoder du voisinage de la mer. La magnifique ceinture de fleurs qui l'environne et dont elle tire les parfums qu'elle répand dans le monde entier, témoigne assez de la douceur ravissante de son climat.

II. — *Var.*

Le Var est un département dont la population est encore clairsemée, bien que ce soit un des plus beaux de la France. Son littoral a un climat aussi doux et aussi tempéré que celui des Alpes-Maritimes. « Ce beau, soleilleux, chaleureux et gai climat du rivage de la Méditerranée est dû à l'influence de cette Méditerranée elle-même et à l'influence bienfaisante de la montagne qui écarte les vents froids du Nord : aussi partout où n'importe quelle fente laisse passer le furieux et glacial mistral, il y a des heures, des jours, des semaines pénibles ; la sérénité du ciel, l'absence de nuage, amènent aussi, la nuit, le matin, des froideurs très désagréables, et, en somme, si le climat est ici bien plus brillant que celui de nos rivages de l'Atlantique, il est réellement moins tempéré » (E. Grand).

Le climat est aussi doux à Toulon que sur les côtes de Ligurie ; mais Toulon est un port militaire, un arsenal maritime et en même temps un pénitencier.

De plus, Toulon fut autrefois une des principales portes d'entrée des grandes pandémies asiatiques : peste et choléra. C'est peut-être pour ces différentes raisons que cette ville, assise dans un site admirable, n'attire que fort peu les promeneurs et les valétudinaires. « La mode européenne, dit E. Reclus, ne permet pas encore aux malades de s'arrêter en cet endroit du littoral de la Provence. Ils doivent dépasser Toulon, comme ils ont déjà dépassé, en revenant de Marseille, tant d'autres villes charmantes, si bien situées entre leurs calanques, entre de hauts promontoires. »

Bien qu'incomplètement abritée contre le mistral, Hyères est une des plus anciennes stations d'hiver de la Méditerranée. Le climat y est sec et d'une douceur exceptionnelle, mais suffisamment variable pour y voir des froids rigoureux compromettre la magnifique végétation de ses jardins plantés d'oliviers, d'orangers, de palmiers, de lauriers roses. Malheureusement les marais voisins lui envoient souvent leurs fièvres et leurs moustiques.

« Quant aux îles d'Hyères, Porquerolles, Port-Cros, le Titan, dit encore E. Reclus, elles ne sont que faiblement peuplées, et rarement un voyageur s'égare dans leurs vallons, quoique les paysages de ces « îles d'or » soient parmi les plus beaux du midi. »

La capitale du département, l'industrieuse Draguignan n'attire guère les malades, et Fréjus est une ville à l'agonie que n'épargne pas toujours la malaria. Pourtant on a voulu faire du village de Saint-Raphaël une station d'hiver pour les anémiques et les lymphatiques. Si Saint-Raphaël est protégé par l'Estérel des vents d'est, le mistral y souffle en toute liberté par la vallée de l'Arques. La température hivernale moyenne y est de 11° 8. Les villages voisins de Boulouris et Valescure

possèdent un climat plus chaud, plus sec et moins
excitant. Les goutteux, les rhumatisants et les nerveux
s'y trouvent mieux qu'à Saint-Raphaël.

IV. — *Bouches-du-Rhône*

Le département des Bouches-du-Rhône, tout en étant
un des plus peuplés de la France, comprend pourtant
encore de vastes régions inhabitées et presque inhabitables, formées d'étangs, de marécages, de plaines pierreuses et incultes, de collines rocheuses. La plaine de
la Crau n'est qu'un désert de cailloux, de pierres sans
herbe. Toute la region alluviale du bas Rhône forme
l'île de la Camargue, « poudreuse en été, à demi noyée
en hiver. » Une partie de cette île de la Camargue n'est
qu'étangs et marais que bordent des tamaris et des
roseaux et d'où s'échappent les moustiques et la malaria.
La plus importante et aussi la plus insalubre de ces napes
d'eau dormante est l'étang de Vaccarès qui se déverse à
la mer à travers les dunes. « Trente mille hectares, dit
O. Reclus, sont aux étangs, à la boue que piétinent des
flamants, aux joncs, aux roseaux, et il en sort des
miasmes; la fièvre, heureusement, y heurte à peu de
portes, car le delta du Rhône est désert; sa seule et
triste bourgade, les Saintes-Maries-de-la-Mer, n'a pas
1,000 habitants : marins, douaniers, fonctionnaires, que
séparent du monde la mer, deux fleuves sans ponts, et
la Camargue elle-même à ses divers degrés d'inconsis-
tance. »

La puissante métropole du Midi rhodanien, Marseille,
qui s'intitule encore « fille de Phocée », a vu son état
sanitaire s'améliorer considérablement. Pourtant, c'est
encore, d'après M. Genis, la ville qui tient le record de

la mortalité en France. On y compterait plus de trois décès pour cent alors que Londres n'en a qu'un peu moins de deux. C'est aussi le pays de France où l'on meurt le plus de variole. En 1895 on comptait 130 décès par variole et par mois, alors que Paris n'avait que 17 décès pour toute l'année. Du reste, la municipalité marseillaise ne paraît avoir qu'un médiocre respect de la vie humaine. Ainsi, on a fait de superbes égouts, mais tout récemment encore on n'avait pris aucune mesure pour utiliser ce gigantesque travail qui aura coûté trente millions. Les maisons ne peuvent, à l'heure actuelle, être raccordées à l'égout et les vidanges continueront à se déverser, en partie du moins, dans le sous-sol transformé en puisard, pendant que les 122 kilomètres d'égouts recevront simplement l'eau de pluie. Presque au centre de Marseille, tout près de la Cannebière, le port et le canal continuent à être un vaste dépotoir, un lac de m..., comme disent les marins.

A Marseille la moyenne annuelle de la température est de 14°,8, avec une moyenne de 7°,4 pour l'hiver, de 12°,8, pour le printemps, de 21°,11 pour l'été et de 14°,96 pour l'automne. La chaleur s'y soutient en été entre 25° et 39°, mais de dix heures du matin à six heures du soir la brise de mer, dite le « garbin », rafraîchit un peu l'atmosphère.

A 30 kilomètres au nord de Marseille, Aix-en-Provence a des sources thermales légèrement minéralisées dont les eaux sédatives sont employées contre les névroses, la neurasthénie, le rhumatisme, les névralgies, les dermatoses et les affections de l'utérus. Mais Aix est peu fréquentée par les malades. A ses rues poudreuses, à ses campagnes nues, à ses collines pelées, ils préfèrent les frais ombrages des Alpes ou des Pyrénées.

Le séjour d'Arles, la « Rome gauloise », et l'ancienne
capitale des Gaules, n'est pas non plus un séjour des
plus agréables en été. Ses rues pittoresques, aux ruines
grandioses, et les sourires de ses filles aux yeux fendus
en amande ne suffisent pas toujours à faire oublier les
ardeurs du soleil de Provence.

V. — *Gard.*

« Du bord de la Méditerrannée, du niveau des mers,
dit O. Reclus, le Gard monte jusqu'à 1,567 mètres,
hauteur de l'Aigoual, au nord du Vigan, sur les frontières de la Lozère : d'où plusieurs climats, tellement que
dans les Garrigues de Nimes on a le ciel d'Alger, et dans
l'Aigoual celui de la Scandinavie. » En somme, exception faite pour les Hautes-Cévennes, le climat est caractérisé par un ciel pur, une température élevée, des
saisons peu tranchées et réduites à deux : un hiver plu-
veux et frais ; un été sec et chaud, absorbant le printemps et l'automne. La plaine et les collines inférieures
pourraient porter des orangers en pleine terre, si le terrible mistral qui descend des Cévennes n'altérait la douceur du climat.

D'antiques cités s'y étalent sous le soleil : Nimes,
au milieu d'une campagne aride et sans eau où la
moyenne annuelle de la température est de + 16° ;
Baucaire où sonne le parler provençal ; Aigues-Mortes,
une ville à l'agonie que n'épargne pas toujours la malaria.

VI. — *Ardèche.*

Le département de l'Ardèche porte au sud le mûrier
et l'olivier, alors qu'au nord son climat se rapproche de
celui du Lyonnais.

A six kilomètres au nord du promontoire où est bâtie la charmante Aubenas, entre deux coteaux élevés dans l'étroite vallée de la Volane qui s'ouvre au midi, est le bourg de Vals qu'on vante pour la douceur de son climat, mais où il fait vraiment trop chaud en été. De nombreuses sources laissent jaillir des eaux bicarbonatées sodiques, limpides, mousseuses, d'un goût piquant qui en masque la saveur alcaline, et qu'on emploie surtout contre les affections du tube digestif et ses annexes. Aux environs de Vals se dressent les colonnades basaltiques et les Chaussées des Géants des volcans du Vivarais.

VII. — *Hérault.*

Si le département de l'Hérault laisse couleur de ses collines rocheuses et brûlées un véritable fleuve de vin, il a des régions faites d'étangs où la fièvre règne en maîtresse et où la moitié des habitants meurent avant dix ans, comme à Vic, à Capestan, à Villeneuve-les-Maguelone, à Vias, à Mireval. Dès qu'un étranger vient habiter ces malheureux villages, au bout de quelques jours la fièvre le fait grelotter et le casse comme un vieillard. Par contre, lorsque les étangs, comme celui de Thau, acquièrent une certaine profondeur, les débris des bas-fonds ne sont plus exposés à l'air et l'insalubrité disparaît en partie. Ainsi Balaruc, Bouzigues, Mèze, Marseillan, bourgades riveraines de l'étang de Thau, sont presque saines.

En raison de son inclinaison de la cime de l'Espinousse au bord de la Méditerranée, l'Hérault étage trois climats : un climat presque africain dans les plaines basses ; un climat tempéré, chaud, sur les hautes collines, et un climat tempéré, froid, sur les Cévennes et le plateau du Larzac.

Non loin de Cette, sur les bords de l'étang de Thau, Balaruc a un climat chaud en été, mais que tempèrent des brises régulières soufflant de la mer pendant le jour, et de la terre pendant la nuit. On y vient de mai à octobre pour ses eaux chlorurées sodiques chaudes qui excitent les fonctions digestives et circulatoires, favorisent la cataphorèse. « Balaruc, dit le Dr de la Harpe, a une spécialité fort ancienne dans le traitement des affections nerveuses, sans sympômes d'éréthisme ou de congestion : hémiplégies, paraplégies essentielles, conséquence de la diathèse rhumatismale, syphilitique, de la chlorose, d'une intoxication. Quant aux paralysies d'origine organique, le traitement par les eaux chaudes de Balaruc, classique autrefois, doit être fait avec prudence, longtemps après l'accident primitif, et seulement chez les sujets qui ne sont ni congestifs, ni artérioscléreux ».

Sur le versant méridional des Cévennes, dans une vallée profondément encaissée, sous un ciel brillant que rafraîchissent les vents de la montagne et les vents de la mer, Lamalou, qu'ombragent de beaux arbres, compte trois sources bicarbonatées ferrugineuses qu'on emploie surtout contre les affections organiques du système nerveux.

Enfin, au sud de Montpellier, d'où la vue porte des Cévennes à la mer, le village de Palavas a une plage qui devient fort animée pendant la saison des bains.

VIII. — *Aude.*

En raison de son sol accidenté, le département a un climat assez variable, c'est-à-dire des froids excessifs, des chaleurs extrêmes, des jours très pluvieux et accompagnés d'orages et des sécheresses parfois très prolongées. Dans la haute vallée de l'Aude, le printemps est humide, l'hiver pluvieux ou froid, l'été orageux. Dans la région comprise entre Carcassonne et la mer, il pleut beaucoup en automne, peu en hiver, moins en été. Les vents dominants sont celui du nord-ouest qu'on appelle le « cers », salubre, mais parfois très violent, et le vent du sud-est que l'on nomme le « marin », humide et chaud. Ordinairement, dans le département, et surtout dans la vallée de l'Aude, le ciel est sans nuages pendant environ 190 jours de chaque année.

Le littoral méridéterranéen du département de l'Aude est encore semé d'étangs d'où s'exhalent les miasmes paludéens. Si, Carcassonne, à l'ombre de ses grands platanes, avec sa cité qui se dresse en plein soleil sur une colline, est une ville saine, il n'en est pas de même de Narbonne où la fièvre est encore à redouter.

Au nord-est du département, presque à la base des petites Pyrénées, jaillissent des sources médicales plus ou moins fréquentées : au fond d'un ravissant vallon, les fontaines sulfurées calciques de Ginoles ; au bord de l'Aude, les fontaines sulfureuses de Coniza ; dans l'âpre vallée de Sals, les sources ferrugineuses, diurétiques et toniques de Rennes-les-bains, qu'on recommande contre la scrofule, le rhumatisme, l'anémie ; enfin, à 36 kilomètres de Carcassonne, dans l'étroite vallée de l'Aude, les sources thermales simples d'Allet qui sont utilisées contre les dermatoses et les affections utérines.

CHAPITRE VI

La région des Pyrénées.

—

I. — *Diversité du climat pyrénéen.*

De l'Océan à la Méditerranée, les Pyrénées étagent sur
leurs épaules une grande diversité de climats. Aussi, il
est presque impossible de fixer une météorologie générale de cette région.

II. — *Pyrénées Orientales.*

Le département des Pyrénées-Orientales, un des plus
petits et des moins peuplés de la France, s'élève à
2,921 mètres au Puy-de-Carlitte qui porte des neiges
pérennes et descend jusqu'aux plaines tièdes où croît
le frileux olivier. Par son climat, ses productions, son
sonore langage catalan, il est presque espagnol.

Presque au centre de l'ancien Roussillon, sous un
ciel d'un bleu ardent que tempère l'ombre de magni
fiques platanes, est la morne Perpignan qu'entourent
des haies de grenadiers, d'agaves et de cactus. La

moyenne annuelle de la température y est de + 15°,5. Là, comme dans toute la plaine du Roussillon, souffle souvent le Tramontane qui vient de Narbonne, vent impétueux, incisif et froid, qui, disait déjà Strabon, « se déchaîne violent et redoutable, renversant les hommes et leurs chars, et les dépouillant de leurs armes et de leurs vêtements ». Il est fils, en somme, du mistral de Provence. Vers le milieu du jour, souffle fréquemment aussi le Mitgzorn, le vent du midi, chaud et plus ou moins sec, mais toujours pénible et dangereux en été. Celui-là est le frère du Siroco, venu des plaines sablonneuses d'Afrique par-dessus la Méditerranée.

Le Vallespir, l'âpre vallée du Tech, aux paysages gracieux ou sauvages, laisse jaillir les eaux sulfurées sodiques de la Preste qu'on vante contre les affections des muqueuses et particulièrement des muqueuses urinaires. Sédatives et diurétiques, elles sont bues par ceux que tourmentent leur vessie ou leur prostate, par les femmes que supplicie l'utérus. Dans un air pur et tonique la Preste s'élève à 1,200 mètres. On pourrait en faire partant une station d'altitude.

Sur un affluent du Tech, dans une vallée entourée de hautes montagnes que couronne au nord-ouest le Canigou dont la masse arrête les vents, Amélie-les-Bains a un climat doux, dont la moyenne d'hiver est de 7° à 8°. Des eaux sulfurées sodiques chaudes qu'on recommande spécialement contre les affections des organes respiratoires, remplissent son antique « lavacrum » où, de l'antiquité à nos jours, ont dû se laver et se régénérer bien des peaux sales, maculées par la syphilis, les dermatoses ou les écrouelles.

Un peu au sud de Port-Vendres, l'antique « Port de Vénus », s'étale, sur une plage charmante, sous un climat délicieux, la bourgade de Banyuls-sur-Mer où l'on laisse vieillir le capiteux « rancio ». Les vents marins qui soufflent de l'est y sont moins froids et moins secs que dans les plaines fauves et ardentes du Roussillon ; ceux du nord et du nord-ouest moins violents, et ceux du sud moins brûlants. La température moyenne annuelle y est de 15°,4. Le thermomètre y descend rarement au-dessous de zéro, et les plus fortes chaleurs à l'ombre ne dépassent pas 35°. Aussi les cactus, les aloès, les térébinthes, les arbousiers, les lauriers-roses, les myrtes, les grenadiers, et même les palmiers croissent librement sur ces rivages qu'un heureux soleil baise. En effet, s'il se voile de brume 24 à 25 jours par an, son disque luit encore assez pour percer les nuages de ses rayons. Pourtant le mistral s'y fait sentir assez fréquemment ; s'il balaie les nuages et rassérène l'atmosphère, son haleine enflammée n'en est pas moins désagréable.

Dans cette même vallée, sur la rive gauche du Tech, tout près de la frontière espagnole, Le Boulou a des eaux bicarbonatées sodiques froides qui pourraient remplacer celles de Vichy dans certains cas.

La vallée de la Têt que garde, à 1,600 mètres d'altitude, la forteresse de Montlouis, sans cesse balayée par le « carcanet », le vent des carcaniers, laisse suinter de tous côtés des eaux minérales, principalement des sources sulfureuses riches en silice. D'abord les sources de Las Escaldas qui jaillissent dans un vallon du massif de Carlitte qui domine toute la Cerdagne française. Elles sont encore peu visitées par les malades. On pourrait pourtant les utiliser avec avantage dans les affections des voies urinaires et contre le rhumatisme. Par contre, les eaux sulfurées sodiques chaudes de Molitg attirent les rhumatisants et les surexcités. La station est située au bord du ruisseau La Castellane, au fond d'une gorge étroite que de hautes montagnes environnent. Le climat y est doux même en hiver.

La station d'Olette, située dans une vallée étroite, entre la Têt et la montagne, n'est guère plus visitée des valétudinaires, malgré l'efficacité de ses eaux sulfurées sodiques chaudes qui pourraient pourtant trouver de nombreuses indications : rhumatismes, dermatoses, affections catarrhales des voies respiratoires, digestives et urinaires.

Dans une vallée couverte de prairies et plantée de châtaigniers et qui domine au sud-est la passe du Canigou, le Vernet, dont les journées d'hiver sont claires, et tièdes, rarement pluvieuses, verse par une dizaine de sources des eaux sulfurées sodiques chaudes qu'on recommande surtout contre les affections catarrhales chroniques des voies respiratoires et principalement dans la phtisie pulmonaire.

III. — *Ariège.*

On classe généralement le département de l'Ariège dans le climat girondin. Mais les différences de niveau y sont considérables et si, dans ses basses vallées, il a un soleil tiède, ami des fruits et des fleurs, il a des sommets, parmi lesquels on compte le Saint-Vallier, que la neige recouvre presque toute l'année et qui jettent sur les paysages qui les environnent un manteau de froidure.

Le vent du midi se fait peu sentir dans la région ariégeoise, mais l'autan, venu des plaines du Languedoc et des parages méditerranéens, y souffle souvent avec bruit, chaud et sec, brûlant les plantes, énervant les bêtes et les hommes, fréquemment messager annonciateur de la pluie, car un proverbe dit :

> Le vent d'autan
> Passe en chantant,
> Et il revient en pleurant.

Outre les eaux sulfurées sodiques de Carcanières et celles d'Audinac, que les malades visitent peu, le département de l'Ariège compte trois stations célèbres : Ax, Ussat et Aulus. On peut dire d'Ax, avec E. Reclus, qu'elle « repose sur un réservoir d'eau bouillante ; la neige reste moins longtemps sur le sol que dans les autres endroits de la vallée, et le torrent est légèrement chauffé par l'eau surabondante des soixante-dix sources qui s'y déversent et que les habitants utilisent pour leurs usages domestiques ; attirés par l'efficacité des eaux sulfureuses, les étrangers sont retenus en outre par la beauté du pays et la facilité des excursions, soit en Andorre par les divers cols de la Crête, soit en Cerdagne par la route de Puymaurens, soit vers le massif de Carlitte par la vallée de l'Orlu »

A 23 kilomètres en aval, dans une étroite vallée, au pied de montagnes abruptes et nues, Ussat a des eaux thermales simples, sédatives, que l'on recommande contre le cortège des névroses féminines, aux femmes que l'utérus tourmente, dont les nerfs se détraquent, misérables fantoches, aux ressorts usés ou faussés, insupportables aux autres, insupportables à elles-mêmes. Il serait à souhaiter qu'on en trempât beaucoup dans les vasques d'Ussat : on verrait moins de maris malheureux ou imbéciles.

A 30 kilomètres de Saint-Girons et à une altitude de 776 mètres, dans une des hautes vallées tributaires du

Salat, au milieu de montagnes au climat tonique et fortifiant, Aulus a des eaux sulfatées calciques froides qu'on emploie en bains et en boisson contre les affections du tube digestif et aussi contre les affections des voies urinaires. « Aulus, dit encore E. Reclus, est une des stations pyrénéennes où la nature se présente sous le plus bel aspect : cascades, lacs, défilés, forêts, pâturages, grandes montagnes neigeuses, rien ne manque dans les environs immédiats du village des bains. »

IV. — *Hautes-Pyrénées.*

Le département des Hautes-Pyrénées est recouvert sur une largeur de 35 kilomètres par les contre-forts pyrénéens. S'il a de tièdes vallées où fleurit la vigne, il a des hauteurs que la neige blanchit presque jusqu'au cœur de l'été.

La riante et lumineuse vallée d'Aure est une des plus belles qui soit au monde, « par la grâce des vallons et la noble élégance des perspectives ».

La vallée de Campan où l'on compte encore un assez grand nombre de goitreux et de crétins, a, au bord de l'Adour, à la base des derniers promontoires pyrénéens, à 579 mètres d'altitude, la station thermale de Bagnères de Bigorre, célèbre par ses eaux sulfatées calciques et quelques-unes aussi ferrugineuses. Elles sont prisées des rhumatisants, des femmes névropathes, détraquées et déséquilibrées de l'utérus, des dyspeptiques. Celles de Labassère sont plus particulièrement réservées aux affections des organes respiratoires. Bagnères n'est ni la plaine ni la montagne, et son climat, plutôt agréable, participe de l'une et de l'autre. La moyenne annuelle de la température est de 11°.

Partons maintenant de Tarbes d'où l'on embrasse un magnifique panorama de vallées verdoyantes et de montagnes bleues ; remontons le cours du Gave ; voici d'abord un établissement balnéaire religieux : Lourdes où des millions de pèlerins viennent chaque année demander la guérison de leurs maux à des eaux miraculeuses.

A 30 kilomètres à l'est de Tarbes, Capvern a également des eaux sulfatées calciques qui sont spécialement utilisées dans la goutte, la gravelle, les affections catarrhales des voies urinaires.

Puis, à une altitude de 466 mètres, dans une vallée qu'abritent de hautes montagnes, Argelès Cazost, dont les eaux sulfurées sodiques froides conviennent aux scrofuleux, aux lymphatiques, aux sujets qui souffrent d'affections chroniques des voies respiratoires, et dont le climat sédatif réussit aux cardiaques, aux tuberculeux et aux névropathes.

Plus avant dans les montagnes, à une altitude de près de 1,000 mètres, dans une vallée encaissée entre deux hautes chaînes de montagnes, encadrée de paysages grandioses et pittoresques, Cauterets voit tous les ans près de 20,000 dolents venir boire à ses fontaines la santé que distillent des eaux sulfurées sodiques chaudes qu'on recommande surtout contre les affections des voies respiratoires. Le climat y est doux, mais sujet à des variations rapides, car la ville est mal protégée par les vents. L'air y est assez humide et sédatif, la pluie fréquente. Aussi Cauterets est une station peu recommandable pour les tuberculeux, et pour tous les sujets en général qui souffrent d'affections inflammatoires et congestives. Il en est à peu près de même de Barèges dont les eaux sulfurées sodiques chaudes ne conviennent guère que dans la scrofule, et surtout dans les affections profondes des os et des articulations. Echelonné le long de la rive d'un gave, le village est refroidi par la couronne de neiges éternelles que portent les hauts sommets qui l'environnent. Aussi le climat y est-il rude et soumis à de grandes variations de température même pendant l'été. Le thermomètre dépasse rarement 25°.

Enfin, non loin de Luz, au bord d'un défilé du Gave, comme suspendu aux flancs de la montagne, à 770 mètres d'altitude, le village de Saint-Sauveur a également des eaux sulfurées sodiques chaudes, sédatives, qui conviennent aux surmenés et aux surexcités, aux affaiblis et aux névrosés, aux femmes dont le bas-ventre est congestionné par la dysménorrhée. On y respire un air à la fois tonique, fortifiant et sédatif, grâce à la douceur de la température et à l'absence des vents qui sont brisés par les montagnes. Dès que mai fond les neiges de l'hiver, les touristes accourent attirés par ses fontaines de Jouvence et aussi par l'incomparable beauté des cirques voisins, « colisées calcaires », « ouls » fréquentés par les izards, les aigles et les vautours.

V. — *Basses-Pyrénées.*

Avec ses 35 kilomètres de côtes pittoresques, ses montagnes qui s'étagent en amphithéâtres, ses glaciers, ses forêts, ses coteaux couverts de vignes, ses plaines fertiles, ses landes, ses populations qui parlent français, béarnais et basque, ses plages, ses établissements thermaux, ses stations hivernales, son doux climat, ses pêcheries, ses gaves mugissants, le département des Basses-Pyrénées est un des plus pittoresques et des plus curieux de la France. On le classe généralement dans le climat girondin ; il n'a ni grandes chaleurs, ni hivers rigoureux. La moyenne thermométrique de la plaine est d'environ 13°.

Sa capitale, Pau, est un des paradis de l'Europe. « L'ancienne capitale du Béarn, dit E. Reclus, n'est pas bâtie dans la plaine du Gave ; elle s'élève au-dessus du torrent, sur le bord d'une terrasse d'où l'on contemple ce magnifique horizon des Pyrénées, qui n'a pas moins contribué que le climat à faire de Pau un lieu de rendez-vous et de séjour pour les valétudinaires et les étrangers. Pau est en effet, comme Nice, Pise et Alger, une de ces villes de guérison où les malades accourent de l'Angleterre, du fond de la Russie et même de l'Amérique. Le climat de Pau est surtout remarquable par ses qualités sédatives ; les vents y soufflent rarement avec violence ; les excès de froid et de chaud, de sécheresse et d'humidité surabondante ne s'y font guère sentir ; nulle ville ne peut être mieux choisie pour servir de lieu d'attente aux étrangers qui doivent se rendre aux eaux thermales des Pyrénées ». Pau est, en effet, à l'abri du vent du nord, grâce aux collines qui s'étagent derrière elle. Le vent du sud est également détourné par la grande chaîne des Pyrénées qui forment au devant d'elle une sorte d'écran. La température moyenne de l'hiver est de 7°, celle du printemps de 15°, celle de l'été de 22° et celle de l'automne de 14°.

Dans la haute région montagneuse du département, dans la vallée d'Ossau, à plus de quarante kilomètres au sud de Tarbes, le village des Eaux-Bonnes, perché sur une terrasse, adossé à une paroi de rochers, bien protégé contre les vents, a une température chaude et assez constante en été, mais qui fraîchit toujours d'une façon assez prononcée à l'aurore et au crépuscule. Ses eaux sulfurées sodiques trouvent leur indication dans les affections catarrhales ou granuleuses des voies respiratoires, et contre la phtisie peu avancée. Dans le prolongement de cette même vallée qu'encaissent et étranglent des montagnes vêtues de sapins et de hêtres, le village des Eaux-Chaudes a un climat de montagne plus rude, sujet à des variations étendues, avec des brises qui rafraîchissent et renouvellent l'air. Ses eaux sulfurées sodiques chaudes, sédatives, sont bien supportées par les éréthiques, les femmes stériles ou que les affections utérines affolent.

A l'entrée de l'étroite vallée d'Aspe qui s'enfonce du nord au sud dans le massif pyrénéen, Saint-Christau qui n'est plus qu'à 300 mètres d'altitude, a cinq sources qui versent une eau oligo-métallique froide contenant des traces de cuivre et dont l'efficacité contre les affections cutanées est incontestable.

Revenons maintenant du côté de Bayonne. Voici d'abord dans la vallée du Saleys avec sa ceinture de collines, Salies de Béarn, aux tièdes hivers, dont les eaux fortement chargées de chlorures et surtout de chlorure de sodium, sont particulièrement efficaces contre la scrofule et les affections profondes des os et des articulations. Puis, dans la vallée de la Nive, le joli village de Cambo où les automnes sont d'une douceur ravissante et dont les eaux hydrosulfurées calciques peuvent rendre des services contre le lymphatisme, la scrofule, la chloroanémie et les dermatoses.

Bayonne, grâce à sa situation à l'est de l'Atlantique dont elle reçoit les fraîcheurs et l'humidité en été et les influences chaudes dues au courant marin du Gulf-Stream en hiver, a un climat éminemment tempéré. L'hiver y est particulièrement doux et le thermomètre descend rarement au-dessous de zéro. La neige tombe rarement, vite fondue par les vents chauds du sud et de l'ouest, couronnant pendant quelques jours seulement les cîmes voisines. La moyenne de l'hiver y serait de 8°, 6, celle du printemps de 11°,7, celle de l'été de 19°, 7 et celle de l'automne de 14°. « Il est des jours, dit M. E. Trutat, où le thermomètre peut monter jusqu'à 30° ; mais l'humidité de l'air, la fraîcheur de la brise atténuent bien vite ce que ces chaleurs exceptionnelles pourraient avoir de désagréable pour l'organisme ».

A quelques kilomètres de Bayonne, la station cosmopolite de Biarritz, plage de sable fin qu'apporte et emporte l'orageux Atlantique. Le climat de Biarritz est assez doux pour qu'on en fasse une station d'hiver, malgré ses vents violents du large. Car la mer y est « sujette aux lubies, dit O. Reclus, aux transports, aux colères ; et la tiède Occitanie, près de la lumineuse Espagne, a des tempêtes inexorables comme celles qui font trembler la brumeuse Armorique ».

Enfin, presque en Espagne, Saint-Jean-de-Luz, « conque où le phosphorescent Atlantique tonne », regarde la noble Fontarabie.

CHAPITRE VII

Les Landes et le bassin de la Garonne

—

I. — *Landes.*

Si le département des Landes est un des plus grands en superficie, c'est aussi un des moins peuplés. La raison en est que, entre la Gascogne, l'Adour et la Gironde, sur plus de 14.000 hectares, s'étendent les Landes, solitudes qu'égaient quelques napes d'ajoncs et de genêts aux fleurs d'or, jetés comme un voile éclatant sur ces mornes aridités où des bouquets de sapins pourtant commencent à percer le sol réfractaire, draînant de leurs puissantes racines le terrain qu'ils préparent pour les semailles prochaines. Malgré que le pins, secoués par le vent, exhalent leurs parfums ravivants et résineux, bien des hameaux sont encore assiégés par la fièvre intermittente et la laide maladie qu'on appelle la pellagre.

Le climat est à peu près le même dans toute l'étendue du département, doux et assez égal, avec des chaleurs marquées en juin, juillet et août, des froids de janvier à mars, presque jamais de neige, des gelées rares, mais tardives, des brouillards près des étangs et dans les vallées durant l'hiver, des orages et des chutes de grêle en été. La température moyenne annuelle est de + 12°.

Sur la rive gauche de l'Adour, au milieu des pins, sous un climat doux et sédatif, avec des hivers plus tièdes encore que ceux de Pau, Dax a des sources d'eaux sulfureuses chaudes et des boues, composées d'un limon à la fois végétal et minéral, qu'on vante fort contre les affections rhumatismales et les désordres de l'utérus. En outre, quelques villages de cette région, Pouillon, Tercis, Préchacq, la Gamarde, abondent en sources thermales dont on dit aussi les vertus.

Enfin, Cap-Breton est une des plages landaises les plus fréquentées pendant l'été.

II. — *Gironde.*

Le département de la Gironde appartient encore à la région des Landes dans près de la moitié de son territoire, région considérablement assainie ces dernières années. Mais le pays compris entre la Garonne et la Dordogne est un des plus riche de la France. Situé à égale distance du pôle et de l'équateur, soumis, en outre, à l'influence régulatrice de l'océan, le département a le climat moyen de la zone tempérée. Les différences de température y sont minimes d'un point à l'autre.

L'ancienne métropole de l'Aquitaine, Bordeaux, est la gloire et la fortune de la région girondine. La Gironde n'a « ni la beauté bleue ni la beauté verte », et les vents du Médoc et des Landes n'y impatientent que des vagues boueuses qui viennent mourir sur des rives de vase. Pourtant, la Gironde est le fleuve tutélaire de la ville dont il a fait la fortune sans la rendre malsaine.

Le poète Ausone vantait déjà Bordeaux, où le ciel est doux, où le sol largement arrosé prodigue ses richesses ; Bordeaux aux longs printemps, aux courts hivers, aux coteaux chargés de feuillage,

Burdigala.......... clementia cœli,

Mitis ubi, et riguæ larga indulgentia terræ :

Ver longum, brumæque breves, juga frondea subsunt.

Si ses rues m'ont semblé d'une rectitude quelquefois désespérante, je dois reconnaître qu'elles sont élégantes, propres et bien tenues ; et cela ne doit pas dater d'aujourd'hui, puisque Ausone parle de la largeur de ses places et de la beauté de ses portes :

Distinctas interne vias mirere, domorum

Dispositum, et latas nomen servare plateas.

La moyenne annuelle de la température à Bordeaux est, d'après Berghaus, de 13°,6, avec une moyenne de 5°,6 pour l'hiver, de 13°, 6 pour le printemps, et de 13°,6 pour l'automne.

A l'orée de dunes où frémissent les plus beaux pins de France, à l'entrée d'un golfe arrondi qui communique avec l'Océan par une passe étroite, Arcachon voit en été sa plage de sable se couvrir de baigneurs qu'attire l'Océan qui gémit ou qui tonne. L'hiver ils viennent sous les colonnes en péristyle de sa forêt de pins respirer l'arôme de la résine en écoutant la cantilène du vent frais de la mer dans les branches.

Le climat d'Arcachon est chaud en été, avec des vents qui ne sont ni froids ni violents. En hiver, il est sédatif et se maintient avec peu de variations à une moyenne de 8° environ. Le courant marin qui se précipite dans le bassin d'Arcachon et qui en sort peut être assimilé à un fleuve énorme, dit Arnould. C'est, en effet, un petit bras du Gulf-Stream, qui se replie du nord au sud au fond du golfe de Biscaye ; il contribue à donner à ce climat ses caractères d'égalité et de moite tiédeur. « Ce sol, resté à fleur d'eau et que l'Océan cherche à reprendre en rongeant ses bords, qu'il reprendrait sans la défense de l'homme, reflète le plus possible les influences marines associées aux caractères thermiques, déjà accentués, d'une latitude qui se fait méridionale ».

« Le bain de mer, dit le Dr de la Harpe, a un caractère doux, la lame a perdu sa force et l'eau du golfe est plus chaude et plus salée que celle de la mer. » On y envoie les nerveux, les surexcités, les cardiaques, et même les phtisiques.

III. — *Lot-et-Garonne.*

Le département du Lot-et-Garonne a encore au sud-ouest quelques landes boisées ; mais presque tout le reste de son territoire est aux collines qui portent les céréales et les fruits. C'est un pays riche, où la misère est presque inconnue et partant la mortalité peu élevée.

Le climat du département est le climat girondin. La température moyenne annuelle est un peu plus chaude dans les vallées que sur le plateau, mais sans grands écarts.

La température moyenne annuelle d'Agen est de + 13°,7, avec une moyenne de + 6°,2 pour l'hiver, de + 22°,42 pour l'été, de + 13°,87 pour le printemps et de + 12°,38 pour l'automne.

Il a peu de régions intéressantes pour le médecin. Les prunes d'Agen et de Sainte-Livrade sont autrement célèbres que les eaux minérales de Casteljaloux.

IV. — *Tarn-et-Garonne.*

Le département de Tarn-et-Garonne appartient tout entier au climat girondin dont on vante l'agrément, malgré que le cers (vent d'ouest) et l'autan y soufflent assez fréquemment. La température moyenne annuelle y est de 13° à 14°, avec une moyenne de 2° à 3° pour l'hiver, de 12° à 14° pour le printemps et l'automne, et de 22° à 24° pour l'été.

Le sol est fertile, les plaines comme les coteaux salubres.

Montauban a des raisins dorés et délicieux.

Beaumont est entourée d'une ceinture de champs d'ail. J'en ai vu vendre des monceaux qui en venaient sur la place du Salin à Toulouse. De quoi parfumer le verbe sonore de tous les gens du midi !

V. — *Gers.*

Pays des rivières mutiples et terreuses, le département du Gers est compris dans la région climatoriale du sud-ouest, mais, en raison de la proximité des Pyrénées, les saisons sont irrégulières, les matinées et les soirées souvent fraîches.

Le département n'est séparé de la mer que par la plaine des Landes, de sorte qu'il est directement exposé au vent d'Ouest : le climat est doux, généralement assez rude sur les hauteurs plus battues des vents. Le froid est plus vif à la fin de l'automne (fin de novembre et commencement de décembre) qu'en hiver. De même, les chaleurs sont précoces et souvent accompagnées d'orages et de grêles. Les températures sont irrégulières et leurs changements subits. A l'influence de la mer s'ajoute celle de la montagne d'où descend le pernicieux vent d'autan.

Les eaux-de-vie d'Armagnac sont autrement appréciées que les eaux ferrugineuses et sulfureuses chaudes de Barboten. Pourtant on assure que ses bains de boues pourraient rendre des services dans les affections rhumatismales et toutes les affections articulaires en général.

VI. — *Haute-Garonne.*

Le département de la Haute-Garonne, bien qu'il soit à la même latitude que les départements de la zone méditerranéenne, ne porte ni l'oranger ni l'olivier. Sa capitale, Toulouse, la ville bâtie en briques roses, a une température moyenne de 12°. Mais, si elle est sujette en été à de fortes chaleurs, elle est balayée presque en toute saison par des vents violents. Au mois d'août j'ai grillé sur les allées Lafayettes que n'abritent pas encore ses arbres maigres et trop jeunes, et cependant en janvier 1891 le thermomètre est descendu à 20 degrés au-dessous de zéro. La moyenne annuelle de la température y est de + 12°,6.

« Dans le cœur même des montagnes, dit E. Reclus, au milieu d'un bassin qu'environnent de toutes parts des sommets, verdoyants à la base, presque toujours neigeux au sommet, est une ville de bains fameuse dans le monde entier : c'est la gracieuse Bagnères-de-Luchon, la plus fréquentée des stations thermales des Pyrénées, sinon par les malades, du moins par les admirateurs des montagnes. Les sites les plus aimables, les plus grandioses ou les plus curieux à cause de leur histoire géologique se pressent dans le voisinage immédiat de Luchon. La moraine de Garin, le lac et la cascade d'Oo, les glaciers qui couvrent toutes les pentes septentrionales de Clarabide, de Crabioules, de Maupas, la vallée du Lis, le col de Venasque, les deux colosses du Posets et de la Maladetta, que sépare la rivière espagnole de l'Esera, le val d'Aran, l'admirable source de la Garonne au Goueil de Jouéou, le défilé de Saint-Béat, et tant d'autres buts d'excursion à peine moins célèbres, se trouvent dans un rayon d'une vingtaine de kilomètres à vol d'oiseau autour de Luchon ». La moyenne générale de la température pendant la saison thermale y est d'un peu plus de 16°. Les pluies y sont rares et les brouillards n'apparaissent ordinairement que vers midi, sur les points culminants, et jamais ils ne descendent dans la vallée. Leur hauteur au-dessus de Luchon n'a jamais été moindre de 80 à 100 mètres. Ses eaux sulfurées sodiques chaudes s'adressent de préférence aux sujets lymphatiques, torpides, scrofuleux, aux rhumatisants, à certaines catégories de syphilitiques, aux sujets qui souffrent d'affections non tuberculeuses des voies respiratoires. D'après le Dr Garrigou, les eaux de Luchon seraient uniques en Europe pour l'application des vapeurs aux inhalations dans les maladies de l'appareil respiratoire. On y trouve, en effet, dit le Dr Filhol, « des eaux qui ont la propriété de subir une décomposition telle qu'une partie du soufre qu'elles renfermaient primitivement à l'état de sulfure de sodium, devenant libre, se trouve suspendue dans l'eau minérale et lui donne l'aspect d'une émulsion ».

Enfin, non loin de la pittoresque Saint-Gaudens, Salies-du-Salat a des fontaines salines qui pourraient recevoir des applications thérapeutiques.

CHAPITRE VIII

Le Plateau Central.

—

I. — La région et ses habitants.

« Le Plateau Central, dit O. Reclus, couvre à lui
seul huit millions d'hectares, plus du septième de la
France. Au sud, dans le pays de Saint-Affrique, il est
voisin de la Méditerranée ; à l'est, dans les monts de
l'Ardèche, il est proche du Rhône ; au nord, vers les
sources de l'Indre, il touche à la plaine de Châteauroux,
que la Sologne, autre plaine, rattache à la Loire ; à
l'ouest, les landes, les granits, les châtaigniers du Non-
tronnais, traversés par l'Isle, l'Auvezire et la Dronne,
lui appartiennent encore. Il lui revient tout ou partie de
22 départements. De ses granits, de ses gneiss, de ses
schistes, de ses calcaires, des basaltes, des laves, des
trachytes, des phonolithes refroidis qu'y vomirent
des volcans, découlent six de nos grandes rivières : la
Loire, l'Allier, la Vienne, la Dordogne, le Lot et le Tarn ;
la Loire, la Gironde et le Rhône s'y abreuvent tous
trois, et de ses hautes vallées descendent les hommes

qui sont la principale réserve de la France : l'Auvergnat,
propre à tout ; le Limousin et le Marchois, qui gâchent
le mortier ; l'Aveyronnais et le Cévénol, endurcis à la
fois contre le soleil et la neige. »

C'est sur ce plateau, au milieu de la France, que se
dresse la face sublime et impérieuse de l'Auvergne,
« figure brusque et grandiose, de cataclysmes, de con-
vulsions et de tourmentes, pétrifiée, calcinée, morte, d'où
continuent à rouler furieuses et vertigineuses les larmes
éternelles des torrents angoissés »

II. — *Lozère*

Avec ses monts du Gévaudan et de la Margeride dont
les noirs sapins gémissent, presque toute l'année
courbés par les rafales, avec ses hauts plateaux incultes
que hantent encore parfois les loups, le département de
la Lozère est un pays pauvre, sous un climat rigoureux :
l'hiver dure six mois, quelquefois neuf dans le nord,
quatre dans le midi. Pourtant le climat est moins rude
dans les gorges profondes où coulent le Tarn et le Lot,
et dans quelques vallées du bassin du Rhône ouvertes
vers le sud-est.

La variété des climats est, en effet, très grande, dans
le département, par suite des altitudes qui varient de
200 mètres à 1700 mètres. Il y a aussi de grandes différences en raison de la diversité des expositions entre tel
vallon ensoleillé et abrité et tel plateau ou telle gorge
balayée par les vents du nord. Les contrastes les plus
violents se voient entre les hauts pâturages glacés de la
Lozère et les chaudes vallées des Gardons où croissent
le mûrier et l'olivier.

A 750 mètres d'altitude, Mende que les neiges bloquent

pendant une bonne partie de l'hiver, est pourtant animée en été par le passage des étrangers qui vont prendre les eaux sulfureuses de Bagnols. La moyenne annuelle de la température y est de + 10°. L'hiver et l'été y sont secs, l'automne pluvieux.

Dans l'étroite vallée du Lot, sur le versant septentrional des monts de la Lozère, le village de Bagnols jouit d'un climat doux et même chaud en été, mais avec des variations assez étendues en raison du voisinage des montagnes. Ses eaux hydrosulfurées calciques chaudes sont recommandées contre le rhumatisme, les dermatoses, les affections utérines. Mais elles conviennent tout spécialement aux cardiaques. D'après Bourillon, les bains favorisent la guérison des lésions valvulaires, empêchent le retour d'accès aigus ou subaigus, sans amener d'accidents dans la circulation. Pourtant elles sont contre-indiquées dans les affections cardiaques à la période aiguë ou à celle de la cachexie.

III. — *Haute-Loire.*

Si certaines vallées du département de la Haute-Loire ont un climat tempéré, il est encore rigoureux sur ses plateaux et la cime du Mezenc porte les longs et froids hivers.

L'altitude moyenne est considérable (900 mètres) et durant la moitié de l'année la neige séjourne sur les hauteurs. Beaucoup de vallées sont couvertes au nord et balayées par le vent venu des Cévennes, dit « vent blanc ».

En somme, le climat est plutôt rude, sauf dans les petites plaines bien abritées qui forment comme des oasis à température douce, comme celles de Brioude et du Puy, ou comme les vallons de Cussac, Coubon, L'Emblavès, Retournac, Bas et Aurec sur la Loire, Prades et Langeac sur l'Allier.

La capitale, Le Puy-en-Vélay, a cent fois plus de beautés naturelles qu'il n'en faut pour faire oublier la tristesse et la nudité de ces plateaux balayés par les vents.

IV. — *Aveyron.*

Le département de l'Aveyron est froid, tempéré ou chaud, suivant le plus ou moins d'élévation de ses causses au-dessus du niveau de la mer. « Trop de soleil si le causse est bas, dit O. Reclus, trop de neige s'il est trop élevé, toujours et partout le vent qui tord des bois chétifs, pour lac une mare et pour rivière un casse-cou, de rocheuses prairies tondues par des moutons et des brebis à laine fine, des champs caillouteux d'orge, d'avoine, de pommes de terre, et rarement de blé, et dans les terres de peu d'altitude une vigne sur la pierre à fusil ». Tel est le causse et tel il est en particulier dans le département de l'Aveyron. « En haut, sur la table de pierre, c'est le vent, le froid, la nudité, la pauvreté, la laideur, la tristesse, le vide, car ces plateaux ont très peu d'habitants ; en bas, sur les tapis de gazon, c'est le zéphir dans les vergers, la tiédeur, l'abondance et la gaîté ».

Rodez, sur son plateau, a un climat relativement tempéré.

L'Aveyron n'a pas que les incomparables fromages de brebis que les « fleurines » ou courants d'air frais font moisir dans les caves de Roquefort. On trouve dans la vallée de houille d'Aubin, non loin de Decazeville, à 45 kilomètres à l'ouest de Rodez, au pied d'une montagne volcanique, les sources d'eaux sulfatées calciques et magnésiennes de Cranssac, eaux purgatives qu'on emploie dans les affections des organes abdominaux, dans les embarras gastriques, les engorgements du foie. Il existe, en outre, fréquentées des rhumatisants, des étuves naturelles, faites de cavités creusées dans une montagne contenant de la houille en feu ; elles ont une température ne 32° à 48° et renferment des vapeurs sulfureuses.

Dans un vallon de la région méridionale du département jaillissent les sources d'eaux ferrugineuses chaudes de Sylvanès qui ont une réputation dans les anémies et les névroses. Celles voisines d'Andabre qui sont bicarbonatées sodiques ferrugineuses, sont plus spécialement recommandées aux dispeptiques, aux convalescents, aux lymphatiques.

V. — *Tarn.*

Le département du Tarn appartient, dans la plaine, à la région climatoriale Girondine ; dans la montagne, à celle du Plateau Central. Certaines régions ont peu ou pas d'hiver ; d'autres ont de longs, froids et neigeux hivers.

Donc deux climats : celui de l'ouest qui est le climat girondin, très tempéré, très agréable ; celui de l'est qui est le climat auvergnat ou limousin, très dur, très brusque. Dans le premier climat, Albi a pour moyenne annuelle 13° ; sous le second, Anglès, Lacaune, Murat ont des hivers presque sibériens.

VI. — *Lot.*

Le climat du département du Lot est plus uniforme, la différence de niveau, du point le plus élevé, la Bas-tide-du-Haut-Mont, au point le plus bas, n'est que de 1246 mètres.

La zône la plus élevée, formée de roches cristallines et imperméables, est la plus froide. La région des causses a une température bien supérieure ; mais elle est balayée par les vents et sujette à des changements brusques. Les vallées, au contraire, profondes, bien abritées, ont un climat très doux. Cahors, Puy-l'Evêque, Souillac jouissent de ce climat privilégié.

La Vierge noire de Rocamadour est autrement célèbre que les eaux minérales voisines du village de Gramat près duquel on va visiter le curieux gouffre de Bède.

VII. — *Cantal.*

Au centre du Cantal les neiges restent six mois sur le sol et les vents ont quelquefois la violence des trombes. Bien que la Planèze ait mérité par sa fécondité le titre de grenier de la Haute-Auvergne, ce n'en est pas moins un dur séjour où la neige tombe en abondance et où les vents soufflent avec fureur sur les hauteurs de la Margeride. Aussi, les aiguilles des pins sont blanches près de six mois de l'année.

L'arrondissement d'Aurillac où l'altitude moyenne est moindre, où les vallées habitables sont plus nombreuses, possède le climat le plus doux de la région.

Les eaux minérales sont abondantes dans cette région volcanique : Chaudes-Aigues, Condat, Marcenat, Cheylade, Jobyrac, Vic, Saint-Martin, Valmeroux, Mandailles, La Bastide, Tessières-les-Baulies, Aurillac, Abzac, Availles, Sainte-Marie, Fontanes ont des sources chaudes, tempérées ou froides, ferrugineuses, alcalines, gazeuses, acidulées.

A 650 mètres d'altitude, à trois heures de voiture de Saint-Flour, dans un bas-fond de l'Aubrac, sous des cieux neigeux où l'on respire cependant un air doux et mou, le village de Chaudes-Aigues voit augmenter tous les ans le nombre des tristes dolents qui viennent éprouver la vertu de ses eaux thermales, les plus chaudes de l'Europe (82°), que l'on conseille dans les affections chirurgicales, contre le rhumatisme et les dermatoses.

A quelques kilomètres d'Aurillac, les eaux bicarbonatées, chlorurées ferrugineuses du pittoresque bourg de Vic-sur-Cère sont intéressantes précisément par cette présence simultanée du carbonate et du bichlorure sodiques et du fer. A la fois modificatrices, altérantes et reconstituantes, elles agissent excellemment dans le traitement des anémies et des chloroses.

VIII. — *Puy-de-Dôme.*

Au congrès de climatologie, d'hyrologie et de géologie, tenu à Clermont-Ferrand, en octobre 1896, M. Proust déclarait que l'Auvergne est une des contrées les plus pittoresques et les plus saines de l'Europe.

Pour lui, c'est une Suisse française dont les beaux sites d'altitude sont méconnus ou négligés.

La douceur relative du climat, les grandes facilités de communication attirent déjà les touristes dans le Puy-de-Dôme. En raison de l'éloignement de l'Océan, c'est un des départements les moins pluvieux de la France.

La triste et presque noire Clermont, qui n'a point à s'enorgueillir ni de la beauté ni de la propreté de ses rues, a presque à ses portes le village de Royat où l'on va en moins d'un quart d'heure par un tramway électrique. Bâti en partie dans le frais vallon de Saint-Mart, en partie sur les pentes d'une colline tournée au nord, et au pied de laquelle la Tiretaine s'est creusée un lit profond, Royat, qui regarde les plaines de la Limagne, a un climat doux, chaud en été, et sans variations brusques. Ses eaux, bicarbonatées chlorurées sodiques, s'adressent aux arthritiques nerveux, anémiques, aux sujets atteints d'affections digestives. « Son eau gazeuse, chlorurée et arsénicale, ses bains à eau courante, son air pur, tout contribue à lui donner des qualités reconstituantes ». (De La Harpe).

Dans une vallée nue, sans arbres, diaprée de prairies et dominée par des montagnes à la sylvestre parure, Mont-Dore a un air sec, pur et tonique. D'après M. Vacher, la température moyenne de juillet est de 15°,2, celle d'août de 13°,7. Il se produit quelques variations importantes après les pluies et les orages. Ses eaux oligo-métalliques chaudes s'emploient en boisson, bains, douches, pulvérisations. Pour le Dr C. Chauvet, la spécialité de ces eaux s'adresse aux maladies chroniques des voies respiratoires, surtout quand il y a un état congestif dominant la scène pathologique. La tuberculose pulmonaire à tous ses degrés, surtout quand il y a une tendance fluxionnaire, y est avantageusement modifiée. La pleurésie chronique qui précède si souvent la tuberculose, y est modifiée comme cette dernière. Dans les affections bronchiques chroniques avec sécrétion abondante, la sécrétion diminue rapidement. Le rhumatisme et les névralgies y sont également traités avec succès.

M. Rochebois conseille les eaux du Mont-Dore dans les cardiopathies d'origine arthritique. Par contre, il les déconseille dans les cas d'artério-sclérose pure. Enfin, grâce à sa situation, à 1050 mètres au-dessus du niveau de la mer, on peut faire au Mont-Dore une cure d'altitude.

Dans une profonde vallée, au milieu des vertes prairies qu'arrose la Sioule, où les vents soufflent qu'une haleine attiédie, Châteauneuf a de nombreuses sources froides et chaudes, carbonatées, sodiques et ferrugineuses, qui jaillissent au contact du granit et du porphyre. On les conseille dans l'anémie, la chlorose, les affections du tube digestif, dans le rhumatisme, les métrites.

Revenons dans la vallée de la Dordogne, en nous élevant à une altitude de 846 mètres ; voici le rocher granitique de La Bourboule au pied duquel jaillissent des eaux chlorurées, bicarbonatées, arsenicales chaudes. L'air est vif et tonique, le climat doux et tempéré. Comme chlorurées bicarbonatées, les eaux de La Bourboule s'adressent aux lymphatiques et aux scrofuleux. Leur richesse en arsenic les recommande dans les dermatoses, surtout le psoriasis, les affections pulmonaires et bronchiques, dans les cachexies et même dans le diabète. Enfin, grâce à leur haute thermalité, elles réussissent dans le rhumatisme noueux et les formes ataxiques de la goutte.

Dans la vallée étroite du Vauziron, sur le versant occidental du massif montagneux qui sépare la vallée de l'Allier de celle de la Loire, la petite ville de Châteldon laisse suinter par plusieurs sources des eaux bicarbonatées mixtes qu'on fait boire aux anémiques et aux dyspeptiques.

A moins d'une heure de la ville de Riom, dans la vallée du Sardon, le village de Chatel-Guyon a un climat tempéré, chaud en été, avec un peu de pluie et d'humidité. Vingt-six sources y débitent des eaux bicarbonatées chlorurées chaudes, limpides, fortement gazeuses et piquantes. Suivant Baraduc, elles sont surtout indiquées dans les diathèses caractérisées par un retard ou une déviation des échanges nutritifs, par une tendance aux congestions organiques sans lésion organique du cœur et des gros vaisseaux. Parmi ces diathésiques, il faut choisir ceux qui sont atteints dans les organes abdominaux. Parmi les goutteux, il faut choisir les sujets dyspeptiques ou congestifs qui ont besoin d'une dérivation sur le tube intestinal. Enfin les propriétés purgatives des eaux de Chatel-Guyon sont utilisées dans l'état saburral, l'embarras gastrique chronique, dans la constipation habituelle, la pléthore abdominale, la tendance à l'obésité, dans la congestion cérébrale, chez les sujets en imminence de ramollissement cérébral.

Sur le versant oriental de la chaîne des Puys, à 764 mètres d'altitude, sous des cieux cléments en été, le village de Saint-Nectaire a au moins une dizaine de sources qui versent des eaux chlorurées bicarbonatées dont on vante l'efficacité contre l'anémie et la chlorose ; on les recommande aussi dans les dyspepsies avec hyperchlorhydrie et dans les troubles de la sécrétion urinaire.

Enfin les eaux ferrugineuses et gazeuses de Renlaigue sont exportées comme eaux de table.

IX. — *Corrèze*

Presque tout entier en hauts plateaux, le département de la Corrèze a des hivers longs et des automnes brumeux. La ville de Tulle, qui est assez abritée et se trouve à 200 mètres d'altitude, a une température mo-

yenne de + 13° environ ; le nombre des jours de neige
est en moyenne de neuf par an, celui des jours parfaitement beaux de 98, celui des jours de pluie de 100 et celui
des jours couverts sans pluie de 155 environ.

Les eaux minérales de Saint-Exupéry sont à peine
connues.

X. — *Dordogne*

Heureusement accidenté, fait de landes vêtues de bruyères, de rochers nus, de collines, de vallées fertiles,
d'humbles sources, de prairies marécageuses qu'on assainit tous les jours, le département de la Dordogne appartient à la région du climat girondin. La température y est douce et la neige rare. Les vents d'ouest y
dominent pendant près de l a moitié de l'année.

En moyenne, la température la plus élevée varie de
+ 27° à + 32°, et la température la plus basse de —
10° à — 14°. Pendant l'hiver et le printemps il pleut
beaucoup ; l'été est, au contraire, très sec ; l'automne est
la belle saison.

Malheureusement la fièvre intermittente est encore
endémique dans certaines régions.

Quelques villages possèdent des sources minérales
ignorées alors que les truffes du Périgord sont connues
dans le monde entier.

XI. — *Haute-Vienne*

Le grand tiers du département de la Haute-Vienne
est en pâtures et en prairies. C'est un pays humide,
froid et neigeux en temps d'hiver.

Sa capitale, Limoges, que visita si souvent autrefois le « mal des ardents », n'a guère conservé de ses rues étroites, tortueuses, malsaines, aux maisons de pierre, ornées de boiseries sculptées. La rue des Boucheries qui subsiste encore est la plus curieuse et la plus fétide de ces anciennes allées. « On frissonne en mettant le pied sur ces dalles rougies, entre tous ces étals chargés de viandes et de cadavres accrochés ! »

XII. — *Creuse*

Le département de la Creuse est dans son ensemble un pays froid, moins peut-être par son altitude que par la nature de ses roches de granit, de gneiss et de schistes. Si on contemple en passant quelques riants paysages, quelques sites gracieux au bord des cours d'eau, ses montagnes ont des sommets nus et ses landes sont tristes et sauvages.

Le climat est, en somme, assez rigoureux, sujet qu'il est à de brusques et fréquents changements de température. L'air est vif et pur, la température généralement froide et humide, à cause de l'imperméabilité du sol qui empêche la pluie d'être absorbée rapidement. Le ciel est souvent chargé de nuages et obscurci de brouillards ; les rosées sont abondantes, même pendant l'été ; les pluies et les orages sont fréquents.

Tout à l'est du département, près d'Evaux, jaillissent dix-huit sources thermales qui contiennent un peu de soufre, de sodium et de fer. Elles renferment, en outre, beaucoup de matières organiques, formant un limon qu'on utilise en applications externes. Ces eaux sont indiquées dans les rhumatismes chroniques, contre les névralgies et certaines dermatoses (eczéma, psoriasis).

XIII. — *Allier*.

Le département de l'Allier a, sur le bord de ses rivières, la Loire, l'Allier et le Cher, un climat plein de mansuétude, même en hiver ; mais il devient dur et rigoureux, même en été, sur les monts de la Madeleine.

En général, l'automne est la plus belle saison ; le printemps reste trop souvent froid, et l'été est extrêmemement sec ; l'hiver, dans les parties élevées, dure en réalité la moitié de l'année, parce que les vents du sud qui ont passé sur des montagnes couvertes de neige, sont aussi froids que ceux du Nord.

Cette « petite Suisse française », pittoresque et accidentée, a des stations thermales et minérales où accourent les dolents et les oisifs du monde entier : Vichy, Néris, Bourbon-l'Archambault, Saint-Pardoux.

Au sud du département, encore en Auvergne, sur la rive droite de l'Allier, vers l'issue de la vallée du Sichon, Vichy est une des grandes stations balnéaires du monde, la plus fréquentée de France. « Aux alentours, dit E. Reclus, les paysages sont beaux. Que les promeneurs remontent la vallée du tortueux Allier, parsemé d'ilôts, bordé d'ombrages, ou bien qu'ils pénètrent dans la gorge du bruyant Sichon, pour aller visiter le château restauré de Bourbon-Busset ou les ruines pittoresques de Montgilbert, sur une des cîmes avancées du Forez, ils seront toujours frappés de la grâce imprévue des sites ou du noble profil des horizons ».

Les eaux bicarbonatées sodiques que versent les nombreuses sources de Vichy sont célèbres dans le monde entier. Elles sont indiquées dans toutes les affections dues à la dyscrasie acide : la goutte dans ses formes franches, sthéniques ; le diabète, particulièrement la forme arthritique ; l'obésité ; les affections hépatiques (lithiase biliaire, congestion chronique, engorgement du foie d'origine lithiasique, goutteuse, paludéenne, alcoolique) ; les dyspepsies ; les affections des voies urinaires (catarrhe vésical, gravelle urique); l'anémie ; les dermatoses d'origine arthritique.

Sur le plateau qui s'étend au sud de Montluçon, le village de Néris a des eaux oligo-métalliques chaudes dans lesquelles viennent se baigner les névropathes, les rhumatisants, les femmes incendiées par le sexe, que brûlent les métrites, les vaginites, les prurits.

Dans la vallée de la Burge, pays accidenté qu'ombragent de belles forêts, à 26 kilomètres à l'ouest de Moulins, les eaux chlorurées sodiques chaudes de Bourbon-l'Archambault reçoivent à peu près les mêmes indications que celles de Vichy. Mais elles seraient tout particulièrement efficaces dans les paralysies et les hémiplégies dues à des lésions des centres nerveux, le rhumatisme chronique, la scrofule, l'atrophie musculaire progressive.

Enfin l'eau bicarbonatée gazeuse du village voisin de Saint-Pardoux est utilisée comme eau de table.

XIV. — *Loire.*

Le département de la Loire se partage nettement en deux régions : le mont qui fait tout le tour du territoire et où le climat est rigoureux ; la plaine du Forez semée d'étangs poissonneux et de marécages insalubres.

Le climat est chaud dans la vallée du Rhône, froid sur les cîmes de Pierre-sur-Haute, doux dans la vallée bien abritée de la Loire.

Sa capitale, Saint-Etienne, est une ville d'usines, toute

noire de charbon. « Le sol est noir, dit E. Reclus, couvert tantôt d'une poussière ténue de charbon, tantôt d'une fange profonde ; l'atmosphère est épaisse, chargée d'une fumée qui s'éclaire pendant la nuit de reflets sinistres ; les maisons uniformes et de laide architecture qui bordent les longues avenues ont toutes une teinte charbonneuse ; quoique sous une altitude méridionale on pourrait se croire sous les pesantes brumes de l'Angleterre. »

Dans la plaine de la Loire, au nord-ouest de Montbrison, au pied du versant oriental des montagnes du Forez, les eaux bicarbonatées mixtes et très gazeuses de Couzan se recommandent dans les dyspepsies, les affections du foie, le paludisme, la gravelle. Celles de Saint-Alban ont à peu près les mêmes propriétés et on les utilise contre la chlorose, l'anémie, les dyspepsies, la gravelle et certaines affections utérines.

Enfin les eaux bicarbonatées calciques froides de Saint-Galmier stimulent l'appétit et facilitent la digestion. Ce sont des eaux gazeuses, d'agréables eaux de table qu'on exporte en grande quantité. L'eau de Saint-Galmier est devenue presque aussi populaire que l'eau de Seltz.

CHAPITRE IX

Le bassin de la Loire.

—

I. — *Terra molle e lieta.*

Torquato Tasso appelait la vallée de la Loire « terra molle e lieta e dilettosa ». C'est en effet une campagne riante et paisible, aux cieux cléments, parée de villas, de parcs, de châteaux, avec de doux hivers, de lumineux étés et de charmants automnes. « Des coteaux verdoyants limitent l'horizon, dit E. Reclus, un ruisseau serpente sous le branchage des aulnes et des trembles, les bouquets d'aulnes se montrent entre les prairies et les champs de blé, un château dresse les pointes de ses tours au milieu de la verdure, et dans le lointain on voit briller la nappe argentée du grand fleuve, entre des îlôts ombragés de saules et de « luisettes » et des bancs de sable qui de jour en jour changent d'aspect, suivant la crue ou décrue des eaux. »

11. — *Nièvre.*

Le département de la Nièvre appartient à la région climatérique séquanienne et dans le Morvan à celle du Plateau Central.

Dans le Morvan les hivers sont rigoureux et les chutes d'eau considérables ; l'imperméabilité des rochers et l'étendue des forêts aggravent l'humidité et la froideur due à l'altitude. Sur le plateau nivernais la température est plus basse que dans le reste du bassin parisien.

Outre les vins blancs parfumés que donnent les vignobles des coteaux de Pouilly-sur-Loire, il a les eaux de Pougues et de Saint-Honoré.

Sur la grande ligne de Paris à Nevers, sur la rive droite de la Loire, entre ce fleuve et des collines boisées, dans une vallée charmante, la petite ville de Pougues jouit du 15 mai au 1er octobre d'un climat régulier, sans variations brusques. Ses eaux bicarbonatées calciques conviennent surtout dans les affections du tube digestif et des voies urinaires. Limpides, fraîches, piquantes, elles constituent une eau de table presque agréable.

A l'ouest de Nevers, sur les derniers contreforts du Morvan dont les pentes boisées la protègent contre les vents du nord, Saint-Honoré verse par cinq sources des des eaux hydrosulfurées calciques tièdes qu'on recommande en bains, boissons, douches, dans les affections catarrhales des muqueuses, chez les sujets lymphatiques et scrofuleux, contre l'arthritisme et les affections cutanées suintantes. Dans cette région basse du Morvan, les bois, les étangs, les sources et les rochers forment les plus gracieux paysages.

III.— *Cher.*

Le département du Cher se trouve à la limite du climat séquanien et de celui du plateau central. On y compte annuellement 25 jours de gelée forte et 36 de gelée blanche. Quant aux chaleurs de l'été, elles sont rarement continues pendant plus de 15 jours.

La partie nord-ouest du département est formée par la Sologne qui s'étend aussi sur les départements du Loiret et du Loir-et-Cher. Autrefois la Sologne où l'argile imperméable du sous-sol retenait les eaux en mares croupissantes, était redoutée pour son insalubrité, et la mortalité de ses habitants égalait celle de la Dombes. Aujourd'hui des canaux d'asséchement ont enlevé une partie des eaux surabondantes et les plantations de conifères ont assaini le sol.

IV. — *Indre.*

Le département de l'Indre appartient à la région climatoriale girondine. Le climat y est tempéré. La température moyenne annuelle est de + 12°.

Si le Bois-Chaut, aux terrains caillouteux, recouverts de forêts, la Champagne plate et calcaire, vêtue seulement en été de moissons, sont des régions saines, la Brenne ou petite Sologne, pays d'étangs et de mares, de bois et de landes, est encore assez fréquemment visitée par la fièvre.

V.— *Loiret.*

Le département du Loiret se compose de trois régions distinctes : la Beauce, plate, sèche et féconde, le Gâtinais, humide et boisé ; et l'infertile Sologne qu'empestent encore les étangs.

Le point culminant du département n'atteint que 221 mètres et le climat est semblable à celui de Paris. Pourtant la température moyenne d'Orléans est d'un degré supérieure.

Les eaux minérales peu utilisées de Ferrières, Segrais, Saint-Gondon ont guéri moins de gastrites que n'en provoquent le vinaigre d'Orléans, les gourmandises de Pithiviers ou les crus d'Ay.

VI. — *Loir-et-Cher*

Comme le précédent, le département de Loir-et-Cher est composé de riches et monotones étendues prises à la Beauce, de vallons et de coteaux boisés empruntés au Perche. et d'étangs et de jachères qui terminent la triste Sologne.

Le climat varie des terres froides et humides de la Sologne aux terres chaudes et sèches de la Beauce.

La température moyenne de Blois varie de $+11^o$ à $+11^o5$.

Au seizième siècle, quand la Cour résidait à Blois, les eaux minérales du village de Saint-Denis avaient la même vogue que celles de Spa aujourd'hui. Bizarrerie de la mode ! Les eaux de Saint-Denis, qui guérissaient au seizième siècle, sont sans efficacité aujourd'hui.

VII. — *Eure-et-Loir*

Quand on est monté au sommet de cet imcomparable joyau de pierre qu'est la cathédrale de Chartres, l'œil n'embrasse par dessus le chaos des maisons de l'antique ville des Carnutes, que les plaines unies de la Beauce où blondissent les moissons. C'est le monotone et riche département d'Eure-et-Loir qui, au point de vue climatérique, appartient à la région séquanienne.

L'altitude y est trop faible pour refroidir la température qui est adoucie par le voisinage de l'océan dont il n'est séparé par aucune montagne. La moyenne annuelle de la température est à Chartres de +10°6.

Les collines du Perche sont une région très salubre.

VIII. — *Indre-et-Loire*.

Bien que l'insalubre Brenne empiète un peu sur le département d'Indre-et-Loire, ce n'en n'est pas moins le merveilleux jardin de la France, riche en fruits, en vins parfumés et pétillants comme ceux de Vouvray et de Bourgueil. Situé à la limite des régions climatoriales séquanienne et girondine, la température y est généralement égale ; les grands froids et les chaleurs excessives y sont rares ; les vents d'ouest y adoucissent l'hiver et y tempèrent l'été. Enfin, ce pays au doux climat, où serpente un fleuve qui voit se mirer dans ses eaux les plus beaux châteaux de France, a comme capitale une des villes dont le séjour est le plus agréable : Tours, aux cieux cléments, que commencent à infester les Anglais qui y montrent, comme partout, leur grossièreté incurable, leur morgue insolente et ridicule.

IX. — *Maine-et-Loire*

Le département de Maine-et-Loire jouit également d'un climat doux et uniforme. Aux environs d'Angers, le camélia croît en pleine terre et le grenadier en espalier donne des fruits. Presque partout la terre heureuse se couvre de fleurs au printemps et de fruits savoureux en automne. La température moyenne est de $+ 12°3$ à Angers. La chaleur est modérée en été, le froid modéré en hiver, l'humidité considérable, les brouillards fréquents.

Les eaux minérales de Martigné-Briand n'ont qu'une réputation locale ; mais le jus mousseux que donnent les ceps des coteaux du Saumurois rendrait amoureux un vieillard. Aussi un vieux proverbe paillard court encore le pays et dit : « Angevin : sac à vin ; Angevine : sac à..... »

X. — *Sarthe — Mayenne.*

Comme son voisin le département de la Sarthe, le département de la Mayenne appartient à la région climatoriale séquanienne. La température moyenne est de 10°, un peu supérieure à celle de Paris. Sauf dans les arrondissements de Château-Gontier et de Laval, l'humidité est considérable, principalement en raison de l'imperméabilité du sol de certaines vallées. Si Le Mans est une ville aux rues tortueuses, aux vieilles maisons s'accoudant les unes aux autres, Laval mire dans les eaux de la Mayenne de vastes jardins, des places bien ombragées, de belles promenades.

Sur la rive droite de la Mayenne, la petite ville sous-préfectorale de Château-Gontier qui regarde vers l'orient, a des eaux bicarbonatées, calciques sulfatées froides que l'on prescrit quelquefois dans les affections des voies digestives, de l'utérus et de la vessie.

XII. — *Loire-Inférieure*

Du seuil de l'Atlantique à la cime de la plus haute colline de son territoire, le département de la Loire-Inférieure ne présente que 115 mètres de différence de niveau. En raison de cette absence de relief et grâce à la présence de la mer, c'est un des pays les plus uniformes de la France au point de vue climatérique. La moyenne thermométrique est de 12°,6 à Nantes. Si la terre presque partout granitique ou schisteuse, y est froide, le ciel, traversé de pluies, d'effluves marins, de brumes, y est d'une grande douceur. Les vents d'ouest le réchauffent en hiver et le rafraîchissent en été.

En somme le climat est humide, à température modérée, assez égale, douce et sans variations brusques.

Au bord du fleuve de belles et populeuses villes s'échelonnent : Nantes, la cité aux quais magnifiques ; Paimbœuf qui agonise ; Saint-Nazaire aux rues rectilignes, aux hautes maisons. Puis, sur le littoral atlantique, des stations balnéaires fréquentées : Le Croisic, plage de sable fin, où il pleut rarement et où, en été, la température oscille autour de 20° ; le Bourg-de-Batz ; le Pouliguen ; Pornichet où la mer est quelquefois phosphorescente en été ; Préfailles, plage de galets et de sable ; Pornic qui regarde l'île de Noirmoutiers ; La Bernerie, etc.

CHAPITRE X

La Charente et la Vendée.

—

I. — *Climat de transition.*

Cette région, quoique peu étendue, est celle où se fait
la transition des climats et des peuples, et cette transition naturelle entre le Nord et le Midi s'y révèle non
seulement par le climat, mais encore par la végétation
et la lumière. Comme le remarque E. Reclus, « le voyageur qui passe des vallées de la Vienne et du Clain dans
celles de la Charente, s'aperçoit bientôt du changement,
comme s'il respirait dans une autre atmosphère ».

II. — *Charente*

Le département de la Charente appartient au climat
girondin. La température y est agréable. La moyenne
thermométrique est à Angoulème de 13°5. Pas de fortes
chaleurs ni de grands froids; la pluie est fréquente
et la neige presque inconnue. Le sol s'abaissant de

l'Ouest à l'Est, le climat devient d'autant plus maritime, c'est-à-dire doux et égal, qu'on s'approche de la Charente-Inférieure, et d'autant plus continental, c'est-à-dire plus inégal, qu'on se dirige vers les collines du Limousin. Si ses eaux minérales sont peu connues, l'eau-de-feu qu'on fabrique à Cognac va alcooliser l'Angleterre, la Russie et toute l'Amérique.

III. — *Charente-Inférieure*

Le département de la Charente-Inférieure appartient, comme le précédent, au climat girondin ; il est très tempéré en raison du voisinage de la mer et de l'absence de montagnes. Mais ses côtes basses, bordées de marais salants, sont peu salubres, malgré toutes les améliorations faites ces dernières années, et assez fréquemment encore la fièvre paludéenne fait grelotter les habitants des districts de Rochefort et de Marennes où l'on engraisse les huîtres.

La plage de la Tremblade attire peu de baigneurs en été. Ils préfèrent, à l'estuaire de la Gironde, une ville de plaisir : Royan, qu'une voie ferrée réunit à Saintes. La lame et les vents y mugissent sur quatre belles plages de sable qu'échauffe en été un radieux soleil.

IV. — *Vienne.*

Le point culminant de la Vienne n'atteint pas plus de 233 mètres : d'où une assez grande uniformité de climat.

L'ancienne capitale de l'Aquitaine, Poitiers, aux rues étroites, sinueuses, inégales, a une moyenne thermomé-

trique de 11°,6, avec une moyenne de 3°,75 pour l'hiver
et de 19°,25 pour l'été.

V. — *Deux-Sèvres.*

Le département des Deux-Sèvres est surtout composé
de terres fraîches et humides qui forment le plateau de
Gâtine. La plainte sèche et nue, les terres noyées, sur la
Sèvre Niortaise, en aval de Niort, n'en forment qu'une
faible partie. Aussi le climat y est plutôt froid et la température inférieure à celle de l'Anjou qui est pourtant
plus au Nord.

VI. — *Vendée.*

Le département de la Vendée a un climat doux dans
les régions marécageuses de l'ouest où se fait encore
sentir la malaria; un peu plus sévère sur les collines
granitiques du Bocage.

L'été, la longue plage en croissant des Sables-d'Olonne,
qu'épargnent les vents trop violents, attire les baigneurs
de l'ouest et du centre de la France. « Bien peu d'endroits de la côte, dit E. Reclus, offrent une pente aussi
douce, un sable aussi fin ».

L'île de Noirmoutiers, qui n'a point de fontaines, et
pour tous arbres seulement quelques beaux figuiers
dans ses jardins, a pourtant un sol fécond que baigne
un doux climat et où prospèrent plus de 8.000 habitants.

CHAPITRE XI

La Normandie.

—

I. — *Manche.*

Le climat de l'ancien Cotentin, qui forme actuellement le département de la Manche, est humide et tempéré comme celui du sud de l'Angleterre.

A Cherbourg, la moyenne est de 11° et le myrte pousse
dans ses jardins. A Coutances il ne gèle presque jamais :
les camélias et les fuchsias poussent en pleine terre.
Les vents sont fréquents et violents ; les pluies sont
également très fréquentes, tombant souvent des jours
entiers au printemps et en automne. Les brumes sont
aussi fréquentes. Malgré cet excès d'humidité, le climat
est sain, sauf dans les marais du Carentan où sévit la
fièvre intermittente.

Des villes charmantes y attirent en été les touristes :
Mortain, dont les maisons se groupent de la façon la plus
pittoresque au pied d'un rocher ; Avranches d'où l'on va
à la ville insulaire de Saint-Michel, roche de granit percée
de cryptes et couronnée de basiliques ; Granville, dans

un cadre grandiose et pittoresque, bercée par le bruit des
flots qui sapent les rochers.

II. — *Orne.*

Pays de prairies et de pâturages qu'égaient les pommiers, le département de l'Orne appartient à la région
climatique séquanienne. Le climat y est doux et humide
à raison du voisinage de la mer d'où lui viennent les
vents pluvieux d'ouest et du nord-ouest ; ceux d'est, appelés « ventaines » soufflent en mai où leur froidure
nuit à la floraison. Les collines du Bocage normand sont
une des régions les plus pluvieuses de la France occidentale, les nuages venant s'y concentrer sur la chaîne
des Andaines, notamment à Domfront.

Dans une vallée étroite et tortueuse, aux bords de la
Vée, à peu de distance de grandes forêts, jaillissent les
eaux thermales de Bagnoles qu'on conseille en bains et
boissons pour remonter les fonctions digestives chez les
sujets nerveux, délicats, dans les dyspepsies avec gastralgie, dans les névralgies gastro-intestinales. « Leur
situation à l'ouest de la France où les eaux minérales
sont rares, dit C. Chauvet, fait qu'on les emploie chauf-
fées dans le traitement du rhumatisme, des névralgies,
de certaines dermatoses. »

III. — *Calvados.*

Au point de vue du climat, le département du Cal-
vados, dont on vante sans réserve le beurre et le cidre,
appartient à la région séquanienne. La moyenne de la
température y est de 10°,7. Le printemps y est pluvieux,

mais, ses courts étés sont charmants. Aussi, à ce moment, les baigneurs se pressent sur la côte, à Cabourg, à Houlgate, à Villers-sur-Mer, à Deauville, et surtout à Trouville qui est devenue une cité d'hôtels, de lieux de plaisirs, de palais, de villas, de chalets.

IV. — *Eure.*

Grand plateau peu accidenté que découpent les rivières et qu'agrémentent les poiriers et les pommiers, le département de l'Eure a un climat plus tempéré que ne le comporte la latitude, à cause du voisinage de l'Océan. Aucune élévation sensible du sol ne vient aggraver la rigueur de la température.

La moyenne annuelle de la température est de + 10°9. En hiver le thermomètre est rarement descendu au-dessous de — 9° et en été il a rarement dépassé + 26°. La région la plus froide est l'arrondissement de Pont-Audemer.

Les pluies sont fréquentes en automne.

Aux jours de grande marée, les touristes viennent en nombre à Quillebœuf voir la fugitive tempête du mascaret.

V. — *Seine-Inférieure*

Vu la proximité des eaux marines, le climat de ce département est l'un des plus égaux, et des plus doux de la France, malgré sa situation relativement septentrionale. Bien que se trouvant un peu plus au nord que Paris, Rouen, que décore une auguste floraison de pierre, a cependant une température moyenne annuelle un peu plus élevée : 10°,94. Au Havre elle n'est plus que le 10°,84. Ce qui prouve bien l'influence tempérante et modératrice de la mer, c'est que le point le plus chaud du département se trouve à Dieppe, sur la côte presque la plus septentrionale, tandis que le point le plus froid se rencontre sous une latitude plus méridionale, mais loin de la mer, dans l'intérieur du plateau, à Buchy.

A Forges-les-Eaux, au milieu de grasses et vertes prairies, sous des cieux doux et humides, quatre sources versent une eau ferrugineuse qui convient aux anémiques, aux gastralgiques, aux dyspeptiques.

On compte parmi les plages les plus courrues de la France : Sainte-Adresse, Etretat, Yport, Fécamp, Veulettes, Saint-Valéry-en-Caux, Veules, Pourville, Dieppe et le Tréport. Sainte-Adresse, aux portes du Havre, est au pied des hautes falaises du cap de la Hève d'où l'on voit les flots atlantiques que sillonnent les paquebots, se couronner d'écume. La plage de galets d'Etretat est courrue entre toutes. « Etretat n'a pas les falaises les plus hautes de la Normandie, dit O. Reclus, mais elle a les plus belles, fins monuments de l'architecture de la mer sculptés par l'éternel départ et l'éternel retour des flots. La Manche y clapote sous des arches qu'elle a creusées, dans des cavernes qu'elle agrandit, autour d'aiguilles superbes, d'obélisques taillés par la vague ; elle y heurte la falaise et la renverse par vastes pans dont ensuite elle fait des blocs couverts de la luisante humidité salée qui ressemble au verglas. Et tout ce chaos change incessamment, suivant l'heure, la lumière et l'ombre et le vent, selon que l'Océan dort ou veille, selon qu'il monte ou descend, qu'il attaque ou qu'il fuit, qu'il se concentre ou qu'il se disperse ».

Fécamp a, comme Veulettes et Saint-Valéry-en-Caux, une belle plage de galets. La plage de Dieppe est grande, très inclinée, bordée de hautes falaises, battue par une lame forte, rafraîchie par les vents venus du large. On envoie s'y baigner les scrofuleux, les lymphatiques, en un mot tous les lents et les apathiques. Il en est à peu près de même du Tréport qui constitue une station tonique et excitante.

CHAPITRE XII

La Bretagne

—

I. — *Douceur du climat armoricain*

La vieille Armorique,

    . . . . terre de granit, recouverte de chênes,

comme l'appelait le poète Brizeux, est, à l'extrémité de la France, une terre de rare originalité. « Au groupe de la roche puissante et de l'arbre robuste, dit E. Reclus, il faut ajouter les paysages plus modestes et non moins beaux que font les vastes landes, rouges de bruyères ou dorées par les fleurs des genêts et des ajoncs, les rangées de pierres grises plantées en bordure le long des champs, les chemins sinueux entre les haies vertes, les ruisseaux tranquilles, les mares à demi cachées sous l'ombrage, les vieux murs revêtus de lierre. Dans le voisinage des baies et des rivières à marées qui découpent tant de péninsules sur la côte de Bretagne, ce sont d'autres aspects : les sables émergés et recouverts tour à tour, les roches solitaires qui résistent aux vagues, les grèves noires de cailloux que le flot pousse et ramène avec un bruit de chaînes et de sanglots... Souvent un ciel bas et sombre pèse sur l'espace et donne à la nature entière une physionomie de tristesse et de désespoir. Pendant les beaux jours, la mélancolie de la terre et du ciel fait place à une joie tout intime et contenue, si discrète qu'elle ose à peine se révéler : on la sent, mais elle ne se montre pas ».

L'océan de Bretagne, ce hurleur de sanglots, qui tonne et souffle des vents lugubres, est cependant le bienfaiteur de la côte armoricaine : c'est lui qui nourrit ses habitants, c'est son haleine qui lui donne ce doux climat qui en a fait un véritable jardin de primeur.

II. — *Morbihan*

Au commencement de ce siècle, les landes recouvraient encore plus de la moitié du département du Morbihan. Aujourd'hui encore les bruyères, les genêts et les ajoncs recouvrent des territoires considérables, landes où se dressent ces granits mystérieux qui ont « vu passer tous les hommes d'Arvor », et où l'on n'entend que la voix grave du vent de la mer et le gémissement sonore des pins. Le climat du Morbihan est humide et doux ; le grenadier, le laurier rose et l'aloès poussent en pleine terre dans la presqu'île de Ruis, et les chaleurs estivales réussissent à y mûrir le raisin.

A Vannes, la moyenne annuelle de la température est de + 10°8, avec une moyenne de + 4°8 pour l'hiver et de + 16°9 pour l'été ; à Lorient la moyenne annuelle est de + 10°8, avec + 5°2 pour l'hiver et + 16°5 pour l'été ; à Belle-Ile-en-mer, la moyenne annuelle est de + 11°1 avec + 5°3 pour l'hiver et + 16°9 pour l'été ; à Saint-

Gildas-de-Rhuis, tout à l'extrémité de la presqu'île, la moyenne est de + 10°,7 pour l'année, avec + 4°8 pour l'hiver et + 16°7 pour l'été ; à Pontivy la moyenne est de + 10°,5 pour l'année, + 4°8 pour l'hiver, + 16°2 pour l'été ; et à Ploermel + 16°3 pour l'année, + 4°,5 pour l'hiver et + 16°3 pour l'été.

Au sud-ouest de Sarzeau, la plage de Saint-Gildas est fréquentée en été par les baigneurs.

III. — *Finistère.*

Le département de la « Fin des terres », bien que compris dans la région climatoriale neustrienne, en diffère cependant notablement. Il ressemble plutôt à la côte anglaise, la bruine y est très fréquente, les beaux jours y sont rares et rarement le thermomètre y dépasse 23°. Mais, baigné par les vapeurs de la mer, les rigueurs de l'hiver y sont presque inconnues. La moyenne de la température à Brest est de + 5°6 pour l'hiver, + 8°9 pour le printemps, + 15°,5 pour l'été, + 12°,2 pour l'automne et + 10°5 pour l'année. Ainsi, tandis que les étés de Brest ne sont pas plus chauds que ceux de Dunkerque, ses hivers ont la même température que ceux de Toulon. Mais les oscillations thermométriques peuvent être brusques et assez étendues. Influencée par les mouvements de la terre, la température croît jusque vers trois heures du soir, puis tombe plus rapidement qu'elle n'était montée ; les chûtes en étant plus sensibles l'été que l'hiver, le minimum de la température précédant le lever du soleil. On note peu au point de gelées ; mais, quand les oscillations se font dans un court espace de temps, elles sont d'autant plus senties que les températures moyennes sont tièdes, accompagnées de buées épaisses dont l'humidité pénètre les vêtements ; l'évaporation qui en est la conséquence agit vivement sur le larynx ou les bronches délicates. Il pleut en effet beaucoup à Brest ainsi que dans tout le Finistère, et ces brouillards voilent l'atmosphère quelquefois des journées entières.

A Quimper la température moyenne annuelle est de + 11°,1, avec + 6° pour l'hiver et + 16°,2 pour l'été ; à Morlaix la moyenne est de + 10°,7, pour l'année, de + 5°,8 pour l'hiver, de + 15°,6 pour l'été ; à Châteaulin de + 10°,3 pour l'année, de + 5°,4 pour l'hiver, et de + 15°,2 pour l'été, à Quimperlé de + 10°,9 pour l'année, de + 5°,7 pour l'hiver et de + 16°,2 pour l'été.

Les districts de la côte où mûrissent hâtivement les légumes et les fruits, ont pris le nom de « ceinture dorée ». Quelle côte inhospitalière, cependant ! La baie d'Audierne où les vagues atlantiques hurlent avec furie, l'Enfer de Plogoff, au fond duquel les lames s'entre-heurtent avec un bruit de tonnerre, la baie des Trépassés où les neuf vierges druidiques essaient en vain de fléchir le maître des ouragans, la pointe du Raz et les promontoires de la Cornouaille où s'élevait Is, l'incomparable, qui fut criminelle comme Sodome et que le ciel détruisit comme elle.

A Brest, ville sinistre bardée de forteresses et de redoutes, où bée la gueule des canons, à la morne Landerneau, où l'on ne fait plus de charivari aux veufs qui se remarient et où il n'y a partant plus de bruit, les touristes et les baigneurs préfèrent, l'été, les plages charmantes du Conquet et ses prairies où paissent en liberté de nobles et fiers chevaux.

IV. — *Côtes-du-nord.*

Le département des Côtes-du-Nord appartient au climat séquanien. Pourtant la température y est un peut plus tempérée qu'à Paris, grâce à la tiédeur de la vague armoricaine. Si la pluie y est fréquente, la neige y est presque toujours inconnue. Saint-Brieux, sa capitale, voit rarement le thermomètre se maintenir au-dessous de zéro. Une de ses sous-préfectures, la pittoresque Dinan, bâtie sur un rocher d'où l'œil contemple la lutte des flots, attire quelques touristes en été.

V. — *Ille-et-Vilaine.*

Des immenses et mystérieux halliers de la forêt de Brocéliande où vivaient l'enchanteur Merlin et la céleste Viviane, il reste bien peu en Ille-et-Vilaine, pays plat que traversent les monts de Bretagne, collines qui ne dépassent pas 250 mètres d'altitude, vêtues de bruyères où viennent butiner les industrieuses abeilles. Le climat du département est tout à fait tempéré. Situé presque à la même distance du pôle que de l'équateur, subissant l'influence de la mer qui atténue les écarts de température, il ne porte aucune élévation suffisante pour amener de ces écarts de température sérieux.

Si on visite peu la morne Rennes, aux rues trop larges, aux places trop vastes, les touristes et les baigneurs savent retrouver les chemins qui mènent aux plages de Saint-Malo, de Dinard, de Paramé et de Saint-Servan et à la petite ville de Roscoff, à l'extrémité de la pointe la plus avancée au nord du Finistère, le Gulf-

Stream, en venant baigner ses rivages, y apporte un reflet de la chaleur des tropiques. L'île de Batz, formant une vaste digue de quatre à cinq kilomètres de long, abrite la petite ville contre les vagues du large. « A Roscoff, écrit M. L. Bagot, la température est douce, sans extrêmes, régulière ; des brises rafraîchissantes tempèrent en été l'ardeur du soleil ; des sources nombreuses imprègnent le sol pour l'empêcher d'être aride sans qu'il y ait tendance au marécage. Pendant cinq à six mois de l'année on jouit d'un climat exceptionnellement agréable, et cela précisément au moment où la chaleur excessive chasse les malades des stations méridionales ».

CHAPITRE XIII

La région séquanienne.

—

I. — *Le cœur de la France.*

Cette région qui est vraiment le cœur et le centre intellectuel de la France, appartient tout entière au climat tempéré, avec de doux mais trop pluvieux printemps, et quelquefois des hivers rigoureux et des étés brûlants. Tels sont les départements de l'Yonne, de l'Aube, de la Haute-Marne, de la Marne, de Seine-et-Marne.

II. — *Aube.*

L'Aube qui envoie aux Parisiens les eaux de la Vanne, la limpide rivière qui serpente à travers ses prairies, a un climat presque uniformément sec et tempéré, sauf dans les régions du centre et de l'ouest où le voisinage des étangs et des marais le rend variable et humide ; au nord l'air est soujours salubre, vif et pur. En général le climat des arrondissements de Troyes, de Nogent-sur-

Seine et d'Arcis-sur-Aube est un peu plus tempéré que celui des arrondissements élevés et couverts de forêts de Bar-sur-Seine et de Bar-sur-Aube.

La température moyenne est de $+11°,25$ pour l'année, de $+3°,8$ pour l'hiver et de $+19°,75$ pour l'été.

Le département de l'Aube est un de ceux où il tombe annuellement le moins de pluie.

III. — *Yonne.*

La climatologie de la région est à peu près celle de la région parisienne et le climat de Sens et d'Auxerre diffère bien peu de celui de Paris.

La température moyenne annuelle peut être évaluée à $+11°$, avec une moyenne de $+3°$ pour l'hiver, $+9°,9$ pour le printemps, $+19°,3$ pour l'été, et $+11°$ pour l'automne.

A Auxerre il pleut en moyenne 150 jours par an.

IV. — *Haute-Marne.*

Les variations d'altitude sont suffisantes pour créer de sensibles différences de climat entre les localités. La partie la plus chaude est le bassin de la Saône, la plus froide le plateau de Langres.

La température moyenne annuelle est de $+9°$ à Chaumont. Elle atteint à peine $+8°$ à Langres, assise sur une croupe de montagnes, à 500 mètres d'altitude, fréquemment blanchie par les neiges et balayée par les vents.

Bourbonne-les-Bains a des eaux chlorurées sodiques chaudes que l'on recommande dans les affections rhumatismales chroniques, contre le lymphatisme et la scrofule, et dans certaines dyspepsies avec hypertrophie du foie.

V. — *Marne*.

Grâce à son absence de relief, la Marne dont les coteaux produisent le fameux vin qu'on exporte dans le monde entier, a un climat uniforme : hivers doux, printemps incertains, étés chauds, beaux automnes.

La moyenne annuelle de la température est de $+ 10°,5$ à Chalons.

VI. — *Seine-et-Marne*.

Grâce à la proximité relative de la mer et à la prédominance des vents marins, le climat est d'une bénignité relative, sans températures excessives.

L'arrondissement de Fontainebleau est le plus chaud du département : aussi les raisins y mûrissent bien. Sa magnifique forêt avec ses paysages de rochers, y attire les Parisiens et les étrangers en été.

Provins, la ville des roses, est moins favorisée.

VII. — *Seine*.

Le département de la Seine est rempli tout entier par Paris et sa banlieue.

Grâce à sa situation géographique, Paris appartient par excellence à la zone tempérée : sa latitude dépasse à peine de 2 degrés vers le nord la latitude moyenne de cette zone ; d'autre part sa proximité de l'Océan et de la

Manche, dont ne l'isole aucun relief montagneux considérable, atténue, en cette région centrale du climat séquanien, les influences excessives, comme oscillations thermiques, que pourrait lui imposer le voisinage des chaînes de montagnes qui limitent ce climat vers l'est.

La moyenne thermométrique de Paris est de $+ 10°,6$. Des brumes flottantes recouvrent assez souvent Paris d'un voile ayant 400 à 600 mètres d'épaisseur ; la banlieue nord-est étant occupée par de très nombreuses usines, lorsque soufflent les vents nord-est, la majeure partie de la ville est chargée de brumes épaisses ; mais on compte chaque année une centaine de jours durant lesquels l'atmosphère est très claire.

Grâce à la largeur de ses rues, à ses nombreux jardins publics, à son système d'égoûts, c'est une des villes les plus saines de France. Elle n'est jamais au premier rang dans la statistique des maladies. « Ville des plaisirs, de la jeunesse et des arts, des millions d'hommes l'adorent ou l'ont adorée ».

Enfin — quel Parisien voudrait le croire ? — Paris a à ses portes ou dans ses murs les eaux minérales que les Parisiens vont chercher si loin : les eaux ferrugineuses sulfatées d'Auteuil qu'on pourrait prescrire aux chlorotiques et aux anémiques qui habitent loin de Paris, les eaux ferrugineuses sulfatées froides de Passy où l'on peut aller en omnibus de la place de la Bourse ; et l'eau sulfurée calcique de l'Atlas qui descend des hauteurs de Belleville.

VIII. — *Seine-et-Oise.*

Le climat, à de très légères variantes près, est celui de Paris. Mais sa capitale mérite de nous arrêter un instant.

Versailles, en effet, jouit d'une situation en quelque sorte privilégiée. A 140 mètres d'altitude, la ville du « Grand Roy » est entourée d'une splendide couronne de verdure : au nord-ouest, les forêts de Marly ; au nord, les bois de Vaucresson, de la Celle-Saint-Cloud ; à l'est les charmants ombrages des Fausses-Reposes, de Saint-Cloud, de Ville-d'Avray ; du sud-est au sud la ligne ininterrompue des forêts de Meudon et de Viroflay, les bois des Gonards et de Satory ; enfin, à l'ouest, les parcs de Versailles et des Trianons. « De sorte que l'on peut dire que quelle que soit la direction du vent, l'air s'est tamisé sur plusieurs kilomètres de frondaisons. La quantité d'ozone est notable ; alors qu'à Paris, à un cinquième étage du boulevard Sébastopol on n'en constatait que des traces insensibles, on trouvait à Versailles une moyenne de près de 2,3 milligrammes d'ozone par cent mètres cubes d'air, chiffre analogue à celui que l'on observe dans les régions montagneuses les plus réputées au point de vue de la pureté de l'air » (E. S. Auscher). Grâce à la nature de son sous-sol, Versailles a joui d'une immunité presque absolue lors des épidémies de choléra qui ont si profondément ravagé presque toutes les grandes villes.

La ville est abondamment pourvue d'une eau pure, amicrobique, dont le seul défaut est d'être un peu dure. Ajoutez à cela que la seule industrie versaillaise est la culture des plantes d'appartement, des fleurs et des arbres fruitiers ou d'ornement ; toute la périphérie de la ville est occupée par les pépinières et les serres. Aussi on n'y trouve ni usines ni cheminées qui viennent souiller la pureté de l'air. D'après M. Auscher, « Versailles devient chaque jour davantage le sanatorium où le parisien, fatigué ou souffrant, viendra se retremper au milieu d'un air d'une pureté rare, en un climat incomparable. On y trouve le calme et le repos de la campagne avec toutes les ressources d'une ville de 50.000 âmes. »

Enghien, au bord d'un lac charmant, possède des eaux hydrosulfurées calciques froides. Les Parisiens y viennent en été soigner leurs laryngites et leurs dermatoses.

IX. — *Aisne.*

Le département de l'Aisne appartient en grande partie au climat séquanien.

L'arrondissement de Vervins est celui où les hivers sont les plus longs ; l'arrondissement de Laon, très exposé aux vents du nord dans sa partie septentrionale, a aussi des étés courts et des hivers prolongés. Les arrondissements de Soissons et de Château-Thierry, qui se trouvent, au point de vue du relief du sol, dans des conditions analogues à celles du département de la Seine, jouissent d'un climat très voisin de celui de Paris.

X. — *Oise.*

Le département de l'Oise jouit du climat séquanien, tempéré par le voisinage de la mer. La plaine septentrionale est balayée par les vents, les vallées sont humides et fréquemment brumeuses.

A l'extrémité orientale de la forêt de Compiègne, au bord d'une ravissante miniature de lac, la petite ville de Pierrefonds verse par deux sources des eaux hydrosulfurées calciques froides dont on vante la vertu contre les affections chroniques des voies respiratoires, ainsi que dans le rhumatisme la scrofule et les dermatoses.

CHAPITRE XIV

La région du nord.

—

I. — *Somme.*

Quand, après avoir passé sous le « porche du beau
Dieu d'Amiens », on monte sur une des tours de sa
somptueuse cathédrale, l'œil embrasse un vaste horizon
de plaines où, au fond des trous noirs des tourbières,
luisent des flaques d'eau, pays humide et tempéré, autrefois presque entièrement submergé par les eaux croupissantes des marais, mais aujourd'hui à peu près assaini. Sur la côte, autour de l'estuaire de la Somme, se
groupent les stations balnéaires dont les plus importantes sont celles de Fort-Mahon, Le Crotoy, Saint-Va-
léry-sur-Somme, Cayeux, Le Bourg-d'Ault, Mers.

Bien que le voisinage de la mer en fasse une contrée
de climat maritime, par conséquent sans grands froids
ni chaleurs excessives, le département de la Somme a
un climat peu agréable, car il est froid et humide. Abbeville a une température moyenne annuelle de + 9°,4.
On y compte, par an, 66 jours de gelée, 25 de neige,

25 d'orage, 175 jours de pluie. Le climat d'Amiens diffère peu de celui d'Abbeville, mais il y pleut moins.

II. — *Pas-de-Calais*.

Le département du Pas-de-Calais est un peu plus froid que ceux de la région séquanienne proprement dite. En raison du voisinage de la mer, le climat est plutôt maritime, c'est-à-dire humide et doux ; mais il est relativement froid sur le plateau d'Artois, non en raison de l'altitude qui est faible, mais bien plus à cause du régime des vents.

A Arras, la moyenne de la température est de deux degrés inférieure à celle de Paris. Entre la mer et les coteaux du Boulonnais, les marais de Calais ont été à peu près complètement asséchés et la fièvre n'y est plus guère à redouter.

A Berck-sur-Mer, sur une belle plage de sable qui s'étend entre Boulogne et l'embouchure de la Somme, l'Assistance publique de Paris a fait construire un grand hôpital pour enfants scrofuleux. Comme le fait justement remarquer Bergeron, la position de Berck, en plein dans la zone du Gulf-Stream, a pour conséquence une température élevée sur le rivage, même en hiver, ce qui permet aux malades de rester en plein air pendant la plus grande partie de cette saison. On fixe les dunes en y plantant des pins qui mêleront bientôt leur arome bienfaisant aux saines senteurs de la mer. Beaucoup de ces malheureux enfants qu'on amène à Berck « tiennent leur mal de pères hébétés par le cabaret et la tabagie ; c'est à la nature libre, à ses vertus, à son baume, à ses brises, de reverdir ce que la ville dorée, mais impure et fétide, a flétri. »

A l'embouchure de la Liane, pittoresquement étagée

sur des collines, la ville de Boulogne-sur-mer étale en
pente douce une plage de sable fin envahie par les baigneurs en été, malgré son ciel si souvent chargé de
pluies ou de brumes. Les Anglais y pullulent, figures
comiques et lamentables : gentlemen gourmés, cirés,
brossés, hérissés, à la trogne incarnadine ; longues et
maigres miss à la face vitelline et dont la démarche fait
évoquer celle du patient animal que la divine Providence
a donné à l'Arabe pour traverser les déserts stériles.

III. — *Nord.*

Pays maritime, pays plat, au rivage couvert de dunes,
le département du Nord s'est presque complètement
aussi affranchi des marais et de leurs pestilences. Des
jardins, des champs fertiles remplacent les mares croupissantes. Mais les usines se pressent sur ce riche et po-
puleux territoire : aussi les villes comme les villages
semblent barbouillés de suie, depuis Lille jusqu'à la
bourgade de Saint-Amand dont on utilise les eaux sulfatées calciques et surtout les bains de boue contre le
rhumatisme chronique, les suites des fractures, les luxa-
tions et les entorses.

Le climat est doux et humide. L'hiver est pluvieux,
« pourri », comme disent les habitants ; le printemps
est court, l'été parfois très chaud et à température variable. La belle saison est l'automne. La température
moyenne annuelle est de + 10°,2, celle de l'hiver de
+ 3°,12, celle de l'été de + 17°,8, celle de l'automne
de + 10°,73 et celle du printemps de + 9°,3. L'arrondissement d'Avesnes, plus éloigné de la mer et plus
élevé, a un climat plus continental avec des chaleurs
plus fortes et des froids plus vifs.

CHAPITRE XV

La Corse.

—

I. — *Le climat Corse.*

Au milieu des flots méditerranéens, à 180 kilomètres des côtes de France, à 75 kilomètres des côtes de l'Italie, à 10 kilomètres de la Sardaigne, surgit une île triangulaire qui donna naissance à un des plus grands tueurs d'hommes des temps modernes : c'est la Corse, qui représente la succession des terrains qui composent la masse de l'Esterel, sa partie orientale reproduisant la constitution géologique de la côte de Ligurie, tandis que sa partie occidentale correspond à celle des côtes maritimes du département du Var.

O. Reclus déplore qu'il y ait moins de 263.000 habitants sur le sol de la Corse, le long d'une telle mer, au pied de monts minéraux d'où ruissellent les torrents. Car l'antique Théraphe, la Kyrmes des Grecs a tous les climats de l'Europe, « de celui qui sourit aux orangers, et même aux palmiers, à celui qui entasse neige sur neige au pied des sapins ». Peu de contrées ont une température aussi douce, un hiver aussi clément, un automne aussi tempéré. Mais, comme le fait remarquer Laveran, à mesure qu'on s'élève du littoral vers les régions hautes de l'intérieur, la saison froide se prolonge ; on passe du climat de la Grèce à celui de la France, du climat de la France à celui du nord de l'Europe, de la région du myrte et de l'olivier à la région du châtaignier, de la région du châtaignier à celle du hêtre et du bouleau.

II. — *Insalubrité de la Corse.*

Si la Corse, dans la plus grande partie de son étendue, est un pays d'aspect sévère, avec des collines au front rocailleux, des steppes pierreuses montrant un sol nu ou revêtu de broussailles appelées maquis, les capocorsini du cap Corse, le promontoire le plus septentrional de l'île, forment comme un odorant jardin planté d'orangers, d'oliviers, de cédrats, de châtaigniers, de vignes qui donnent des vins chauds et généreux.

Pourtant, il y a des ombres à ce tableau.

Les côtes orientales de la Corse, jadis très fertiles et très peuplées, sont aujourd'hui presque désertes, à cause de la malaria. On y trouve des étangs couverts de roseaux et de joncs, tels que ceux de Bigaglia, de Diana, d'Urbino. Les miasmes se forment en si grande abondance au-dessus de certains étangs qu'un linge blanc suspendu près de l'eau pendant une journée d'été y prend une ineffaçable teinte de rouille. Ajoutez à cela que les lourdes vapeurs qui pèsent sur les côtes de Corse ne sont que rarement chassées par les brises car l'hémicycle de ses montagnes occidentales arrête le souffle purifiant du mistral.

En effet, favorisés par les pluies, les divagations de torrents irréguliers et impétueux, le voisinage de la mer, les caractères du sol et de la côte, les marécages se sont formés en grand nombre et couvrent environ dix mille hectares de leurs eaux stagnantes, infectant à peu près la totalité des plaines.

Ces marais, écrit M. Pitti-Ferrandi, forment sur la côte orientale un long chapelet séparé de la mer par une mince bordure de sables, surmontée de dunes. Cette bordure est interrompue en de nombreux endroits par des « foci », estuaires, embouchures de cours d'eau et d'étangs, dont le régime est fort important dans la formation des marais. Les sécheresses, en été, réduisant les torrents à un débit insignifiant, sous l'influence des vents du large, qui sont, en Corse, plus forts que les vents de terre, il s'établit, au niveau des foci, des barres de sables. Celles-ci interceptent l'écoulement des eaux fluviales qui se répandent alors dans les terres environnantes. Pendant l'hiver, au contraire, les torrents grossissent subitement et emportent la barre ainsi formée. La mer entre alors dans les foci et les remplit. Enfin les marais en bordure sur la mer sont alimentés par les vagues que la tempête jette par dessus les dunes, ou bien, comme dans l'étang del Sale, en vertu du principe des vases communicants, les infiltrations marines gagnent à travers les sables du littoral les bassins voisins et les alimentent sans cesse.

Ces marais saumâtres couvent plus de six mille hectares : les principaux sont les étangs de Bigaglia, de Diana, d'Urbino. Toujours d'après M. Pitti-Ferrandi, ces étangs alimentés pendant la saison chaude par les eaux fluviales exclusivement, et en hiver, après la disparition de la barre, n'ont pas un degré de salure suffisant pour s'opposer à la production des moustiques qui fourmillent en Corse et qu'on rencontre à toutes les altitudes.

Pas un village ne s'élève de Bastia à Porto-Vecchio, et les habitants sont obligés d'émigrer dans les montagnes dès le commencement de juillet.

« A Pietra-di-Verde, mon village natal, déclare M. Pitti-Ferrandi, localité salubre située en montagne à quinze kilomètres de la plaine, mais habitée par une population obligée d'aller chercher sa subsistance dans les régions palustres, à Pietra-di-Verde sur 780 habitants près de 700 ont été ou sont frappés. Il en est à peu près de même dans tous les cantons qui longent la côte orientale et les marais occidentaux. Il y a en Corse plus de cent villages dont tous les habitants sans exception présentent cette pâleur terreuse, ce facies bouffi qui contrastent singulièrement avec les visages colorés et l'aspect florissant des montagnards du centre de l'île ».

On commence à assainir cette région par des plantations d'eucalyptus.

Au contraire, à l'ouest, les côtes sont splendides, creusées de golfes où miroite l'azur marin.

En face de Bastia, le golfe Saint-Florent est encore empesté de la fièvre des marais. La plage de Calvi n'est pas moins insalubre.

III. — *Ajaccio.*

Malgré tout la Corse est un merveilleux pays, une terre admirable sous le ciel, au milieu des ondes bleues. Ce n'est pas sans raison que les convalescents ont tourné leurs regards languissants vers ces rivages. Du 1er novembre au 30 avril, Ajaccio est une station hivernale de premier ordre.

A l'abri des vents du nord, est et ouest, exposée seu–

lement aux vents du sud et du sud-ouest, toujours chauds et secs, qui d'ailleurs ne soufflent que sous forme de brise, la ville d'Ajaccio sur le rivage nord du golfe, jouit d'une uniformité de température remarquable, de novembre à mai. La pression atmosphérique moyenne est de 0,76. Les brouillards, les jours nuageux et les pluies y sont très rares, et les nuits peu froides. La température moyenne de la saison hivernale est de 14° centigrades au-dessus de zéro.

« Le climat d'Ajaccio, dit de Pietra-Santa, tient un juste milieu entre celui d'Alger et celui des côtes de la Provence; il participe aux avantages des localités situées au bord de la mer et qui sont à l'abri des grandes perturbations atmosphériques. L'on y trouve une atmosphère pure et lumineuse assez élevée en hiver et au printemps et assez chaude en été, mais toujours tempérée par les vents de mer. Il résulte de ces conditions atmosphériques que le climat d'Ajaccio est à la fois tonique et adoucissant ».

Aussi ce climat est-il un puissant préservatif de la scrofule et de la tuberculose. Il exerce une action bienfaisante dans toutes les affections chroniques de l'appareil respiratoire y compris l'asthme. Les goutteux, les rhumatisants, les anémiques, les convalescents y accélèrent leur guérison; les névropathes trouvent à Ajaccio le calme et le repos, qui est pour eux le remède par excellence.

M. Pompéani, qui est un Corse, parle avec enthousiasme d'Ajaccio et de son climat.

Une dentelure de hautes montagnes, dit-il, entoure Ajaccio comme d'une collerette merveilleusement ajourée. Elle se détache sur l'azur fier et délicat de l'horizon. Le ruissellement des rayons solaires estompe, dans un poudroiement d'or, les pans abruptes et fait mieux ressortir encore la grâce presque idyllique des collines aux lignes élégantes, toute tapissées de verdure, et se continuant insensiblement jusqu'à la ville.

Ajaccio étale à leurs pieds ses blanches maisons et ses rues aérées et spacieuses. L'immense saphir du golfe scintille dans l'écrin des monts violets et termine le paysage en un lointain infini où se confondent le bleu de la mer et le bleu du ciel.

Une douce lumière vous baigne, vous enveloppe, vous caresse et dans l'air doucement attiédi flottent, avec les senteurs salines, les arômes pénétrants des myrtes et des lentisques.

Partout des fouillis de végétation tropicale attestent l'influence bienfaisante de cette délicieuse chaleur hivernale. Le palmier, l'ananas, le bananier acquièrent vite un développement considérable. Toutes les variétés d'orangers et de citronniers se cultivent en pleins champs, sans autre protection que la clémence de l'air. Les mandarines piquent de leurs taches rouges le vert sombre du feuillage, et les figuiers, les amandiers, les pruniers, les pêchers, les caroubiers donnent des fruits abondants et savoureux.

La moyenne de la température hivernale à Ajaccio est de 15° avec un écart maximum de 2°, et l'état hygrométrique avoisine à quelques dixièmes près 70°. C'est donc un climat tonique et légèrement sédatif, favorable aux tuberculeux qui peuvent y faire la cure d'air et la cure de repos.

A Orezza, au centre de la Corse, deux sources ferrugineuses jaillissent des montagnes.

TROISIÈME PARTIE

Géographie médicale de l'Europe.

CHAPITRE PREMIER

Climatologie générale de la Grande-Bretagne.

Par de là les vagues que soulève la Manche, mer des
naufrages, est un groupe de trois îles où domine une
race fière, astucieuse, égoïste et cruelle, une race célèbre dans le monde entier par sa morgue et sa tenacité
et aussi par la fabuleuse laideur de ses femmes.

Baignées dans les eaux tièdes qui se meuvent lentement des mers tropicales vers l'Océan polaire, ces terres
mouillées, éventées, jamais bien chaudes, jamais bien
froides, seraient par la latitude une Scandinavie ou même
un Labrador sans les vents de mer et le courant du golfe.
En effet, le climat est doublement maritime, d'abord par
la situation du pays au milieu des eaux, puis par la prédominance des vents qui soufflent de la mer la plus vaste
et la plus tiède, de l'Atlantique. Ces vents marins tempèrent l'atmosphère, la brassent, la vivifient, tout en y
versant des pluies fréquentes. Il pleut 3/5 de l'année sur
l'Angleterre, 4/5 sur l'Irlande. Rien toutefois de pareil

aux fortes pluies des tropiques ; c'est par menues averses, par giboulées, par brumes impalpables, par brouillards, par ondées passagères, que l'eau découle de l'atmosphère britannique. Le vent vif chasse incessamment les nuages, le ciel est en perpétuel mouvement. La tranche annuelle de pluie ne dépasse pas un mètre sur l'Angleterre, 90 centimètres sur l'Irlande, bien moins que sur le brillant pays basque, quinze fois moins que sur l'Inde orientale. « Mais la faible chaleur solaire, la perpétuelle nébulosité qui ternit le ciel, s'opposent à l'évaporation de l'eau venue des nuages. Le sol en reste imprégné ; l'Angleterre est baignée, l'Irlande est noyée ; de partout, sur les deux îles, jaillit du sol une végétation grasse, épaisse, gonflée d'eau. Le drapeau vert d'Irlande en est le symbole ; de même le surnom d'Emeraude — émeraude souvent sans rayons. » (F. Schrader).

Les frimas ne règnent que sur les montagnes ; dans les plaines et sur le littoral la température est extraordinairement égale. Dans la péninsule cornique, sur les côtes orientales d'Irlande, le myrte fleurit comme sur les rivages de la Méditerranée, et la température hivernale est supérieure à celle de Naples et d'Athènes.

L'hiver a pour température moyenne à Edimbourg 3°,6 et l'été 14°,4 ; l'écart est donc de moins de 11°. A Plymouth les saisons sont encore plus rapprochées : la moyenne de l'hiver est de 6°,9, celle de l'été de 16° ; l'écart est donc d'un peu plus de 9° tandis qu'en France l'écart est d'environ 15°, en Allemagne de 18° à 24° selon les régions, et dans les pays slaves de 26° à 30°.

La douceur relative des hivers britanniques s'explique par leur extrême humidité qu'entretient la fréquence et la longue durée des brouillards. Les vents du Sud-Ouest, très fréquents dans la mauvaise saison, amènent également l'air tempéré et les vapeurs tièdes de l'Océan Atlantique.

Pourtant le climat de la Grande-Bretagne n'est guère agréable avec son pâle soleil et ses brouillards enfanteurs de spleen. « Souvent, surtout dans les grandes villes, dit E. Reclus, les brouillards, imprégnés de la vapeur du charbon, sont tellement épais, qu'ils empêchent la libre circulation de l'air. En certaines villes, le ciel est toujours noirci par le charbon ; les maisons, même les édifices les plus somptueux à l'intérieur, sont revêtus de suie ; il neige noir sur les feuilles des arbres et le gazon ».

CHAPITRE II

L'Angleterre.

—

I. — *Le pays de Galles.*

Du territoire montueux qu'est le pays de Galles qui se
distingue moins « par la fierté des cimes que par la
variété des aspects, la grâce sauvage des vallées, la richesse de la verdure, l'abondance des lacs et des eaux
ruisselantes » se détache à l'ouest l'île d'Anglesey célèbre
dans toute l'Angleterre par la beauté de ses jardins où
les bambous croissent en plein air, sous des cieux sans
cesse voilés par la ouate des brouillards marins. Pourtant sa capitale Beaumaris voit moins de visiteurs que
Carnavon sur la côte du pays de Galles et surtout que
le village d'Aberystwyth dominé par un promontoire
couronné de ruines et dont la plage est la plus fréquentée
de toute la région.

A l'extrémité de la péninsule que forme le pays de
Galles, la cité de Pembroke n'est qu'une ville industrielle
et militaire qui ne saurait nous intéresser ; mais nous

trouvons, plus au sud-est, sur les bords de la baie de
de Caermarthen, la pittoresque Tenby, ville de bains,
rafraîchie en été par les brises marines. Au contraire,
plus au sud encore et surtout plus à l'est, la fameuse et
noire Swansea (île des cygnes), — par ironie sans
doute, — « répand au loin sur les campagnes un air
empesté de soufre, d'arsenic, de chlore, qui tue la végétation sur les collines environnantes. »

II. — *La péninsule cornique.*

Dans cette contrée « de rocs, de collines, de promontoires, de longues croupes couvertes de bruyères », il
pleut presque toute l'année. « Le vent du sud y porte
les averses, et le vent du Nord les y ramène », dit un
proverbe anglais. Aux Scilly ou Sorlingues qui sur-
gissent de la mer à quelques kilomètres de l'extrémité
de la péninsule, on ne compte que six jours par an où
l'air soit vraiment calme. Le vent souffle presque constamment de l'un ou de l'autre point de l'horizon, dé-
chirant les brumes qu'il apporte, et les transformant
en pluies fines et en averses.

La douceur du climat de la côte de Cornouaille est telle
cependant qu'on rencontre dans les jardins, à côté de
fleurs magnifiques, des plantes et des arbustes qui n'appartiennent plus à l'Angleterre. « Les myrtes, les
lauriers, les fuchsias, les grenadiers, les hortensias, atteignent une taille remarquable, dit Esquiros ; ils fleurissent bravement à ciel ouvert et forment entre eux des
haies, des buissons, des rideaux odorants, qui garnissent
avec élégance les fenêtres et les murailles... L'oranger,
le citronnier, le datier passent l'hiver en plein air, fleurissent librement et donnent des fruits murs. On se

croirait en Italie ou en Espagne, mais c'est l'Espagne humide, car l'herbe croît en abondance, et le feuillage des arbres présente à l'œil les mêmes teintes vigoureuses de bleu foncé qui distingue la végétation dans les autres contrées de l'Angleterre. »

Sur la côte ouest, non loin de Barnstaple, sont, au pied des falaises, les petites villes d'Ilfracombe et de Lynmouth où accourent les baigneurs en été.

Sur le versant méridional, entouré de promontoires et de roches de granit, Penzance qui se mire dans un golfe demi-circulaire, attire les étrangers par la douceur de son climat et l'égalité de sa température.

Remontons maintenant la côte par Falmouth et Plymouth et voici une des principales stations de bains de la côte anglaise: Torquay, que des coteaux abritent contre les vents d'ouest, Torquay où un doux climat et un ciel calme et sans ouragans attirent les phtisiques en hiver.

Au delà de Torquay, sur la côte de Devon, se succèdent plusieurs autres villes de bains : Teignmouth, moins bien abritée que Torquay, impropre partant pour un séjour d'hiver ; Dawlish où les vents d'est soufflent avec trop de violence au printemps ; Exmouth qui se drape trop souvent de brouillards ; Axmouth, le « Montpellier de l'Angleterre », où les flots verdâtres de l'Océan reflètent des falaises rouges de grès dévonien et des plages de sables blancs.

III. — *Le bassin de la Severn.*

Si nous n'avons rien à dire du grand port de commerce qu'est Bristol où se pressent près de 200.000 habitants, il est cependant plus d'une ville de cette région qui nous intéresse. D'abord dans le comté de Worcester on trouve, sur les pentes du Malvern-Hills, les stations de bains de Malvern (Great-Malvern à environ 160 m. d'altitude, West-Malvern et Link-Malvern) dont les sources sont surtout employées pour fabriquer les eaux de table gazeuses. Leur action salutaire semble surtout due à leur pureté et à l'air excellent que l'on respire dans la région.

Dans le comté de Warwich, à trois kilomètres de Warwich, Leamington, ville de bains et de plaisir possède des eaux sulfatées chlorurées qui contiennent une petite quantité de carbonate de fer. Employées en boisson et en bains, elles semblent rendre des services dans les dyspepsies ; mais, si elles conviennent à ceux qui ont fait des excès de table et de boisson, elles sont encore plus fréquentées par les madades atteints de troubles hépatiques, après un long séjour dans les climats chauds.

Un peu au nord de Gloucester, dans le comté du même nom, une population élégante se presse dans les rues et les jardins de la somptueuse Cheltenham qu'entourent de gracieux vallons bien abrités contre les vents d'est. De toutes les grandes villes d'Angleterre, Cheltenham est celle où la mortalité est la moins forte. C'est peut-être autant et plus à la salubrité de son climat qu'à la vertu de ses eaux sulfatées chlorurées et de ses eaux ferrugineuses qu'elle doit sa richesse et le nombre de ses visiteurs. Pourtant on les recommande aux goutteux et aux malades éprouvés par un long séjour dans les pays chauds.

Les eaux de Bath, dans le comté de Somerset, à 20 kilomètres de Bristol, sont réellement les seules eaux chaudes naturelles de la Grande-Bretagne (32° à 49°). Ces eaux légèrement sulfatées calciques pourraient être classées comme indifférentes. On les conseille contre certains états névropathiques, mais surtout contre la chlorose. La situation de la ville est très belle, située qu'elle est sur les pentes douces d'une colline exposée au midi et contournée par un méandre de l'Avon. Le climat est doux, égal, en sorte que l'on peut faire usage des eaux pendant toute l'année. Le printemps et l'automne sont cependant les meilleures saisons pour une cure. Mais l'antique « Aquæ sulis », Bath, déchue de son ancienne gloire, voit bien plus de voyageurs de plaisir que de malades.

Enfin, la ville de Weston-Supermare, station de bains de mer préférée des habitants de Bristol, est l'une des mieux situées des côtes anglaises : les escarpements boisés de Worle-Hill la protègent au nord contre les vents froids ; une plage de deux kilomètres de largeur qui s'étend au-devant de la ville est recouverte par les flots à chaque marée ; au loin, vers l'occident, se montrent deux îles, Steep-Holm, Flat-Holm, et les côtes de Galles, tandis qu'à l'est les campagnes, admirables de verdure et de fécondité, s'élèvent doucement vers la base des collines. » (E. Reclus).

IV. — *Le versant de la Manche.*

Dans cette partie méridionale de l'Angleterre qui s'étend de la péninsule cornique au Pas-de-Calais, se déroule une suite de plages où les baigneurs accourent l'été : Weymout, au bord de l'admirable baie de Porland ; plus loin Bournemouth qu'on a comparée à Arcachon en raison de ses plantations de pins.

Bournemouth est assez bien abritée des vents du nord et du nord-est ; de plus, le sable et le grès sur lesquels la ville est bâtie absorbent la pluie et contribuent à diminuer l'humidité de l'atmosphère. Les médecins anglais la recommandent comme séjour d'hiver aux malades atteints d'affections des bronches ou des poumons.

Après les campagnes gracieuses et salubres de la côte du comté de Southampton, le Comté de Sussex a, après la station de bains de Worthing, les grèves de Brighton. La fortune de Brighton lui vient sans doute de ce qu'elle est en quelque sorte un faubourg de Londres : elle s'intitule quelquefois London-super-Mare. Mal abritée du côté de l'est, le vent du nord s'y fait parfois sentir d'une façon désagréable, excepté pourtant sur les promenades Madeira (Madeira-Walks) qui sont abritées par la jetée. « Le séjour de Brighton, disent A. Doyon et P. Spillmann, peut-être favorable aux malades depuis la fin de l'automne jusqu'au mois de janvier ; mais pour devenir une véritable station climatérique hivernale, il faudrait à Brighton un grand jardin d'hiver ou palais de cristal protégeant complètement des vents d'est, du nord et du nord-ouest, et permettant aux malades de faire de l'exercice chaque jour de quatre à six heures. »

A l'est de Brighton, près du petit port de Newhaven, le village de Seaford a une station de bains beaucoup moins fréquentée de celles d'Eastbourn, située sur le revers oriental du promontoire de Beachy-Head, et surtout de la pittoresque Hastings. « La vallée dont elle occupe l'entrée en s'élevant en amphithéâtre, les escarpements qui la dominent au nord, les falaises percées de casernes, le château qui se dresse sur un rocher à l'ouest de la ville, les maisons élégantes d'Hastings et Saints Léonard's qui bordent la grève, forment un tableau d'ensemble qui n'a point de pareil parmi les villes de la côte » (E. Reclus),

En face de Portsmouth est l'île de Wight, « miniature de l'Angleterre, perle du Détroit, corbeille de fleurs et de fruits jetée à la surface des eaux. » Outre son climat d'une douceur telle que les figuiers et les fuchsias y croissent en pleine terre, et que les myrtes tapissent les murs de ses maisons, elle a des falaises rongées par les vagues, des collines vêtues de gazons fins, de grands chênes, des tilleuls et des ormes centenaires. L'East Riding de la Médina est le plus joli côté de l'île ; le West-Riding en est le plus sévère. Aussi est-ce à Ryde, à Shanklin, à Ventnor que viennent s'abattre en été les essaims de baigneurs, tandis que les touristes se bornent à visiter les parties sauvages de la côte occidentale, depuis Gurnets-Bay jusqu'aux rochers de Freshwater. « Les personnes qui prennent des bains de mer en Angleterre, dit le colonel de la Moskowa, se divisent en deux catégories : la première est celle des gens à qui il faut, été comme hiver, du bruit et du mouvement autour d'eux ; ceux-là vont à Cowes, à Ryde, et surtout à Brighton, où ils retrouvent un peu de ce qu'ils ont laissé à Londres : des réunions fashionnables, l'agitation et les ressources d'une grande ville, les jouissances du monde et de la vanité. Dans la seconde catégorie il faut classer les baigneurs d'humeur douce et rêveuse qui aiment à se reposer de l'étourdissement de la capitale. Ceux-là fuient, pendant la belle saison, les soirées, les bals et les concerts, et cherchent les plaisirs de la solitude et le spectacle d'une belle nature. Shanklin est de tous les ports de l'île le plus agréable et le mieux fait pour convenir aux touristes qui cherchent le calme. Bordée d'un côté par les culver-cliffs, dont les masses crayeuses et blanchâtres se dessinent d'une manière pittoresque sur la couleur de la mer, et d'un autre côté par les cliffs de Dunnose, la baie de Sandown et Shanklin, suivant une douce courbure, sur un espace d'environ quatre milles et demi ».

V. — *Le versant de la Tamise.*

Outre Banbury, célèbre dans le monde des gastronomes par ses gâteaux, ses fromages et sa bière, Oxford, célèbre par ses Universités, cette région a vu surgir sur un banc d'huîtres la plus populeuse métropole des îles britanniques, Londres, « dernier mot de l'occident ». Malgré ses parcs intérieurs et ses jardins qui lui donnent de l'air et de la lumière, des milliers de personnes meurent chaque année à Londres par manque d'air et de lumière. J'ai parcouru les ruelles de White-Chapel et de Saint-Gilles et j'y ai coudoyé la misère, le vagabondage, la prostitution et le vol, toutes les douleurs et tous les vices qui déshonorent l'humanité. Et Saint-Gilles n'est qu'à deux pas d'Oxford-Street et de Piccadilly.

La moyenne de la température est à Londres de + 3°6 en hiver, de + 16°,6 en été et de + 10°,25 pour l'année. « L'humidité du climat, les brouillards de la Tamise, les nuages, les pluies fines, la poussière de la houille, créent une atmosphère lourde, obscure et désagréable à cette énorme cité; cependant, malgré son triste climat, son fleuve impur et nauséabond, en dépit du ventre creux et de la demi-nudité de son million d'indigents, c'est un des grands casernements d'hommes les moins visités par la mort. » (O. Reclus).

Le climat serait très supportable, mais il est gâté par les fameux brouillards de Londres, brouillards jaunes, qui, s'élevant de la Tamise, absorbent les fumées de la ville qui les colorent et empruntent aux gaz une odeur particulièrement désagréable.

Au sud de Londres, sur la Medway, les eaux ferrugineuses du village de Tunbridge-Wells attirent les visiteurs dans cette admirable contrée.

Quant aux stations de bains, elles sont nombreuses à l'extrémité de la péninsule de Kent : la belle plage de Herne-Bay, Margate, Ramsgate, le riante ville de Deal.

Enfin, dans le comté de Norfolk, sur la rive méridionale de l'estuaire de la Yare, Little Yarmouth se peuple de baigneurs en été.

V. — *Bassin du Humber.*

Après les plaines uniformes où coulent le Wath et ses affluents, nous gagnons le bassin fluvial le plus vaste de la Grande-Bretagne, qui porte les montagnes pennines de l'Angleterre et renferme les comtés de Leicester, Strafford, Derby, Nottingham, York.

Dans le comté de Derby, dans la haute vallée de la Wye, Buxton élève ses maisons au centre d'un bassin qu'entourent des collines couvertes de bruyères. Tout autour, des prairies, des parcs, de belles avenues d'abres et, en bas, « la Wye s'engage dans un défilé sauvage, à l'entrée duquel se dresse la roche isolée du Chee Tor, obélisque naturel de 90 mètres de hauteur, entouré de verdure et portant un bouquet d'arbres, d'arbustes et de fleurs dans chacune de ses anfractuosités ». (E Reclus). Les eaux de Buxton, moins chaudes que celles de Bath, sont encore plus faiblement minéralisées. Les goutteux et les rhumatisants y viennent d'avril à septembre.

Dans un site non moins gracieux, un peu au-dessus du confluent de la Derwent et de la Wye, dans ce même comté de Derby, Matloch Bath a des eaux faiblement minéralisées (légèrement bicarbonatées calciques), qui ont à peu près les mêmes indications que celles de Buxton.

Dans le comté de Leicester, on ne trouve guère à signaler que la station de bains d'Ilkeston.

Le comté d'York a. au milieu d'une belle prairie, les sources minérales d'Harrogate où circule un air pur et tonique. Les eaux d'Harrogate sont des eaux chlorurées sodiques sulfureuses. On peut y envoyer les anémiques et les chloro-anémiques de mai à septembre. Sur la côte du comté d'York, Scarborough, bâtie à l'issue d'un ravin, a des eaux légèrement sulfatées magnésiennes et ferrugineuses froides qu'on vante comme toniques et laxatives. Mais nombre de visiteurs préfèrent ses bains de mer à ses eaux minérales. Scarborough est la résidence de l'élite de la société. Partout on ne rencontre que belles rues, villas attrayantes et luxueuses. Le mont Oliver la préserve contre les grands vents du nord-est. Ses constructions, avenues et jardins ressemblent beaucoup à ceux de Spa. Des vallées à pente douce permettent aux malades de faire d'agréables promenades. On prend les bains de mer sur les plages nord et sud dont le sable fin s'étend à plusieurs milles. La plage du sud convient spécialement aux malades, car elle est abritée par les rochers.

Un peu plus au nord, sur la côte, Whitley est aussi une ville de bains qu'environnent des sites gracieux ou imposants.

VII. — *Le Chester et le Lancaster.*

« Cette région de la Grande-Bretagne est d'une faible étendue, mais elle est une de celles où les habitants se pressent en plus grand nombre et où la campagne semble le plus menacée d'une disparition complète sous les amas de briques dont l'homme l'a recouverte. » (E.

Reclus). C'est en effet dans cette région que s'entassent les maisons et les édifices de Manchester et de Liverpool qui, à elles deux, renferment plus d'un million d'habitants.

Le climat est très humide dans la plus grande partie de cette région. Les brouillards qu'exsude la mer sont emportés par les vents sur les pentes des collines où ils se résolvent en pluie. Les fourmillières humaines que sont Manchester et Liverpool ne sont que médiocrement salubres ; elles manquent surtout d'eau pure. Manchester a un aspect peu engageant avec ses rues étroites et tortueuses. On a fait pourtant de grands travaux pour l'approvisionner d'eau. Malgré ses somptueux édifices modernes, Liverpool a encore un grand nombre de ruelles étranglées et malpropres, des impasses et des cours dont souvent l'accès est voûté ; 20.000 pauvres vivent dans ces caves. De grands travaux y ont été également exécutés pour approvisionner la population d'eau potable.

Chester, outre ses fromages, a un air pur et salubre. Mais les gens fatigués par le tumulte des grandes villes et la fumée de leurs usines, vont à New-Brighton dont la plage laisse jaillir une fontaine d'eau pure recouverte pendant la marée par le flot salé, ou bien à Blackpool, d'où l'on contemple les eaux de la mer d'Irlande.

VIII. —*Le Nord de l'Angleterre.*

Dans cette région resserrée entre les deux mers se dressent les monts de Cumberland où sont les pics les plus fiers de l'Angleterre. Si les arbres fruitiers croissent sur leurs premières pentes, les frimas couronnent souvent leurs sommets où ne poussent que les mousses et le court gazon que broute la dent des brebis. Les pluies, les neiges fondues qui descendent de ces hauteurs forment en bas, dans les prairies, des lacs aux eaux cristallines où se mirent des bouquets d'arbres, des rochers pittoresques. Ces lacs trop pleins, à leur tour, s'épanchent en ruisseaux qui gazouillent entre les gazons. C'est la région la plus pittoresque de l'Angleterre, celle qui attire le plus de visiteurs en été.

IX. — *Ile de Man.*

L'île de Man s'élève au milieu des flots de la mer d'Irlande, battue de tous côtés par les vagues, voilée de brouillards marins. Mais ce sont précisément ces brouillards ténus qui adoucissent les brusqueries de son ciel orageux, et des malades viennent en été à Douglas et à Ramsey humer les âcres brises marines. Le climat, en effet, est tempéré et constant. Les myrtes et les fuchsias y croissent en pleine terre.

CHAPITRE III

L'Ecosse

—

I.— *Le climat de l'Ecosse.*

Sous un ciel presque sans cesse voilé de brumes, l'Ecosse, âpre pays ceint d'une mer sombrement majestueuse, pays aux monts dénudés, aux solitudes vêtues de bruyères, aux calmes lacs, aux vallons austères, aux horizons brumeux, aux mélancoliques hameaux que dominent des ruines féodales, l'Ecosse, « terre hérissée de caps, bordée de falaises, encombrée d'îles et d'écueils », a un climat humide et doux, plus tempéré en hiver que dans l'Europe centrale. Grâce aux tièdes effluves des eaux marines, il fait moins froid en janvier au nord de l'Ecosse que dans la vallée de la Tamise. Les gelées sont moins rudes et les neiges plus rares que sur le continent à latitude égale. La moyenne de la température estivale est de $+ 14°$, celle de la température hivernale de $+ 3°, 35$.

II. — *Ecosse méridionale.*

Comprise entre les deux isthmes, l'Écosse méridionale porte les deux grandes villes du pays : Glasgow aux cent dix mille maisons noircies par la brume et la fumée de ses innombrables cheminées dont deux portent leur panache noir à 132 et 142 mètres de haut, Glasgow qui malgré ses beaux parcs et ses vastes pelouses, a une mortalité supérieure à celle de Bombay et de Calcutta, tant est nombreuse la horde de faméliques qui y vit dans la saleté et l'obscurité ; Edimbourg dont les sentines sont remplies par une population misérable abrutie par le vice.

Près de la baie de Solway, le village de Moffat, à 122 mètres d'altitude, a des eaux légèrement sulfureuses et ferrugineuses qu'on conseille aux débilités et aux dartreux.

Si Dumbarton et Greenock sont fréquemment visitées par les touristes qui vont admirer les sévères splendeurs du loch Lomond, Rothesay, dans la petite île de Bude, est fréquentée par les phtisiques qui viennent y goûter la douceur de ses hivers.

III. — *Ecosse septentrionale.*

Dans la péninsule septentrionale de l'Ecosse s'alignent les massifs des Grampians parmi lesquels se dresse la plus haute montagne de l'Ecosse, le Ben Nevis « le roc qui touche au ciel » et qui baigne des deux côtés dans les eaux des Golfes. « La plupart des montagnes du nord de l'Ecosse ne sont revêtues que de landes et de tourbières aux nuances gris-sombre ou d'un gris terne ; des eaux noires emplissent les vallées étroites, semblables à des puits ; le brouillard qui rampe presque toujours le long des pentes, fait apparaître et cache tour à tour les crêtes des rochers, qui tout à coup, entrevues dans les vapeurs, semblent grandir comme des fantômes, puis s'abaissent de nouveau. La solitude immense donne à la nature environnante quelque chose de formidable. La terre semble morte, mais de chaque sommet on voit les eaux grises qui s'avancent en golfes allongés dans quelques avenues de rochers ; parfois même on peut en entendre le grondement continu. (E. Reclus).

Le climat de ces hautes terres est essentiellement maritime, plus encore que celui de l'Angleterre méridionale ; il est à la fois très humide et d'une singulière égalité. L'atmosphère y est presque toujours saturée de vapeurs qui fréquemment se résolvent en pluies qui ruissellent en torrents sur les rochers et gonflent d'eau les mousses des tourbières. Aussi certaines plantes du midi, avides d'humidité, peuvent croître sous les cieux vaporeux de la haute Ecosse, grâce à la clémence de ses hivers ; des fuchsias vivent en plein air sur les bords des lacs dans le comté de Sutherland. Pourtant malgré cette douceur et cette égalité de la température, les aegrotants et les convalescents viennent peu en Ecosse. Ses sévères beautés n'attirent guère que les touristes et les chasseurs. Nous n'avons rien à dire de ses deux villes importantes : Aberdeen et Dundee. Pourtant, presque en face du détroit de Mull, Oban est une ville de bains très fréquentée ; mais si les promeneurs y affluent en été, c'est bien moins pour y chercher la guérison de leurs maux que pour visiter les lochs, les îles et les châteaux d'alentour.

IV. — *Les archipels écossais.*

Une série d'archipels prolonge l'Ecosse au nord : les Orcades, où dans le firth de Pentland, mugit le redoutable tourbillon de Swelkie, « qu'un chant de l'ancienne Edda dit être le moulin toujours en travail où se moud le sel de l'Océan » ; les Shetland aux falaises abruptes, terres où ne croît pas un arbre ; les Hébrides où la mer n'est que rochers, où les îles ne sont que lacs, où la phtisie était naguère encore inconnue chez les indigènes qui ne quittaient point le sol natal et où, dans l'île Staffa, est la merveilleuse colonnade de la grotte de Fingall dans laquelle les vagues brisées tourbillonnent en écume.

C'est là, par excellence, le pays des brouillards et des tempêtes. Skye est « l'île des nuées » ; Mull est l'île sombre ». Pourtant si l'air est violemment agité, la température y est presque aussi douce pendant les longues nuits d'hiver séparées seulement par quelques heures d'aurore que pendant les longues journées d'été coupées seulement par quelques heures de crépuscule.

CHAPITRE IV

L'Irlande.

—

I. — *Le climat de l'Irlande.*

Située sous les mêmes latitudes que la Russie centrale, Erin, « la plus belle fleur de la terre, la plus belle
perle de la mer », a un climat d'une douceur surpre-
nante grâce à la mousseline de brouillards dont l'enveloppe la tiède mer qui la baigne. Pays de prairies, de
marais, de champs de tourbe, c'est, de toutes les contrées de l'Europe, la plus généreusement arrosée. « Fréquemment les pluies qui tombent sur les côtes occidentales de l'île suffisent pour former, au-dessus de l'Océan,
même à distance des ruisseaux tributaires, une couche
d'eau douce assez épaisse. Les pêcheurs y puisent de
l'eau pour leurs repas, et les naturalistes qui étudient
la mer dans ces parages y ont le curieux spectacle de
deux fleuves superposés, l'un fluviatile, l'autre océanique. Les animaux marins que l'on retire d'en bas
sont comme paralysés par les eaux supérieures, tandis
que les espèces de la surface sont empoisonnées lors-

qu'on les plonge dans les eaux profondes ». (E. Reclus).

Au-dessus de cette nature de tristesse et de douceur, sans cesse les brumes s'effrangent sur les montagnes, sans cesse les nuages naviguent dans le ciel, entraînés par le vent qui souffle en rafales. Et, sous ce climat égal, aux doux hivers, les cyprès croissent dans les vallons, les arbousiers verdissent sur les pentes des montagnes de Kerry.

II. — *Les villes et les plages.*

L'Irlande n'a pas que la beauté des lacs de Killarney où se reflètent les crêtes de ses âpres /montagnes, pour attirer les visiteurs. Plus d'une plage mérite d'être signalée par la douceur et l'égalité de son climat.

Dublin se prolonge en une sorte d'avant-port qui est pour ses habitants un lieu de promenade et de bains : Kingstown. De même les villages qui environnent Belfast voient accourir les baigneurs en été. Sur la Lee, dans une île marécageuse, Corck qui semble bâtie sur plusieurs lacs aux rives sinueuses qui rappellent le Bosphore, se prolonge aussi en petites villes qui sont des lieux de bains et de plaisir.

Sur la côte est de l'Irlande nous citerons encore : Bray, Howth, Warrenpoint, Rostrevor d'où le regard s'élève vers les sommets des Mourne Mountains ; Newcastle, dans la baie de Dundrum, Port-Rush, près de la chaussée des géants, et Portstewart, sur la côte nord, ont un climat moins humide et plus stimulant. Buncranan, sur le lough Swilly, est un agréable séjour d'été.

Sur la côte ouest, Bundoran, dans la baie de Donegal, Westport, dans la baie de Clew, Kilkee et Kilrush, dans le Clare, sont exposés aux effluves de l'Océan Atlantique.

Sur la côte méridionale, outre Queenstown et Passage dans la baie de Corck, on peut encore citer Glengariff dans la baie de Bantry, Tramore et Dunmore, près de Waterfood.

Voilà où l'on peut aller s'humecter d'air marin dans la mélancolique Irlande, « Shan van vocht — la pauvre vieille femme ».

CHAPITRE V

L'Islande.

—

I. — *Tristesse et insalubrité de l'Islande*.

« Voisine du cercle polaire, sous un climat rebelle, entre l'Europe et l'Amérique, au sein d'une mer froide où se rencontrent le flot de l'Atlantique et celui de l'Océan glacial », l'Islande, pays de névés, de volcans, de sources chaudes, de fontaines bouillantes et de geysers, n'a que de rares vallons où l'herbe pousse, et les bouleaux de ses forêts n'atteignent pas la taille de l'homme.

L'île des glaces est par excellence le pays des contrastes. En bien des endroits les sources thermales y sont assez abondantes pour former en plein hiver des ruisseaux d'eaux tièdes où pullulent les truites.

Bien que refroidie par ce voisinage des glaces polaires, l'Islande n'a pourtant pas une température sensiblement plus basse que celle des autres pays situés sous la même latitude. Mais le climat est très variable : la côte orientale reçoit les courants glacés du pôle ; la côte occidentale est au contraire réchauffée par les eaux du Gulf-Stream. Cette opposition des courants amène des changements brusques dans les climats locaux. A Reykjavik, à l'ouest, la température moyenne est de + 4°,5 ; l'extrême chaleur est de + 21°,25 et l'extrême froid de — 16°,25. Au nord, au fond du fjord Eysa, la température moyenne est de + 6°,8, l'extrême chaleur de + 24° et l'extrême froid de — 34°.

En résumé, le climat de l'Islande est indépendant de celui du pôle et participe du climat insulaire adouci par le passage du Gulf-Stream, exactement comme les côtes occidentales de l'Europe septentrionale.

Reykjavik, sa capitale, n'est qu'un bourg de douze cents habitants, aux maisons de bois recouvertes de toile goudronnée, et d'où tout confortable et toute hygiène sont bannis.

Sous ces cieux qui n'ont point de sourires, sur cette malheureuse terre de désolation que se disputent la mer et le feu, la mortalité est très élevée. Cette mortalité s'explique sans peine par l'insalubrité des cabanes et la mauvaise qualité de la nourriture. La plupart des visiteurs qui y séjournent un certain temps, finissent presque tous par être atteints d'une sorte de scorbut qui est le résultat du déplorable régime alimentaire auquel ils sont obligés de se soumettre. Si la phtisie y est rare, la grippe et la bronchite y sont des plus meurtrières. Quant à la lèpre, c'est, avec les kystes hydatiques et le tœnia, une des spécialités pathologiques de la pauvre Islande.

II. — *Les îles Färöer.*

Les îles Färöer, pauvre archipel de vingt-cinq petites terres perdues au milieu de l'Atlantique boréal, ont pourtant un climat plus doux que celui du Danemark, grâce aux émanations tièdes du Gulf-Stream. La tem-

pérature moyenne y est de + 7°, 5 en janvier et de
+ 9°, 5, en juillet. La moyenne de l'hiver y est à peine
plus rude qu'à Constantinople. « En plein janvier, sous
la même latitude que le Labrador, et tandis qu'il gèle
sur maint rivage de la Méditerranée, la température
atmosphérique des Färöer est d'environ 3 degrés. Le
ciel des îles est bas et humide, gris de vapeurs ou ruisse-
lant de pluie. Ce n'est pas la chaleur, c'est la lumière
qui manque ». Si les hivers sont sans frimas, les étés
sont sans chaleur. Jamais on n'y voit briller un ciel
sans nuages sur des vallées sans brouillards.

CHAPITRE VI

La Belgique.

—

I. — *Le climat belge.*

La Belgique appartient à trois climats distincts : à l'ouest, dans le voisinage de la mer, le climat est humide et tempéré ; il est plus froid à l'est, sur la frontière d'Allemagne ; il devient rude au sud-est, dans l'Ardenne. On évalue à trois degrés la différence moyenne de la température entre les plaines du Brabant et des Flandres et le plateau des Hautes-Fagnes.

La moyenne du climat de la basse Belgique est à peu près celle qu'on observe à Bruxelles qui se trouve presque au centre de la contrée. Voici la moyenne des températures observées à Bruxelles : Janvier + 2° ; février + 3°, 7 ; mars + 5°, 4 ; avril + 9° ; mai + 13°, 5 ; juin + 17° ; juillet + 18° ; août + 17° ; septembre + 14° ; octobre + 10°, 7 ; novembre + 6°, 6 ; décembre + 3°, 6. Ainsi la température moyenne de Bruxelles n'est que légèrement inférieure à celle de

Paris ; mais les écarts du froid au chaud y sont considérables.

La Belgique est constamment baignée par un air chargé de vapeur d'eau. Un froid humide et maussade pèse sur ses plaines où soufflent les vents venus de la mer du Nord et de l'Atlantique, « campagne lourdement banale, usine infinie, faubourg qui toujours recommence ».

Aussi, on compte, en moyenne, à Bruxelles, 183 jours de pluie par an, 58 jours de brouillard, 41 jours de ciel couvert et sans aucune éclaircie et 12 jours seulement de ciel complètement serein. Je n'ai pu contempler qu'à travers un voile de brume les pierres ajourées et ciselées de Sainte-Gudule. C'est en juillet que les brouillards sont les moins fréquents ; ils augmentent progressivement jusqu'en décembre et diminuent ensuite. Le mois de septembre est le plus calme et le plus serein de l'année.

II. — *Le littoral belge.*

Autrefois, on parlait avec effroi de la « mort d'Ypres ». Bien que la charrue réduise chaque jour les landes humides et insalubres de la campine belge, vaste linceul de bruyères, la végétation n'a pas encore complètement assaini les plaines de la Flandre occidentale où en été les miasmes paludéens s'élèvent des bas-fonds et viennent accroître la léthalité des « villes-mortes ».

Pourtant, au dire de M. Casse, l'air du littoral belge est excellent. Renouvelé constamment par le balayage continu des vents, sa composition est absolument normale ; il ne renferme pas de gaz étrangers ; l'iode, le brome ne s'y trouvent qu'en quantité infinitésimale et appréciable seulement par l'examen spectroscopique. Au point de vue bactériologique, les vents dominants venant le plus souvent de la mer, il est presque aseptique et propice, par conséquent, aux malades qui se trouvent sous le coup d'une action infectieuse.

Du 1er mai au 15 octobre, les baigneurs affluent sur la plage d'Ostende que fouettent de fortes lames et où l'on respire un air stimulant. Un peu plus loin, vers l'est, Blankenberghe et Heyst sont des plages moins fréquentées. Quant à Newport-Bains, Middelkerke et Knocke, ce sont de petites plages très simples, préférées des gens tranquilles, ennemis du jeu, des casinos et de leur bruit.

III. — *Le Brabant.*

Traversons d'un trait les Flandres et le Brabant, passons à Liège, et nous arrivons, un peu avant de toucher à la frontière prussienne, à Spa qui, au dix-huitième siècle, fut la station la plus en vogue de l'Europe. Le jeu et les plaisirs y attiraient encore plus de visiteurs que la réputation de ses eaux ferrugineuses. La ville est située dans une vallée abritée, à une altitude d'environ 300 mètres, entourée d'arbres, de bosquets, de gracieux vallons. L'air est vif et pur. Grâce au voisinage des forêts et des montagnes de l'Ardenne, elle est préservée des chaleurs excessives de l'été. La moyenne des six mois de la saison est de $+ 17°$. Indiquées dans la chlorose, les affections nerveuses, le lymphatisme, les eaux de Spa se donnent en bains, douches et boisson. Le meilleur moment pour prendre les eaux, dans la majorité des cas, est à jeun, dans la matinée, entre 6 et 8 heures.

En se rapprochant de Liège, sur les bord de la Vesdre, Chaudfontaine a des eaux indifférentes (température : 40°), qu'on recommande dans le rhumatisme, la chorée, l'hystérie. Enfin, le Brabant a les eaux arsénicales de Court-Saint-Etienne qui ne sont utilisées que pour l'exportation.

IV. — *La Belgique méridionale.*

Descendons maintenant à Namur et suivons la Meuse : voici étranglée entre la rive droite du fleuve et les rochers à pic, la pittoresque Dinant très fréquentée en été. Plus au sud, tout à l'extrémité de la Belgique, Arlon, capitale du Luxembourg, est bâtie en amphithéâtre, à plus de 400 mètres d'altitude, sur un plateau que parcourent librement les vents du nord. Plus au sud encore, tout près de la frontière française, Viston, bien abritée des vents froids, a été appelée la Nice de la Belgique.

CHAPITRE VII

La Hollande.

—

I. — *Douceur et humidité du climat hollandais.*

« Ce qui caractérise le climat des Pays-Bas, dit B. Féris, c'est l'élévation de son degré hygrométrique, la douceur de sa température, sa constance annuelle et la fréquence de vents partant de l'Ouest-Nord-Ouest au Sud. »

En hiver, il fait rarement aussi froid que dans le nord de l'Allemagne et le thermomètre se maintient presque toujours au-dessus de zéro. La proximité de l'Océan et l'humidité qui enveloppe et imprègne toute la région rapprochent son climat des climats marins. Il ne fait réellement froid que dans la Frise et les provinces orientales de la Néerlande.

Températures moyennes :

Printemps	Été	Automne	Hiver
La Haye 10°,6	18°,6	11°,2	3,°5
Amsterdam 9°	18°	10°,7	2°,5
Arnheim 9°	16°,8	9°,6	1°,6

La température moyenne annuelle de la Hollande est assez uniforme ; mais la température quotidienne est très variable. En effet, la Hollande est une vaste plaine ouverte à tous les vents, ce qui produit de brusques variations thermiques selon la direction de la brise.

« Qu'une brume cache le soleil et tout-à-coup un frisson semble passer sur la nature entière : le vent plie la cime des arbres et ride la surface de l'eau ; la mer s'élance contre la rive en vagues clapoteuses à moins que l'immense étendue de la plaine grise ne soit envahie par la brume, car souvent aussi l'Océan qui baigne la Hollande est morne et sans reflets ; c'est bien cette mer lourde et lente dont parlait Tacite, la comparant dans sa pensée aux flots joyeux de la mer Tyrrhénienne. »

Il pleut, en moyenne, en Hollande, trois jours par semaine. Le ciel est presque constamment voilé par les nuages. Il faut voir ces plaines monotones : le vert des eaux se confond avec le vert des prairies ; sur elles plane une brume que perce rarement un pâle rayon qui noye les choses et les êtres dans le clair-obscur ; sans cesse soufflent les vents qui se sont chargés d'eau sur l'Océan et sur les vastes estuaires de la Meuse et de l'Escaut.

II. — *La malaria des Pays-Bas.*

La Hollande étant le pays le plus marécageux de l'univers, le paludisme y ferait des ravages effrayants si la température estivale était plus élevée.

Et pourtant la malaria élève d'une façon très sensible le chiffre de la mortalité dans les provinces riveraines de la Mer du Nord et du Zuiderzée, principalement de la Zélande, la partie la moins salubre du royaume. A Middelbourg, capitale de cette dernière province, la mortalité paludéenne atteint les 8 millièmes des décès ; à Haarlem, les 7 millièmes ; à Groningue, les 5 millièmes ; à

Leyde, seulement un millième, et à Amsterdam, les dix millièmes.

En Hollande, la malaria est à redouter surtout à Utrecht, en Zélande, et, en un mot, dans toutes les provinces riveraines de la mer du Nord ou du Zuyderzée.

Les parties les plus malsaines sont celles qui bordent les mers et les embouchures des fleuves. Les parties les plus saines sont les plus éloignées de la mer, comme la Drenthe qui n'est en grande partie qu'une plaine de bruyères. Flessingue participe du climat humide et brumeux, chargé de miasmes, de la Zélande. Le fond de l'ancien lac de Haarlem reste aussi une des régions les plus insalubres de la Hollande.

Amsterdam est loin d'être une ville saine ; les canaux qui la traversent dans tous les sens ont en moyenne plus d'un mètre de vase qu'il faut enlever au moyen de bateaux dragueurs et que l'on vend comme engrais aux jardiniers et aux agriculteurs des environs. Sous un soleil plus ardent Amsterdam serait vite dépeuplée. Malgré tout les fièvres intermittentes y causent soixante fois plus de décès qu'à Londres.

III.— *La pathologie hollandaise.*

« L'immense étendue des marécages, dit B. Feris, répand sur une grande partie de la Hollande les émanations empestées de la malaria ; l'élévation du degré hygrométrique y explique la fréquence du rhumatisme, de la scrofulose et du rachitisme ; la goutte, les calculs urinaires ont une préférence pour la Hollande ; la diphtérie y est plus fréquente qu'ailleurs ; enfin on y constate souvent des épidémies de typhus exanthématique. En revanche, la phtisie pulmonaire semble épargner les

Pays-Bas d'une façon remarquable ; les affections vénériennes y sont rares ; le goître et le crétinisme y sont in-
connus. Quant au scorbut, si répandu jadis, il a totalement disparu aujourd'hui devant les progrès de l'hygiène ».

D'après A. Hirsch, dans les régions paludéennes, dans
les contrées humides, le noma, compagnon de la malaria, forme une véritable endémie, à tel point que dire
paludisme c'est presque dire noma.

Aussi on ne vit pas vieux en Hollande. La durée moyenne de la vie n'est que de 38 ans. Il y a dans la contrée trop de mares, de canaux vaseux. Si les Hollandais
n'avaient pas su se créer des intérieurs bien propres,
bien confortables, bien clos, avec le bien-être général
qui leur permet de prendre une nourriture solide, la
mortalité parmi eux serait effrayante.

IV.— *Les plages hollandaises.*

Zandvoort, à l'ouest de la chaîne des dunes qui dominent Bloemendaal, est un village très fréquenté par les
baigneurs d'Amsterdam.

A trois kilomètres de La Haye et d'où l'on se rend en
traversant les frondaisons aux verts vigoureux du bois
de la Cambre, la plage de Scheveningen attire tous les
ans, du 15 juillet au 15 septembre, plus de 20.000 baigneurs qui viennent demander la force et la santé aux
vagues de la sombre mer du Nord.

Je me souviens, par une belle après-midi d'automne,
irisée par un soleil tamisé par la brume, dans une lumière pâle, amortie, sorte de silence pour l'œil, avoir traversé le bois de la Cambre où les arbres sont plantés
drus comme des roseaux, où les allées se perdent dans

l'obscurité des frondaisons, où les canaux cachent leurs eaux tranquilles sous une luxuriante verdure. Bientôt m'apparaît un village coquet, presque entièrement bâti en briques roses avec un horizon borné par les dunes : c'est Scheveningen. Après avoir franchi trois rangées de dunes, hautes d'environ quinze mètres chacune, voici la mer, sous son ciel noir, plein d'épouvante, la mer qui lentement monte, houleuse, menaçante. On n'entend que les cris aigus des mouettes, les déchirements du vent, la plainte de la vague qui succède à la vague.

CHAPITRE VIII

La Suisse

—

I. — *Le climat suisse.*

Pays de hautes montagnes, de bassins verdoyants, de
lacs profonds, d'âpres gorges où bondissent et écument
les torrents, fils des blancs névés et des glaces bleues,
la Suisse a une grande partie de son territoire dans le
froid éternel. Grâce aux accidents du terrain, son climat
est des plus variables. Il est plus rigoureux sur le versant septentrional des Alpes que sur la pente méridionale; il est plus doux au bas des vallées profondes
qu'au sommet des chaînes; les parties affaissées sont
protégées contre la bise tandis qu'un vent violent s'en-
gouffre à travers les cols élevés.

La moyenne thermométrique annuelle varie naturellement avec l'altitude. Sur le versant méridional des
Alpes, à Bellinzona et à Lugano elle se maintient aux
environs de + 12°. Genève n'a qu'une moyenne de
+ 10° et elle est à peu près la même pour les villages
environnants: Vevey, Clarens, Montreux, ont de deux

étés. Constance, Lucerne et Zurich n'ont guère qu'une moyenne de + 8°.

L'Engadine, la vallée de l'Europe la plus élevée (entre 1000 et 1800 m. d'altitude) reste engourdie plus de la moitié de l'année sous les frimas ; pendant trois autres mois le froid et la pluie laissent à peine place au soleil et, même en été, les nuits n'y sont jamais tièdes ; mais, en juin et juillet, la température s'élève beaucoup dans le jour, elle monte souvent à 25° et 30°, et dans les gorges il n'est pas rare de constater une chaleur suffocante. « Chez nous, disent avec raison les Engadiniens, l'année se compose de neuf mois d'hiver et de trois mois de froid. » L'Engadine a été appelée la Sibérie des Alpes. A Sils, à Pontresins, le thermomètre tombe souvent au-dessous de 30 degrés. Dès la fin du mois d'août il gèle la nuit et il neige le jour ; en septembre, l'hiver est venu ; en octobre lacs et rivières sont gelés.

Le Valais, par contre, a des vallées bien abritées contre les vents et concentrant tous les rayons du soleil. C'est une terre presque chaude, avec une température assez douce pendant la saison rigoureuse pour avoir des villes d'hiver comme Aigle et Bex.

En Suisse, les vents soufflent en général du sud-ouest au nord-est et du nord-est au sud-ouest ; le plus violent est le fœhn des alpes, qui souffle du sud en hiver et au printemps : il est en général tiède, sec et énervant. Néanmoins le règne des vents est variable, en raison de la présence d'obstacles sans nombre qu'ils peuvent rencontrer dans leur direction. Souvent des sommets élevés empêchent la brise de passer d'une vallée dans une autre et abritent certains cirques où la température devient plus constante. Cette élévation des montagnes, en formant obstacle à la marche des vents et des nuages, donne encore à la Suisse une humidité bien plus considérable que celle des pays voisins. « Les plaines marécageuses, les vastes lacs, les vallées profondes, dit B. Féris, sont couverts de brouillards. En général le ciel est plus pur au sommet des chaînes que vers le milieu de leur pente, car la zone marécageuse se tient volontiers à mi-flanc des monts. »

II. — *La pathologie suisse.*

La Suisse est un pays particulièrement sain. Elle a l'heureux privilège d'être très peu visitée par la malaria. Cela tient, comme le remarque B. Féris, à l'élévation du sol et à l'abaissement de température qui en résulte. Aussi plusieurs régions manifestement marécageuses sont complètement inoffensives. Pourtant les miasmes qui s'élèvent des marais de la basse plaine sont mortels en été ; les habitants de plusieurs villages riverains du fleuve sont obligés de s'enfuir pendant la saison des chaleurs vers les cabanes des hautes vallées. Les bords du lac de Lugano sont beaucoup plus salubres.

La phtisie pulmonaire n'est pas non plus très fréquente en Suisse et même certains points présentent une immunité remarquable : aussi voit-on chaque année des phtisiques venir passer leur hiver au milieu de la neige et des glaces de certains villages de la vallée grisonne de Davos, à 1550 mètres d'altitude. Par contre, les affections aiguës de l'appareil respiratoire (pneumonie, pleurésie, bronchite) sont fréquentes. On décrit même une forme de pleurésie locale très grave sous le nom d'*alpenstich* (piqûre des alpes). L'asthme, l'emphysème pulmonaire, les affections cardiaques ne sont pas rares non plus. La scrofule est fréquente. Quant au goître et au crétinisme ils sont véritablement endémiques sur plusieurs points de la Suisse, et aucun pays ne paye un plus lourd tribut à ces deux fléaux. Le Valais est le canton qui renferme le plus grand nombre de goîtreux et de crétins; on les rencontre non seulement sur les hauteurs, mais encore dans toute la vallée du Rhône. D'après B. Féris, à qui nous empruntons la plupart de ces renseignements, on rencontre le goître, dans le canton du Tessin, à Locarno, à Bellinzona, et dans les vallées de la Maggia et du Tessin. Le canton des Grisons est très visité par la maladie, surtout dans la vallée du Rhin ; cependant, un grand nombre de points sont indemnes : ainsi Davos, l'Engadine, etc. Dans le canton de Saint-Gall, le goître et le crétinisme existent dans plusieurs localités. Les deux cantons d'Appenzel semblent être totalement à l'abri du crétinisme. On signale l'endémie dans quelques villages du canton de Glaris. Le canton d'Uri est très frappé. Dans le canton d'Unterwald on ne trouve des crétins qu'au pied du mont Pilate et dans le village d'Hergyswill. Certaines localités des autres cantons sont aussi frappées tandis que d'autres sont complètement indemnes. B. Féris fait remarquer que les vallées des Alpes sont les plus fréquemment frappées, tandis que celles du Jura sont presque entièrement préservées. Déjà ce fait avait été observé en 1840 par Schneider qui avait constaté que, dans le canton de Berne, là où la malaria prédomine, on trouve un crétin sur 271 habitants, sur le terrain jurassique un sur 644, et dans les Alpes un sur 361.

III. — *Les stations hydro-minérales et hydro-ther-*
males de la Suisse.

Duran-Fardel compte en Suisse environ 350 sources minérales. On rencontre, en effet, des eaux minéralisées sur presque tous les points du territoire, sur des arêtes de montagnes presque inaccessibles, dans les vallées très hautes, dans la plaine, dans les marais, dans la profondeur des ravins.

Les sources fraîches sont les plus nombreuses, mais il en est qui possèdent une température élevée : Schinznach (33°), Pfœffers (38°), Baden et Louesche (50° et 51°).

Durand-Fardel fait remarquer qu'il faut joindre à l'action médicatrice propre de ces eaux l'influence de l'altitude.

Dans un des faubourgs de Genève, à Champel, les neurasthéniques et les nerveux viennent quelquefois se baigner dans les eaux froides et limpides de l'Arve qui descendent du massif du mont Blanc et n'ont alors qu'à peine 10°.

Dans le Valais, Saxon, un village situé dans la vallée du Rhône, à une altitude de 520 mètres, au pied des montagnes de son versant méridional, a des eaux très faiblement minéralisées, qui contiennent de minimes quantités d'iodures de calcium et de magnésium. La quantité d'iode est variable ; elle tombe même à zéro pendant des périodes qui, d'après Dénériaz, ne dépassent pas deux jours, ces intermittences provenant de la manière irrégulière dont l'iode est distribué dans la roche d'où jaillit l'eau.

Le climat de Saxon est peu stimulant ; la chaleur est

souvent excessive en été et alors les moustiques abondent.
Pourtant l'air est rafraîchi par un vent régulier de
l'ouest qui souffle presque chaque jour entre onze heures
et cinq heures.

On envoie se baigner à Saxon les scrofuleux, les goutteux, les rhumatisants, les syphilitiques, les eczémateux.
Ceux qui portent des ulcères, des plaies atoniques, les
pansent avec la poudre de la roche iodurée à laquelle
les eaux doivent leur vertu curative.

Toujours dans le Valais, à une altitude de plus de
1.400 mètres, au pied du célèbre passage de la Gemmi,
au milieu de belles prairies couronnées de forêts et
d'un cirque de montagnes abruptes, le village de
Louèche-les-Bains a une vingtaine de sources qui débitent des eaux sulfatées calciques, limpides, inodores,
sans gaz, d'un goût fade, légèrement ferrugineuses.
Leur élévation thermique varie de 39° à 51°. On les
emploie avec utilité en bains et en boissons dans presque
toutes les affections chroniques de la peau. Les malades qui y viennent y font de l'hydrothérapie et une
cure d'altitude, car ils y respirent un air pur et léger,
fréquemment agité par les vents qui remontent la vallée.
La température y est sujette à des variations étendues
et les nuits sont généralement froides. Il n'est pas rare,
au mois d'août, d'entendre le vent souffler en raffales
et de voir la pluie tomber en aiguilles de neige. Par
contre, septembre est généralement beau.

Le canton de Vaud a, lui, les villages célèbres de Bex,
de Lavey et d'Yverdon.

A une altitude d'environ 426 mètres, dans la vallée
du Rhône, au milieu des vergers et des prairies, Bex,
adossée à de hautes montagnes qui brisent les vents, a
un climat doux et sédatif, un peu chaud en été, mais
tempéré néanmoins par la fraîcheur du matin et du

soir. En automne, le village se vêt d'un charme incomparable. Ses eaux chlorurées sodiques froides (15 0/0 de chlorure de sodium) sont employées pour les bains salins ordinaires et différentes médications hydrothérapiques. Sous une forme diluée, on peut les prescrire en boisson. Les malades particulièrement justiciables de ces eaux sont les sujets scrofuleux avec tendances catarrhales.

Sur la rive droite du Rhône, au pied d'une haute montagne, Lavey a un climat doux, chaud en été, mais tempéré par une brise régulière qui souffle chaque jour de beau temps de dix à quatre heures, en s'élevant le long des parois de la montagne. Ses eaux thermales (39° à 48°), légèrement sulfureuses, sont surtout utilisées contre le rhumatisme et la scrofule chez les enfants, et aussi contre le rhumatisme et les maladies chroniques de la peau chez les adultes.

Yverdon, à l'extrémité sud du lac de Neufchatel, a des eaux sulfureuses très légèrement minéralisées.

Le canton de Berne compte aussi plusieurs stations minérales : Weissenbourg, Blumenstein, Gurnigel, Heustrich, La Lenk.

C'est dans un vallon très étroit qui débouche dans la vallée du Simmenthal qu'on vient prendre les eaux sulfatées calciques de Weissenbourg. La végétation y est dense ; il n'y a ni poussière, ni vents, si ce n'est une petite brise qui rafraîchit la vallée toute imprégnée des émanations aromatiques des forêts environnantes. La douceur du climat, l'influence sédative du site exercent, assure-t-on, les plus heureux effets sur les affections des organes respiratoires et en particulier sur la tuberculose au début.

A une altitude de 1155 mètres, près d'une immense forêt de pins, sur le versant nord du Gurnigelberg d'où l'on a une vue étendue sur les montagnes du Jura, Gurnigel a deux sources hydro-sulfurées sulfatées calciques froides que l'on prescrit avec succès en boisson, bains, douches, pulvérisations dans les affections du tube digestif.

Heustrich est situé sur les dernières pentes du flanc oriental du mont Niesen, d'où l'on voit le Blumlisalp avec son étincelante crinière de neige et de glaçons. Le climat est chaud en été, variable, mais doux et sédatif. Ses eaux sulfureuses alcalines froides sont également recommandées dans les affections de l'estomac et aussi dans les affections catarrhales des voies respiratoires.

A la base de l'Hohliebe, dans une vallée peu élevée et bien abritée, où l'on respire un air pur, La Lenk possède deux sources sulfatées calciques froides dont les eaux sont employées contre le catarrhe chronique de la gorge et des organes respiratoires.

L'Argovie est un des cantons les plus riches en stations minérales : Baden, Birmenstorf, Willdeg, Schinznach, Rheinfelden.

Au centre d'une cuvette formée par des montagnes peu élevées, dans un pays fertile, couvert de prairies et de vignes, Baden voit jaillir sur la rive droite de la Limmat, dix-huit sources d'eaux hydro-sulfurées calciques chaudes que l'on recommande tout spécialement aux gouteux et aux rhumatisants.

Produit de lixiviation de roches gypseuses, l'eau sulfatée magnésienne de Birmenstorff est un purgatif sûr et efficace à faible dose et qu'on exporte, tandis qu'on vient prendre sur place les eaux hydrosulfurées calciques chaudes de Schinznach qui se mire dans l'Aar, eaux qu'on recommande surtout contre les affections de la peau et la syphilis.

A quelques kilomètres de Bâle, raffraîchie par le puissant courant du Rhin sur la rive gauche duquel elle repose, Rheinfelden a des eaux chaudes et sodiques très concentrées qu'on prescrit sous forme de bains dans le traitement de bon nombre d'états anémiques qui exigent un traitement stimulant, chez les enfants scrofuleux et lymphatiques.

L'eau de Wildegg, dans le voisinage de Schinznach, a à peu près les mêmes propriétés que celle de cette dernière localité, sauf qu'elle est légèrement bromo-iodurée; comme celle de Birmenstorff elle est exportée et s'emploie en boisson contre la scrofule, l'ozène, le goître, la syphilis et certaines affections de la peau.

Les eaux de Schœnbrunn, dans le canton de Zug, sont aussi froides (17°) que pures. Le site accidenté où murmurent les ruisseaux descendus en cascatelles des proches collines, le climat doux et régulier, sans trop de chaleur en été et sans brouillard en automne, y attirent des gens malades ou bien portants qui viennent faire de l'hydrothérapie.

Dans le canton de Glaris, Stachelberg possède une source sulfureuse froide qui contient très peu d'hydrogène sulfuré.

Ragatz, dans le canton de Saint-Gall, à peu de distance de Coire, dans la vallée du Rhin, est assise au pied de hautes montagnes boisées, à une altitude de 521 mètres, sur les deux rives de la Tamina. Ses eaux thermales, à peine minéralisées, sont amenées à Pfœfers. Ce sont des « thermes sylvestres » qu'on peut utiliser à l'une ou à l'autre station. Le climat de Ragatz est sédatif, mais variable et parfois très chaud ; celui de Pfœfers est plus frais.

Le pittoresque canton des Grisons où s'étagent les montagnes et les gorges de la froide Engadine, a des stations minérales très fréquentées et qui sont en même temps des stations d'altitude. Ainsi Saint-Moritz est situé à plus de dix-huit cents mètres d'altitude, dans la vallée de la Haute-Engadine. Ses trois sources ferrugineuses, très froides, jaillissent sur un plateau, entre le lac de Saint-Moritz et celui de Campfer. La vallée est en ce point resserrée entre de hautes montagnes boisées. La température y est basse en été : 9°,4 en juin, 11°,9 en juillet, 11° en août, 7°,3 en septembre. L'insolation y est vive, le soleil brûlant ; mais la température s'abaisse rapidement dès qu'il a cessé de briller. C'est, en somme, un climat d'altitude fortement excitant, caractérisé par la sécheresse et l'agitation de l'air. Les eaux de Saint-Moritz sont très froides, limpides, très agréables à boire, piquantes, d'un goût caractéristique. Elles sont faiblement ferrugineuses, mais, « par suite des avantages climatériques, disent H. et P. Weber, elles sont plus actives dans beaucoup de cas que des eaux plus fortes situées à une altitude moins élevée. D'autre part, il y a des malades nerveux, excitables, qui ne supportent pas l'altitude élevée et la sécheresse de l'air de Saint-Moritz ; les sujets anémiques atteints d'albuminurie ne supportent pas non plus ce climat. Pour les malades faibles ou dont le cœur est excitable, il est nécessaire de séjourner tout d'abord dans une station intermédiaire, à une altitude un peu moins élevée, telle que Churwalden, Parpan, Savognin, Bergün. »

Sur la route de Splügen à Bellinzona, à une altitude de 1621 mètres, San Bernardino a une source ferrugineuse terreuse gazeuse froide qui contient 0,035 pour mille de bicarbonate de fer.

Fidéris est également à une altitude qui dépasse mille mètres, dans une gorge étroite de la vallée du Prættigau. L'air y est calme, sans vents ni poussière. La chaleur de l'été est tempérée par les deux torrents qui roulent à ses pieds et par les forêts de hêtres et de sapins qui l'environnent. Les eaux de Fidéris sont des eaux ferrugineuses gazeuses faibles qui rentrent dans la catégorie des eaux de table. Son climat a une action autrement efficace et salutaire que celle de ses eaux.

Passug, à une altitude de plus de 800 mètres, a également des eaux de table froides, bicarbonatées sodiques et ferrugineuses, avec un climat tonique et fortifiant.

Sous le nom de Tarasp-Schuls on comprend généralement trois localités situées dans la vallée de la Basse-Engadine : le Kurhaus Tarasp, à 1185 mètres d'altitude, au bord de la rive gauche de l'Inn, dans un endroit encaissé, vis-à-vis de sources sulfatées ; le village de Schuls, à 1210 mètres d'altitude, sur le flanc nord de la vallée, dans une situation ouverte et ensoleillée ; le hameau de Vulpera, à 1275 mètres d''altitude, sur la rive droite de l'Inn, dans une position agreste et charmante, à la lisière des forêts. L'air est pur et vivifiant, le climat tonique, chaud au milieu du jour et frais la nuit. On compte à Tarasp-Schuls huit sources d'eau minérale froide : quatre fournissent une eau alcaline sulfatée, riche en bicarbonate et chlorure de sodium ; quatre autres fournissent une eau ferrugineuse gazeuse très minéralisée. On emploie l'eau alcaline sulfatée en boisson dans la constipation chronique, les hémorroïdes, la dyspepsie et le catarrhe intestinal chez les sujets robustes et pléthoriques, dans les cas de calculs biliaires, dans la glycosurie des sujets obèses. Quant à l'action des eaux ferrugineuses chez les anémiés et les débilités, elle est grandement favorisée par le climat alpin.

IV. — *Les stations d'altitude.*

Jean-Jacques Rousseau s'étonnait déjà que « les bains de l'air salutaire et bienfaisant des montagnes ne fussent pas un des grands remèdes de la médecine et de la morale ». Le vœu du grand écrivain est maintenant exaucé. Des milliers de citadins viennent chaque année fortifier la santé de leur corps, sinon leur morale, sur les montagnes ou dans les hautes vallées de la Suisse. Les simples touristes viennent visiter Bâle, riveraine du Rhin ; Zurich, l'Athènes helvétique, où la Limmat épanche des eaux vertes dans le cristal d'un lac d'une incomparable beauté ; Lucerne qui se mire dans la Reuss, au déversoire du lac des Quatre-Cantons ; Berne qui baigne son pied dans l'Aar ; Lausanne qui regarde le Léman du haut d'une ravissante colline ; Genève où le Rhône, torrent bleu, s'échappe d'un lac d'azur.

D'autres viennent chercher en Suisse un climat éminemment stimulant, réconfortant et tonique. Sur les hauteurs, en effet, la respiration est plus ample, la poitrine et les poumons se dilatent, l'appétit augmente, la digestion est plus rapide, la nutrition est plus active, les globules rouges du sang augmentent, grâce à la plus grande absorption d'oxygène, par suite de la diminution de la pression atmosphérique. « Les grandes altitudes, disent H. et P. Weber, peuvent être utiles aux malades atteints d'anémie cérébrale ou d'épuisement provenant de surmenage, de vie dans un air confiné, de manque d'exercice, de tracas, ou qui sont affectés d'atonie des différentes fonctions produite par ces causes ; elles conviennent aux convalescents de maladies aiguës, aux personnes atteintes d'affections paludéennes, de cachexie des pays chauds, de glycosurie chronique, de polyurie nerveuse (diabète insipide), dans certains cas d'asthme, de goitre exophtalmique, d'anémie sans complications, de tuberculose pulmonaire au début, de sueurs abondantes résultant de l'état de faiblesse de la peau. Ces localités pourtant, surtout celles qui sont très élevées, doivent être évitées par les malades atteints d'hypertrophie du cœur très prononcée, accompagnée ou non de lésions des valvules, de modifications athéromateuses et scléreuses du cœur et des artères, d'emphysème pulmonaire, d'albuminurie, d'excitabilité nerveuse et de folie ».

Nous n'énumérerons pas toutes les stations d'altitude de la Suisse où peuvent se rendre les valétudinaires. Elles sont nombreuses : nous en avons déjà cité quelques-unes dans le paragraphe précédent en étudiant les eaux minérales de la Suisse ; d'autres sont célèbres dans le monde entier : tel le Righi. « Grâce à son complet isolement, aux lacs et aux plaines qui le limitent à sa base, à l'hémicycle de cimes neigeuses qui l'entoure à l'est et au sud, le Righi est un admirable observatoire naturel, et c'est par dizaines de mille que les voyageurs s'y rendent chaque année pour contempler au soleil levant l'amphithéâtre des grands massifs et des chaînes secondaires. Tout un réseau de chemins de fer, d'une construction spéciale, a été tracé sur les escarpements et et permet, même aux invalides, de jouir des plus beaux points de vue ; en été, le sommet de cette montagne est plus animé que bien des villes et les fils télégraphiques tendus de ses hôtels aux cités d'un bas entretiennent une communication incessante entre les voyageurs et les gens de la plaine ». (E. Reclus).

Le Pilate, dont les deux pypamides aiguës se découpent dans le ciel au midi de Lucerne, est, lui aussi, devenu, grâce à son chemin de fer à crémaillière, un des belvédères les plus fréquentés du monde. Faut-il encore citer Lauterbrünnen, le pays des claires fontaines, Mürren et Wengernalp que domine :

> ... La Vierge immense, la Jungfrau
> Qui ne livre son front qu'aux baisers des étoiles ;

Grindelwald avec les hauteurs de la Scheidegg que domine toujours le front glacé de la Vierge, avec, perles d'argent à sa ceinture, les cimes neigeuses du Silberhorn et du Schneehorn ; et tant d'autres lieux connus où les valétudinaires peuvent venir respirer l'air vivifiant des monts, se griser de l'arôme subtil des forêts.

CHAPITRE IX

L'Allemagne

—

I. — *Alsace-Lorraine.*

L'Alsace-Lorraine possède des terres fertiles ; elle est embellie par la variété des côteaux et des vallées, des forêts et des prairies. Pourtant son climat, comparé à celui de la France, est extrême..

Les étés y sont chauds, froids les hivers, et la température y subit des variations soudaines et considérables. « Les vents réguliers y sont précisément ceux du chaud et du froid, c'est-à-dire les grands courants atmosphériques du nord-est et du sud-ouest, que l'avenue formée par les Vosges et la Forêt-Noire maintient dans leur direction normale ; mais dans les montagnes les alternances d'échauffement et de refroidissement, qui appellent et renvoient tour à tour les brises de la plaine, détournent les vents généraux et les font osciller en courants qui suivent les vallées perpendiculairement à l'axe de la chaîne ». (E. Reclus.)

Chaque année le thermomètre s'élève en moyenne à Strasbourg à 32°. Il descend rarement au-dessous de — 13° en hiver.

« En Alsace, dit C. Millot, la température du jour, depuis l'aurore jusqu'à une ou deux heures de l'après-midi, varie souvent de 20 degrés, surtout au commencement du printemps et en automne, quand le ciel est pur. Dans le courant d'avril, la baisse nocturne du thermomètre atteint au moins six degrés entre le coucher et le lever du soleil.

« La température diminue, dans les Vosges, en moyenne d'un degré pour 150 à 200 mètres d'élévation verticale ; mais, dans les montagnes, l'exposition influe d'une manière sensible sur le développement de la chaleur. De plus la diminution de la température entre les terres basses et les montagnes n'est pas égale en toutes saisons.

« Quand, vers la fin de l'automne, de froids brouillards pèsent sur la plaine du Rhin, et que les chaînes des Vosges et de la Forêt-Noire émergent du sein des brumes, semblables à deux îles aux contours accidentés, le soleil verse encore ses bienfaisants rayons sur les flancs des montagnes et les baigne de tièdes effluves. L'été est déjà loin, les arbres sont dépouillés, la terre n'a plus de moissons, mais les troupeaux paissent encore sur les versants de Hohroth, dans vals de la Fecht et sur les chaumes du lac Blanc ».

Les orages sont fréquents ; la grêle cause parfois de véritables désastres, et les pluies tombent en abondance dans les Vosges de Lorraine.

En résumé, l'Alsace a un climat continental : étés chauds, hivers froids, humidité de l'air modérée, pluie moins abondante que sur le versant lorrain.

Le climat de la Lorraine est également continental et

assez rude ; sur le plateau les arbres fruitiers fleurissent quinze jours plus tard que dans le val de la Moselle. La température s'abaisse en hiver à — 20° et elle monte en été à + 32°.

Parmi les sources minérales, on peut citer : les eaux chlorurées sodiques froides de Chatenois, dans la Basse-Alsace ; les eaux bicarbonatées sodiques gazeuses froides de Soultzmatt en Haute-Alsace ; enfin les eaux chlorurées sodiques de Sierck en Lorraine.

II. — *Vallée du Rhin.*

La vallée du Rhin participe du climat général de l'Allemagne : chauds étés, âpres hivers.

Suivons le noble fleuve, « Vater Rhein », qui sort de la Suisse tout gonflé de la fonte des glaciers. La première ville que l'on trouve sur sa rive gauche, au sortir du Boden-See, c'est Constance. Ce n'est pas plus que Lucerne une ville d'eau, mais néanmoins, tous les étés, comme à Lucerne, les étrangers viennent se reposer dans la contemplation de ses calmes paysages et des eaux limpides de son lac. Les villages de Meersburg et d'Ueberlingen, bien exposés au midi, sur la rive septentrionale du lac, l'île de Maineau se transforment dans la belle saison en caravansérail.

Après avoir passé à Schaffouse où il fait un saut formidable, après avoir longé les quais de Bâle dont s'enorgueillit la Suisse, le fleuve nous mène dans le grand duché de Bade.

Voici Fribourg en Brisgau avec son münster dont la flèche ajourée semble s'être élancée de terre d'un seul jet. En passant sur le pont de Kehl on aperçoit à travers un rideau d'arbres la flèche en grès rose de la cathédrale de Strasbourg.

Après la station d'Oos, un petit embranchement de la ligne de Bâle à Francfort conduit dans la forêt noire, à Baden-Baden. La ville est pittoresquement étagée sur les pentes, entourée de forêts de sapins. Quoique non complètement abritée du nord, son climat est doux ; le printemps y est précoce et l'été prolongé. Plus de vingt sources y versent des eaux chlorurées sodiques faibles dont la thermalité varie de 51° à 65°. On les emploie quelquefois en boisson, mais bien plus souvent sous forme de bains contre la goutte chronique, le rhumatisme, contre toutes les af   ons chroniques des os et des articulations.

Après Karlsruhe, qui est une ville élégante et propre, aux rues rectilignes, on passe à Heidelberg et à Mannheim, saine malgré les marécages qui l'entourent, villes situées à quelques kilomètres du fleuve, sur sa rive droite. Sur la rive gauche du fleuve, au nord de Landau, on vient en automne à Dürkheim, à Grünstadt, à Frankenthal, faire des cures de raisins.

Arrêtons-nous à Mayence et descendons le Mein jusqu'à Franckfort dont les habitants fréquentent la station thermale de Wilhemsbad, dans le voisinage de Hanau ; mais, à huit kilomètres seulement au nord de Mayence, est une station autrement célèbre et fréquentée : Wiesbaden, la capitale de l'ancien duché de Nassau. C'est une ville de repos et de guérison, agréablement située dans une vallée du versant méridional du Taunus, au milieu de collines qui forment un rempart contre la violence des vents. La température y est peu variable en été, mais la chaleur est forte. Les hivers y sont relativement doux et les malades y séjournent même en cette saison. Des eaux chlorurées sodiques chaudes jaillissent à Wiesbaden de vingt-trois sources dont la thermalité varie de 35° à 68°. On les emploie en bains, douches et boisson contre les affections catarrhales des diverses muqueuses, contre la scrofule, la goutte, la cystite, etc.

Wiesbaden n'est pas la seule station thermale du Taunus. Dans une brèche des montagnes qu'environnent de tous côtés des escarpements boisés, Schlangenbad ou « bain des serpents », ainsi nommé des inoffensives couleuvres qui se glissent parfois à côté des baigneurs, a un climat doux ; l'air y est pur et vif. Huit sources donnent des eaux thermales indifférentes, extrêmement onctueuses, riches, comme l'eau de pluie ou la rosée, en oxygène ou en azote. Elles sont sédatives en bains et conviennent surtout contre l'irritation nerveuse et toutes les formes du nervosisme. « Il n'y a peut-être aucune station, disent H. et P. Weber, qui exerce une influence aussi calmante sur le système nerveux. »

Langenschwalbach qui n'est qu'une longue et étroite rue encaissée dans une branche latérale de la vallée de l'Aar, a des eaux ferrugineuses assez pures, fortes et froides, avec excès d'acide carbonique libre, semblables à celles de Spa, mais sans trace d'hydrogène sulfuré. On les recommande contre l'anémie et la chlorose.

A l'est de Wiesbaden, dans la banlieue occidentale de Francfort, on peut encore mentionner : Hofheim ; Weilbach, qui possède deux sources, l'une, sulfureuse et faiblement minéralisée, que l'on conseille en boisson contre l'embonpoint et les hémorrhoïdes, l'autre, qui contient du chlorure et du bicarbonate de sodium, et dont on fait usage dans la goutte et quelques affections des voies urinaires ; Soden qui s'adosse aux montagnes du Taunus, sous un climat doux, égal, sédatif, et laisse jaillir vingt-quatre sources chlorurées dont les Allemands vantent la vertu contre les affections catarrhales des voies respiratoires et contre l'emphysème ; Königstein où l'on vient aussi faire des cures d'air.

Au milieu des hauteurs même du Taunus sourdent les eaux de Cronberg et de Cronthal, mais elles sont peu prisées ; les baigneurs, au contraire, se pressent, en été, dans les piscines de Hombourg Vor des Hœhe, au pied du versant méridional du Taunus où l'air est pur, sec, fortifiant. Les eaux de Hombourg sont des eaux chlorurées sodiques énergiques, altérantes, toniques par leur fer, et s'adressant surtout aux affections des viscères abdominaux.

A l'orient du Taunus, dans les campagnes de la Wettereau, coulent plusieurs autres fontaines salines, à Nauheim, Wisselmsheim, Schwalheim, Salzhausen. Les eaux de Nauheim réunissent trois facteurs utiles : chaleur, acide carbonique, chlorures. On les emploie en bains surtout et avant tout contre la scrofule.

Revenons au Rhin. Sur les coteaux qui se mirent dans ses eaux croissent les vignes qui donnent les vins pétillants, au goût d'ardoise, les vins d'Eberbach et de Vollrath, de Johannisberg et de Rüdesheim, de Bingen et d'Assmannshausen où jaillit une source chlorurée alcaline tiède, faiblement minéralisée.

Plus bas, sur la rive gauche du fleuve, en remontant un peu la Nahe, on rencontre, au milieu de collines où la vigne accroche ses pampres joyeux, Kreuznach où jaillissent trois sources chlorurées sodiques que l'on utilise spécialement contre la scrofule. « Le territoire de Kreuznach est un des plus riches en ruines pittoresques du moyen âge : chaque promontoire des bords de la Nahe porte son vieux château, d'où quelque seigneur de la lignée des « comtes sauvages » épiait autrefois l'horizon ». (E. Reclus.)

A droite du fleuve, un peu plus bas, sur la Lahn, au pied du versant nord du massif montagneux du Taunus, Ems, où il fait souvent trop chaud en été, est une des stations les plus fréquentées de l'Allemagne. Ses eaux bicarbonatées chlorurées chaudes sont employées en boisson, en bains, en inhalations, surtout contre les affections des voies aériennes. Le climat d'Ems n'est pas non plus sans efficacité : il est doux, sédatif, humide.

A Coblentz, le Rhin s'enfle des eaux de la Moselle qui, jusqu'à Trèves, où les pèlerins viennent contempler la « Sainte Tunique de notre Seigneur », rivale de celle d'Argenteuil, porte sur ses bords les fameux vignobles produisant le Moselwein qui donne de si douces et si gaies ivresses à qui sait le boire.

Après Cologne qui s'énorgueillit justement de la splendeur de son « Dom », après Düsseldorf coupée de parcs et de jardins pleins d'ombre, le fleuve tutélaire de l'Allemagne ne baigne plus dans l'empire qu'une ville, Emmerich, à l'ouest de laquelle s'élève, sur un promontoire, Clèves d'où l'on vit descendre, sur un esquif doré, le chevalier mystérieux qui disparut quand sa fiancée commit l'imprudence de lui demander son nom. Les Hollandais viennent en grand nombre villégiaturer à Clèves. Du haut de sa colline ils voient au loin le Rhin et la Meuse serpenter entre les villes éparses dans la plaine.

Dans une vallée fertile entourée de collines aux pentes douces, Aix-la-Chapelle, outre sa basilique et les reliques de « Charles à la barbe chenue », compte plusieurs sources thermales que prisaient déjà les Romains et qui, en 756, reçurent la visite de Pépin-le-Bref. Maintenant ce sont surtout les syphilitiques qui y affluent, car les médecins d'Aix se sont acquis une réputation méritée dans la cure de cette maladie. On soigne aussi à Aix les maladies de peau chroniques. Le climat y est modérément humide et la moyenne de la température y est plus élevée en hiver et plus basse en été qu'à Berlin.

III. — *Würtemberg.*

Le Würtemberg a un climat presque identique à celui de la Suisse. S'il est moins élevé en général que la plaine helvétique, il est en moyenne de deux degrés de latitude plus voisin du pôle. La température moyenne de Stuttgart est d'un peu plus de dix degrés, alors que celle de Bâle est d'un peu plus de neuf degrés et demi.

J'ai rarement vu ville située dans un plus agréable site que Stuttgart. Les Würtembourgeois l'appellent avec raison un « paradis ». Son faubourg de Cannstadt, où se pressent les valétudinaires, a des eaux chlorurées terreuses tièdes, assez riches en acide carbonique, et que l'on utilise en boisson et en bains dans les affections catarrhales des organes digestifs et respiratoires.

Dans le voisinage de Stuttgart, les coteaux d'Esslingen portent les vignobles dont les produits servent à fabriquer « le champagne d'Esslingen », malfaisant comme tous les vins champagnisés.

Près du confluent de l'Enz et du Neckar, dans la pittoresque et étroite vallée de l'Enz, Wildbad où le climat est tempéré, l'air pur, les vents rares, a plusieurs sources d'eaux thermales simples que l'on emploie dans les affections nerveuses.

Egalement sur le Neckar, Heilbronn, la « ville des fleurs », « la fontaine du salut », doit un peu de sa réputation à la source thermale qui jaillit sous l'autel même d'une de ses églises.

A l'orient de Heilbronn, dans la vallée de la Kocker, Hall, à environ trois cents mètres d'altitude, utilise une source d'eau chlorurée sodique.

IV. — *Bavière.*

Le climat de la Bavière est continental et froid pour la latitude; il est plus rude que celui de la plaine de l'Allemagne du nord, ce qui tient à l'altitude moyenne du sol. La température moyenne annuelle est de $+ 7^o,2$ à Kempten, de $+ 7^o,4$ à Munich, de $+ 8^o$ à Nuremberg ; elle atteint tout près de $+ 9^o$ à Lindau, sur le lac de Constance, et à Würtzbourg ; dans le Palatinat rhénan elle est de $+ 10^o$.

Si la Bavière comprend les plus riches plaines de l'Allemagne, si elle a dans ses Alpes des monts qui se mirent dans l'eau limpide et verte des lacs, comme le Kœnigsee, des cascades qui brillent à travers le feuillage, elle a aussi sur les hauteurs de Berchtesgaden, ses goîtreux et ses crétins misérables, et, dans les montagnes du Fichtelgebirge, des villages insalubres où croupit une population malheureuse. Pourtant, de nos jours, on draine et on dessèche les lacs et les marais de la Haute-Bavière qui se trouve ainsi assainie et voit de beaux et heureux villages s'aligner là où se groupaient les huttes d'autrefois, malgré la froideur et l'inégalité du climat.

La capitale de la Bavière, Münich, est comme le reflet et le résumé de toute la contrée. Elle est bâtie sur un sol humide, au bord du torrentueux Isar ; de vastes marais l'environnent ; ses horizons sont monotones ; son climat est âpre et humide. Mais l'industrie des hommes en a fait une ville de temples, de palais et de musées où tous les styles se coudoient. Et Münich, dans les vapeurs de sa bière délicieuse, apparaît ainsi comme une ville opulente et heureuse. « Pendant la belle saison, dit E. Reclus, Münich a des faubourgs temporaires : ce sont les petites villes et les villages des Alpes, Sternberg et Tegernsee au bord de leurs lacs charmants, Partenkirchen dans la haute vallée de la Loisach, Berchtesgaden, Reichenhall, et les autres stations balnéaires des environs de Salzbourg, situées autour de l'Untersberg, montagne dont les carrières ont fourni les matériaux nécessaires à la construction des grands édifices de Münich ».

Berchetesgaden est plutôt fréquenté comme sanatorium d'été que pour ses bains d'eaux salines. Reichenhall est également une station climatérique d'été, au bord de la Salzbach, dans une vallée pittoresque, entourée de trois côtés de hautes montagnes boisées. On utilise en bains ses eaux chlorurées sodiques.

Kissingen est située dans la verte vallée de la Saale, au milieu de coteaux plantés de vignes et de bois. Le climat y est tempéré et Labat l'a comparé à celui des environs de Paris. On peut y faire la « cure de terrain », consistant en montées et descentes convenablement graduées. Les sources de Kissingen donnent des eaux chlorurées sodiques carbo-gazeuses froides. Elles sont limpides, inodores, d'un goût salé et piquant. On les emploie en boisson et aussi en bains chez les sujets à la nutrition faible et languissante et que l'on désire tonifier. On les emploie aussi contre les hémorrhoïdes et la constipation, le catarrhe de l'estomac ou de l'intestin, avec ou sans tendance à la diarrhée, contre les affections goutteuses et rhumatismales, contre les troubles nerveux fonctionnels, surtout quands ils ont pour point de départ l'anémie et la scrofule.

Enfin Würzbourg, la ville la plus populeuse de la Franconie, dans la région la plus chaude de l'Allemagne, est fréquentée, pour la douceur du climat, par nombre de surmenés et de surremplis qui viennent y faire des cures diététiques.

V. — *Hesse et Thuringe.*

Sur toute la froide Thuringe, planent les fables et les légendes ; un mystère environne chaque chose. « C'est en Thuringe que l'on entend et que l'on voit la nuit passer les chasseurs sauvages, fuyant en longues bandes, mêlées aux nuées du ciel ». Aussi les monts du Harz attirent chaque été les gens des villes qui viennent y « respirer l'air pur des sommets et contempler l'immense horizon qui s'étend au loin vers la mer du Nord. »

Dans le duché de Saxe-Meiningen, dans le voisinage du Thuringwald, Liebenstein, grâce à ses eaux ferrugineuses et chlorurées froides, est un des sites les plus fréquentés de la Thuringe et l'un des grands centres d'excursions vers l'Inselsberg et les autres montagnes de la contrée.

Sur le territoire de la Hesse, dans une vallée que ferment des collines de hêtres, Pyrmont possède des eaux ferrugineuses très gazeuses et des eaux chlorurées sodiques froides. Malgré la rudesse du climat et l'humidité de l'air, les anémiés et les névropathes y accourent de toutes les provinces de l'Allemagne.

VI. — *Hanovre et Brunswick.*

Dans cette région bien peu de villes nous intéressent. Citons pourtant : Paderborn, cité qui naquit autour de l'église bâtie par Charlemagne et dont les eaux jaillissantes attirent les curieux ; Oeynhausen, dans une large et fertile vallée de la Werre, avec trois sources chlorurées que l'on emploie dans le traitement des maladies de cœur.

Quant à la ville de Hanovre même, ses rues somptueuses s'alignent larges et bien aérées, et les campagnes environnantes, jadis marécageuses et insalubres, ont été desséchées et transformées en terrains de culture.

VII. — *Saxe*.

Le climat, doux dans les vallées, devient âpre sur l'Erzgebirge. La température moyenne annuelle est de + 8°,5 à Leipzig et à Dresde ; elle n'est plus que de + 4°, 6 à Oberwiesenthal, à 927 mètres d'altitude.

La Saxe, qui a occupé jadis une si grande partie de l'Allemagne et y a joué un si grand rôle, n'est plus maintenant qu'un petit royaume. Les touristes viennent y visiter Dresde, « la cité la plus agréable de l'Allemagne par ses musées, ses richesses artistiques de toute espèce, les mœurs de ses habitants », et Schandau qui est le centre des excursions dans la « Suisse saxonne ».

Les habitants de Dresde viennent villégiaturer, sur les bords de l'Elbe, à Tharandt où jaillissent des sources d'eaux minérales, et à Lœschwitz où l'on a installé un sanatorium pour tuberculeux.

La trichinose qui est répandue dans toute l'Allemagne est particulièrement fréquente en Saxe.

VIII. — *Prusse*.

Au milieu de cette vaste et rude contrée, Berlin, ville de soldats et de gendarmes, s'agite, morne et triste, au bord de la Sprée, lugubre rivière qui ressemble infiniment plus à un égout qu'à un fleuve. En effet, « l'Athènes de la Sprée » élève ses constructions prétentieuses et banales au milieu d'une plaine monotone de sables, de landes, de marais. « Des arbres sans vigueur penchés au-dessus de mares boueuses, des prairies humides où les crapauds sautillent par millions, de petites dunes, des broussailles grisâtres à demi ensevelies dans le sol mouvant, des chemins noirs de fange ou blancs de poussière suivant les saisons, des cabanes délabrées où perche la cigogne, voilà les traits des paysages que l'on a sous les yeux, quand on approche de la ville par d'autres chemins que les voies royales entrenues à grands frais ». (E. Reclus).

A Berlin la température moyenne annuelle est de + 8°, 9.

Postdam elle-même, malgré ses parcs et ses châteaux, est triste et silencieuse. On n'y entend que le bruit des talons des soldats prussiens qui marquent le pas et frappent en cadence le pavé des rues désertes.

Parmi les stations minérales les plus fréquentées, on peut citer, dans la Silésie prussienne : Altwasser, Charlottenbrunn, Ober-Salzbrunn. Les touristes y viennent aussi pour visiter les hautes cimes environnantes: Monts-des-Géants, Eulengebirge, Heuscheuer.

Le littoral de la mer du Nord et de la Baltique a un climat moins âpre que celui du reste de la Prusse et les médecins allemands affirment qu'il y existe des endroits parfaitement aptes à servir des stations hivernales. Le vent du nord y serait peu redoutable et la côte est protégée par les falaises contre le vent d'est. Souvent on entend hurler le vent en haut; les arbres, au sommet des montagnes, se courbent; et en bas il n'y a pas un souffle; la mer est calme et unie. Grâce aux oscillations minima de la température quotidienne, les malades peuvent passer la plus grande partie de la journée en plein air. Ainsi le village de Cranz est très fréquenté par les habitants de Kœnigsberg.

L'île d'Helgoland participe des mêmes conditions de température que le littoral. En été les maxima de température y sont plus bas que dans les autres stations de la mer du Nord; à la fin de l'automne c'est le contraire; Helgoland a alors une moyenne beaucoup plus élevée; il y fait plus chaud même qu'à Montreux et Lugano. L'air y est particulièrement chargé d'ozone et la tuberculose y est très rare.

CHAPITRE X

L'Autriche-Hongrie.

—

I. — *Autriche.*

Du haut de la tour de la cathédrale Saint-Etienne de
Vienne, le regard non seulement domine la ville entière,
mais embrasse par un temps clair toute la haute et la
basse Autriche, des monts du Tyrol et de la Styrie jusqu'aux Carpathes et aux collines de la Moravie. Vienne,
qui est au centre de cette plaine et en quelque sorte la
résume, jouit d'une température presque méridionale,
grâce aux vents tièdes qui soufflent de l'Adriatique par
les brèches peu élevées des Alpes orientales. La température moyenne de l'année y est de + 9°,2. Mais si, quittant la plaine autrichienne proprement dite où coule le
Danube, on se dirige vers les Alpes autrichiennes, en
Styrie et en Carynthie, surtout dans le Tyrol, le climat
varie à l'infini suivant l'altitude et l'exposition. Certaines vallées, bien abritées, ont un climat d'une douceur et d'une uniformité qu'on ne rencontre que sur le
littoral italien, par exemple, tandis que d'autres pentes,

tournées vers le nord, n'ont qu'une température très faible et de rigoureux hivers.

Après cette rapide climatologie à vol d'oiseau, jetons un coup d'œil sur les villes. Arrêtons-nous d'abord un instant à Vienne.

Depuis quelques années, la vieille capitale des majestés très catholiques s'est singulièrement assainie. En même temps que des monuments grandioses surgissaient de toutes parts sur le Ring, un acqueduc lui amenait les eaux recueillies sur les pentes du Schneeberg, remplaçant ainsi les eaux des puits que remplissaient les infiltrations du Danube. Il est peu de capitales européennes où j'aie bu une eau aussi pure et aussi exquise qu'à Vienne.

A une heure de Vienne avec le chemin de fer, à la base orientale du Wienerwald, à 213 mètres d'altitude, Baden a des eaux thermales sulfurées terreuses que l'on emploie en bains contre la goutte chronique, les affections articulaires de nature rhumatismale, le rhumatisme articulaire, la scrofule, et les maladies chroniques de la peau. Les Viennois y viennent du 15 mai au 15 octobre.

Près de Salzbourg sont les bains si fréquentés de Gastein, avec tout près, les Hohe Tauern dont les grandes cimes sont gravies tous les ans par les touristes. « On ose même gravir le formidable pignon de neige surplombante que d'ordinaire le vent amasse sur l'arête aiguë du Grossvenediger ou grand vénitien. »

Le village de Gastein est situé à 960 mètres d'altitude, dans une vallée encaissée dans le massif des Alpes Noriques. Ses maisons s'étagent le long de pentes rapides. Le climat y est tempéré, car les hauts sommets qui l'environnent arrêtent les vents du Nord. La température moyenne est de + 10° en mai, de + 12° en juin, de + 13° en juillet, de + 16° en août. Mais on constate parfois de grandes variations de température et la neige n'est pas absolument rare en juillet et en août. Il faut compter vingt jours de pluie par mois.

Gastein possède dix-huit sources thermales, ayant une température qui va de 26° à 40°,95. Leurs eaux sont employées, surtout en bains, contre les paralysies, les maladies nerveuses, le rhumatisme.

Du 1er juin au 1er octobre, on va également à Ischl, entre Vienne et Salzbourg, à la jonction du Traun et de l'Ischl, aussi bien pour la douceur et l'uniformité de son climat que pour ses eaux chlorurées sodiques qu'on recommande pourtant dans la phtisie et la scrofule.

En Styrie, les touristes affluent en été à Gratz dont l'horizon est limité par de belles montagnes boisées où s'étagent les châteaux, les villas, les ermitages.

Mais cette belle médaille a un revers. Les crétins et les goîtreux sont nombreux dans les Alpes autrichiennes, particulièrement dans la vallée de Platen, dans la Haute-Styrie, où il n'est pas rare de voir au moins un crétin dans chaque famille. « Accroupi près du foyer, dit E. Reclus, ce malheureux « fex » est un objet de pitié et en même temps d'une sorte de vénération : on voit en lui celui que « la providence divine» a choisi pour porter les péchés de ses parents et de ses frères ».

Dans le Tyrol, c'est peut-être Innsbruck qui voit le le plus de visiteurs. La ville étage ses maisons peintes dans un site admirable, au bord d'un fleuve aux eaux rapides et frémissantes.

Et puis les eaux ferrugineuses sont abondantes dans le Tyrol, principalement dans la province de Trente : Levico, Rabbi, Roncegno.

Le village de Levico est situé à l'entrée de la belle vallée de Sugana, à une altitude de 518 mètres. Grâce à la protection des hautes montagnes le climat est doux, chaud en été. L'air y est pur, raffraîchi le matin et le soir par les brises qui descendent des montagnes. Levico possède des eaux froides contenant du sulfate de fer et de l'arsenic ; on les emploie en boisson pour les malades atteints d'anémie, de cachexie paludéenne, et à l'extérieur contre le catarrhe des organes génitaux de la femme.

Rabbi, qui est à une altitude de 1,250 mètres, possède deux sources ferrugineuses alcalines fortes.

Roncegno est un village situé également dans le val de Sugana, au pied de hautes montagnes qui brisent les vents et donnent à l'air qu'on y respire des qualités toniques et reconstituantes. Ses eaux ferrugineuses sulfatées arsénicales sont jaunâtres, d'un goût astringent ; néanmoins elles sont bien supportées même par les estomacs délicats. Elles conviennent dans l'anémie, la chlorose, les fièvres intermittentes, les affections nerveuses, principalement l'hystérie et la neurasthénie.

II. — *Bohême.*

Le climat de la Bohême est assez varié. Au centre et au midi, la température moyenne est de 7°,9, descendant en hiver à 1°,4, pour remonter en été à 20°. En somme, climat continental assez rude.

Au milieu de la Bohême, Prague, bâtie sur les collines des bords de la Moldau, élève ses tours et ses palais dans un site pittoresque et grandiose auquel les souvenirs historiques donnent un charme tout particulier. On ne manque pas de la visiter en venant prendre les eaux de Bohême : Teplitz, Carlsbad, Marienbad, Franzenbad, Bilin, où jaillissent les eaux de Sedlitz et de Pullna.

Carlsbad attire un nombre considérable de baigneurs
au pays des Tchèques. « C'est la plus célèbre ville de
bains de toute l'Europe centrale, dit E. Reclus ; elle est
aussi l'une de celles qui plaisent le plus par les charmes
du site et les agréments du séjour. La grande source qui
a fait naître la ville dans l'étroite vallée de la Tepl, est
elle-même une de ces curiosités naturelles comme on en
voit peu en dehors des contrées volcaniques : le jet
principal ou Sprudel, de plus de vingt litres à la seconde,
s'élance verticalement en s'entourant d'un nuage de vapeur qui va se perdre au loin dans l'atmosphère ; un
conduit ménagé dans le lit même de la rivière darde
l'eau thermale à plusieurs mètres de hauteur, et tout
autour se forme un piédestal de concrétions rougeâtres,
çà et là verdies par les algues. Autrefois des rochers fer-
maient la vallée du Tepl au-dessous du Sprudel, et les
eaux de la fontaine, retenues par le barrage, s'étalaient
en étang, ainsi que le prouvent les dépôts pierreux sur
lesquels sont bâties les maisons environnantes. La ville,
de forme serpentine comme la rivière qu'elle borde, se
prolonge à la distance de plusieurs kilomètres sur les
berges de la Tepl, projetant ses quartiers à droite et à
gauche dans les vallons latéraux et s'accroissant d'un
hotel, d'une villa, d'un pavillon, sur tous les ressauts
des collines boisées qui l'enferment. » Les eaux de Carlsbad sont bicarbonatées chlorurées sulfatées sodiques
chaudes. Elles jaillissent de sources très nombreuses
dont la principale est le Sprudel. Mais elles sont remarquablement similaires par leur composition, à ce point
qu'on suppose l'existence d'un grand réservoir naturel
situé dans les rochers sur lesquels la ville est bâtie et
d'où proviennent toutes les sources.

Les eaux de Carlsbad sont limpides, d'un goût salé
faible à chaud, comparé à un léger bouillon de poulet,

sans odeur. On les prend presque exclusivement en boisson contre l'hypertophie du foie, la gravelle, la goutte, le diabète.

Marienbad est située dans un site enchanteur. C'est un véritable parc autour duquel les maisons et les hôtels forment une ceinture. Des collines couronnées de sapins ferment ses horizons, collines pleines de sentiers qui sont des buts de promenades délicieuses. La moyenne de l'été est de 15°, mais les variations de température sont brusques. Les eaux de Marienbad, versées par des sources très nombreuses, toutes froides et gazeuses, sont limpides, inodores, d'un goût piquant, puis salé et ferrugineux ; ce sont des eaux bicarbonatées chlorurées sulfatées sodiques. On les emploie en bains, en douches, mais surtout en boisson. On les conseille dans les engorgements du foie, dans la gravelle, la goutte, l'obésité.

Franzensbad, près Eger, sur le versant méridional des montagnes de l'Erzegebirge, apparaît sur un plateau entrecoupé de collines où il fait frais le matin et le soir, chaud au milieu du jour, avec une moyenne de température estivale de 15°. Les douze sources versent des eaux fraîches, piquantes, d'un goût salin, parfois atramentaire ; elles sont bicarbonatées chlorurées sulfatées. Leurs indications sont nombreuses : constipation opiniâtre, inertie des viscères du bas-ventre, anémie, chlorose, catarrhes chroniques, scrofules, hypertrophies du foie et de la rate.

Teplitz-Schœnau est la plus ancienne station thermale de Bohême. Les deux villages sont situés dans une large vallée, entre les prolongements de l'Erzgebirge et du Mittelgebirge. Leurs onze sources thermales, d'une minéralisation très faible, ont une température qui varie de 28° à 49°. On envoie s'y baigner surtout les rhumatisants et les paralytiques.

Bilin a une source d'eau alcaline froide, riche en acide carbonique. Mais il doit plutôt sa célébrité aux deux villages voisins de Sedlitz et de Püllna dont les eaux exportées servent à déblayer et à laver les intestins encombrés d'un nombre considérable d'Européens. On peut dire que Sedlitz et Püllna font marcher toute l'Europe.

III. — *Hongrie.*

Le climat de la Hongrie est très divers suivant les différentes régions. Il est tempéré dans la région des lacs. La vigne, sur les bords du lac Balaton, donne un jus délicieux. Le même climat devient presque extrême dans l'Alföld. En effet, la plaine magyare a une température relativement basse avec des alternatives soudaines de froid et de chaleur. Le thermomètre y fait quelquefois des écarts de 20 à 25 degrés en quelques heures. On peut noter + 4° le matin et + 45° dans l'après-midi du même jour. Un vent glacial peut parfois souffler en plein été alors que d'autres fois une tiède haleine fait des matins de décembre des matinées de printemps. Il n'est pas rare non plus d'y voir des vents d'une extrême violence soulever en tourbillonnant la neige ou la poussière de la puszta.

« Le climat général de la Hongrie est bien, de toute l'Europe ciscarpatienne, celui qui présente le caractère le plus continental et le plus extrême. D'après quelques hygiénistes, la fièvre dite hongroise, qui a si souvent décimé les armées d'invasion et qui fait tant de ravages parmi les immigrants étrangers, serait causée, non par les miasmes des marécages, mais par les brusques changements de température. Les habitants du pays savent se prémunir contre ces transitions soudaines. » (E. Reclus).

Quand on arrive à Buda-Pesth on ne peut qu'admirer ses monuments somptueux, son beau et grand fleuve qui baigne l'île de Marguerite, toute vêtue d'arbres et de fleurs en été, la colline de Bude, antique acropole de la cité. Mais les brusques oscillations du climat et aussi la misère en font une des villes d'Europe où la mortalité est la plus élevée.

La Hongrie paie un lourd tribut à la malaria. Au sud des Carpathes s'étend une vaste plaine qui est l'une des plus mal famées de l'Europe.

A l'est de la pustza magyare où, sur les terres sablonneuses aux rares gazons, on voit blondir les moissons, dans l'angle aigu que forment par leur rebroussement les Carpathes de Roumanie, est une plaine tourmentée, chaos de vallées et de massifs : c'est la Transylvanie. Dans les hautes plaines le climat est froid et la température baisse dès le mois de septembre. Il y pleut et il y neige beaucoup ; les nuages et les brouillards y obscurcissent fréquemment le ciel qui ne présente de durables éclaircies qu'en automne. C'est aussi un climat venteux. Les vents d'ouest dominent. Quelquefois un vent venu du nord-est pénètre dans les plaines du sud et les parcoure dans toute leur étendue avec tant de furie qu'il renverse des voitures chargées, enlève dans les villes les toits des maisons, et force les voyageurs qui se mettent en route à regagner au plus tôt leurs demeures. Il règne surtout en automne et en hiver, soufflant avec une intensité continue pendant des périodes de trois, de huit ou de quinze jours.

La Hongrie possède un très grand nombre de sources thermales et minérales.

Buda-Pesth même possède au moins six grands établissements balnéaires avec des eaux thermales indifférentes ou faiblement minéralisées et aussi des eaux thermales sulfureuses. Il y a dans la charmante île Marguerite un bel établissement de bains qu'alimente une source thermale. Bude a encore, outre ces sources thermales très efficaces et très fréquentées, des établissements de bains peu recommandables aux malades, dont de jeunes et plantureuses hongroises sont les nymphes et les naïades peu farouches.

Aux environs d'Ofen sont des sources froides d'eau salée qu'on exporte dans le monde entier, comme celles d'Hunyadi Janos et de Franz-Joseph.

Dans le nord de la Hongrie les sources sont particulièrement nombreuses : Trencsen-Teplicz avec des eaux sulfurées calciques ayant une température de 37° à 42° ; Csiz, dans la vallée de la Rima, dont l'eau chlorurée contient une proportion notable d'iode et de brôme ; Also-Sebes, au milieu des Carpathes, non loin de la Galicie, dont les eaux également chlorurées contiennent un peu de bicarbonate de fer ; Korytnyicza, avec des eaux bicarbonatées ferrugineuses froides et gazeuses ; Stubnya, avec une source d'eau carbonatée calcique d'une thermalité de 42° à 46° ; Bartfa qui ne possède pas moins de douze sources d'eaux ferrugineuses chlorurées alcalines gazeuses froides et contenant une petite proportion d'iodure de sodium ; Postyen, dont l'eau sulfurée calcique a une thermalité de 60° ; Szliacs, avec des eaux sulfatées ferrugineuses d'une thermalité peu élevée ; Szkleno, au fond d'une vallée boisée, et dont les eaux thermales (37° à 53°) ressemblent à celles de Loèche-les-Bains et contiennent deux pour mille de sulfate de calcium ; Vihnya, dont les eaux carbonatées ferrugineuses atteignent environ 38° ; Szobrancs, dont les eaux chlorurées sodiques froides sont employées en bains et aussi sous forme de boues ; Tarsca, dont les eaux sulfatées ferrugineuses froides sont employées de la même façon ; enfin, sur le versant sud du Tatra, les trois villages de Tatrafüred, qui possèdent des sources gazeuses employées comme eaux de table et pour bains effervescents.

Les environs de Füred sont charmants et sont parcourus par une foule de touristes |pendant les mois chauds de l'été. Une vieille abbaye, plantée sur un promontoire qui s'avance au sein du lac, lance vers le ciel deux clochers hardis ; à ses pieds un gai village de pêcheurs se pose au bord du lac. Dans le voisinage un écho d'une rare pureté redit tous les bruits de la campagne.

Près du lac Balaton, à une altitude de 150 mètres, dans une belle position sur le Plattensee, la ville de Balaton-Füred a des eaux très faiblement minéralisées dont les Hongrois vantent la vertu contre les rhumatismes et les anémies.

Au centre de la Hongrie, Nagy-Varad possède deux établissements thermaux avec des eaux bicarbonatées sulfatées calciques.

En Slavonie on recommande aux malades Daruvar et Lipik. Daruvar a trois sources d'eaux sulfatées calciques dont la thermalité varie de 42° à 46°. Lipik a des eaux chlorurées alcalines faibles dont la température s'élève à 64°.

Au sud de la Hongrie on peut citer les bains et piscines d'Harkany d'où se dégage un gaz inflammable, le sulfure de carbonyl, et surtout, près de Mehadia, dans la romantique vallée de Czœrna, les thermes d'Hercules-Fürdo dont les eaux sulfureuses chlorurées sont employées intus et extra. Le soufre y est contenu sous forme d'hydrogène sulfuré et une source en renferme, dit-on, jusqu'à 42 volumes par mille.

On compte en Transylvanie un nombre considérable

de sources minérales. Dans toutes les vallées du plateau oriental elles jaillissent de tous côtés.

Dans la région de la haute Aluta, dans le voisinage du Budoshegy ou « montagne puante », s'étendent de vastes dépôts de soufre et de ses rochers mêmes s'échappent par deux fissures du gaz sulfureux.

A Vajnafalva, quartier du grand bourg de Kovaszna, l'acide carbonique s'échappe du sol en si grande abondance que les caves en sont remplies.

On envoie dans ces régions des malades se soumettre à l'action curative du gaz carbonique. Pendant que leur corps baigne dans le gaz, ils doivent maintenir leur tête hors de l'étuve.

Citons parmi les stations les plus fréquentées de la Transylvanie: Elopatakh, dans une vallée agréable et bien abritée, à une altitude de 620 mètres, avec des sources d'eaux froides ferrugineuses alcalines fortes, riches en acide carbonique libre ; Tusnad où jaillissent huit à dix sources d'eaux bicarbonatées chlorurées ferrugineuses gazeuses ; Baassen dont les eaux chlorurées contiennent de petites quantités d'iodure et de bromure de sodium et sont très riches en acide carbonique.

IV. — *Pologne Autrichienne.*

Les vents pluvieux qui vont de l'Atlantique et de la mer du Nord vers le Pont Euxin déversent une grande partie de leurs eaux sur la Galicie qui est pourtant un pays vraiment continental par ses extrêmes de température. Le plateau de la Podolie la protège peu contre les vents venus de la mer Glaciale tandis que le rempart des Carpathes arrête les vents tièdes de la Méditerranée. Aussi les chaleurs sont très fortes en été, et les froids redou-

tables en hiver. A Tarnopol, dans les collines de Podolie, la température moyenne se maintient durant cinq
mois au-dessous de zéro.

Cracovie est d'une malpropreté toute orientale. Je
n'ai vu nulle part, même à Jérusalem, de Juifs plus
crasseux : leur incomparable malpropreté encrasse toute
la ville, comme les fumées d'une usine noircissent tout
un district.

Les habitants de cet âpre pays sont habituellement
robustes. Pourtant chez les Mazures, Polonais qui habitent la plaine au pied des Carpathes et le long de la Vis-
tule, sévit la plique polonaise qu'il faut attribuer aux
privations autant qu'à la malpropreté.

Les sources thermales et minérales sont nombreuses
en Galicie : Szczawnica, sur la pente septentrionale des
Carpathes, à 517 mètres d'altitude, avec des sources
chlorurées alcalines froides, riches en acide carbonique ;
Krynica, également dans les Carpathes, à une altitude
d'environ 608 mètres, avec des eaux ferrugineuses alcalines terreuses gazeuses ; Iwonicz, sur les confins de la
Hongrie, qui possède une source d'eau saline iodo-bro-
murée, muriatique froide.

Dans la Bukovine, qui participe du climat de la Galicie
et qui en est comme le prolongement, E. Ludwig vante
la station thermale de Dorna-Watra, située près de la
frontière roumaine, au confluent de la Bristzitz et de la
Dorna, à une altitude de 789 mètres. Cinq sources y
versent des eaux acidulées ferrugineuses qui contiennent
une grande quantité de bicarbonate de fer et une quantité modérée d'acide carbonique.

V. — *Croatie.*

La Croatie s'étend sur le cours moyen et au midi de la Save jusqu'à la mer Adriatique qu'elle borde tout le long du rivage oriental de Quarnero. Etranglée d'abord entre la Carniole et la Bosnie, elle s'allonge considérablement du nord au sud, dans le voisinage de la mer.

Sur les pentes froides et âpres des Alpes règne un climat rigoureux, tandis que les régions de la basse Save et du Danube, « cette humide Mésopotamie sirmienne », jouissent d'un climat beaucoup plus tempéré.

Si Agram est une ville propre, saine et charmante, il n'en est pas moins vrai que les bords de la Save sont des plus malsains, infectés qu'ils sont par la malaria. « Sur trois riverains de la Save on compte un malade, dit E. Reclus, avec quelque exagération peut-être, et les enfants naissent avec la rate déjà gonflée, atteints du mal qui les emportera tôt ou tard ».

On cite en Croatie les eaux thermales de Krapina-Teplicz et celles de Topüsko dont la température atteint 50° à 57°.

VI. — *Adriatique Autrichien.*

L'Istrie et la Dalmatie ont le climat de l'Italie. « L'extrémité méridionale de l'Illyrie autrichienne est à peu près sous la même latitude que Rome, et la longue extension de l'Adriatique vers le nord-ouest donne une flore méditerranéenne à toute la province du littoral : à deux degrés et demi plus au nord que la Provence et la Ligurie, les myrtes et les lauriers croissent à l'air libre sur les roches qui dominent les bouches du Timavo».

Dans les vallées dalmates, bien abritées au nord-est par les montagnes, les amandiers fleurissent en décembre. Les palmiers fleurissent dans les jardins de Raguse et j'en ai vu y porter des fruits qui, quelquefois, mûrissent.

Dans l'Istrie et la Dalmatie septentrionale, il se produit quelquefois en hiver de grands froids qui peuvent faire périr les oliviers. Je n'en ai presque pas vu aux environs de Trieste et de Zara où, en 1864, il neigea au mois d'avril.

Le sirocco souffle en Dalmatie ; mais, en passant sur la Méditerranée, il s'est chargé de vapeurs et il apporte avec lui la chaleur et les pluies. Si le ciel est d'une sérénité parfaite, en été, les pluies tombent avec fréquence et en abondance à l'automne et au printemps. Le bora qui souffle du nord est quelquefois d'une violence inouïe, s'engouffrant partout en tourbillons, culbutant tout sur son passage, glaçant les habitants dans leurs demeures. Lorsqu'il souffle au printemps, quand monte la sève, tous les champs sont brûlés.

Suivons maintenant la côte.

Voici d'abord Trieste dont le climat m'a paru peu agréable. J'y ai souffert en été d'une chaleur accablante et j'ai cru périr d'insolation sur la route grésillante de soleil qui longe la mer et conduit à Miramar. De plus, les variations de température sont très brusques. Au brûlant sirocco succède tout à coup un bora glacial. Mais, à côté de Trieste, Gorizia, où souffle peu le bora, est la Nice autrichienne ; ville de fleurs et de fruits, elle a un climat d'une grande régularité et d'une grande douceur.

Passons à Rovigno et à Pola, où une arène antique séduit par l'élégance de ses formes et la légèreté de ses ordres. Nous entrons dans le golfe de Quarnero, au fond duquel est Fiume, adossée aux grandes masses du plateau du Karst qui y plongent à pic. Le climat de Fiume est généralement très doux ; il n'est troublé que par les bouffées chaudes du sirocco qui alourdissent parfois l'atmosphère en été et par les rafales du bora qui descendent en hurlant des hauteurs du plateau Croate, à la fin de l'automne et pendant l'hiver. Les environs de Fiume deviendront certainement des lieux de guérison et de convalescence. « L'Abbazzia, qui est à dix minutes de Voloska, écrit V. Tissot, est un petit village tout rose, caché comme un nid dans les fleurs. Les médecins de Vienne y envoient les malades qui ne peuvent supporter le voyage de Menton ou d'Alger. »

Abritée par la paroi du Monte Maggiore contre les vents du nord, Abbazzia témoigne, en effet, par sa luxuriante végétation tropicale, de l'extrême douceur et de la stabilité de son climat.

Traversons vite le canal de Maltempo où le bora et le sirocco font rage tour à tour. Voici, bâtie sur une langue de terre qui s'avance dans la mer, la capitale de la Dalmatie autrichienne, la pittoresque Zara où l'on fabrique le marasquin avec les marasques ou fruits du prunus mascara, qui mûrissent dans les jardins des environs.

Après Sebenico aux rues étroites et tortueuses, on rencontre la petite ville de Trau dont le dôme est la merveille artistique de la Dalmatie. Le climat y est si doux que l'on trouve dans les jardins avoisinants des plantes des tropiques qui prospèrent en pleine terre.

Un peu plus bas, Spalato, la ville la plus importante de la Dalmatie, dans une situation admirable, est entourée d'une campagne ravissante, avec un climat doux et sain. Suffisamment abritée contre les vents du nord et du sud, la température y est toujours modérée.

Nous passons devant l'île de Brazza où l'on récolte au village de Neresi le vin de Vugava, une douce et généreuse liqueur que l'on a comparée au Tokai.

Lesina est une autre île enchanteresse. Abritée des vents du nord et du sud, elle jouit d'un climat d'une douceur et d'une régularité remarquable. Les plantes des tropiques, palmiers, cactus et figuiers de l'Inde y croissent en pleine terre. Les figues de Lésina ont une réputation méritée. J'en ai rarement mangé de meilleures.

Au sommet du delta marécageux formé par la Narenta est l'insalubre bourgade de Metkovitch. La Narenta n'est plus là le torrent impétueux qui bondit à travers l'Herzégovine ; elle coule lentement, s'étale en flaques saumâtres, s'attarde et se saigne en d'indolents ruisseaux où croissent les roseaux et d'où s'exhalent les miasmes paludéens. J'ai passé à Metkovitch, mais je me suis bien gardé d'y séjourner et de boire de son eau. Tous les habitants, avec leur teint terreux et anémié, ont l'air de grelotter de fièvre.

Après la presqu'île de Sabbioncello, toute plantée de vignes et d'oliviers, on entre dans la baie de Gravosa. De là une route de chaque côté de laquelle, sous des cieux d'une extrême clémence, croissent en toute liberté les aloës, les cactus et les oliviers, conduit à la pittoresque Raguse. Environ cinq mille habitants vivent étranglés entre les murailles de celle que l'on a appelée la Babylone de la Dalmatie.

Dans les bouches de Cattaro, Castelnuovo qu'environne une campagne fertile et verdoyante, jouit d'un printemps perpétuel ; les rigueurs de l'hiver y sont inconnues et les chaleurs de l'été n'y sont jamais excessives. Il n'en est pas de même à Cattaro. On ne saurait rêver ville plus curieuse et plus pittoresque, mais aussi plus désagréable à habiter. Pourtant le climat est sain et les fièvres y sont inconnues ; mais l'hiver y est rigoureux et l'été brûlant. J'ai étouffé en septembre dans ses rues sans air et sans lumière et le soir les moustiques me dévoraient dans les chambres de ses malpropres hôtels.

VII. — *Bosnie et Herzégovine.*

Le climat de la Bosnie est rude en hiver, en raison de l'altitude. S'il fait très chaud à Serajevo en été, comme j'ai pu le constater, il y fait très froid en hiver, puisque le thermomètre peut y descendre à 15 degrés au-dessous de zéro.

Dans les basses vallées de l'Herzégovine, au contraire, le climat est très doux et les paysans peuvent cultiver la vigne et le mûrier. J'ai vu, en septembre, Mostar illuminée d'un soleil ardent. Aussi des orangers, des citronniers, des lauriers et des myrtes entourent les maisons et les figues peuvent y mûrir.

Près de Serajevo, l'ancienne Bosna-Seraï des Turcs, sont les sources sulfureuses thermales d'Ilidjé, situées sur la rive de la Zelesnica. Une installation des plus modestes permet d'y accueillir les égrotants qui viennent demander la santé à ces eaux qui ont une ancienne réputation pour le traitement de l'arthrite rhumatismale. Banjaluka a également des sources sulfureuses très estimées dans le pays. Enfin les eaux de Srebrenica sont des eaux arsénicales appréciées.

CHAPITRE XI

Le Danemark

—

I. — *Le climat danois.*

Composé d'îles riches et peuplées et d'une péninsule moins féconde qui recouvre les deux tiers du royaume, le Danemark a un climat marin, brumeux, humide, mais pourtant assez tempéré. En effet aucun point du pays n'est distant de plus de 70 kilomètres des côtes et il est baigné de toutes parts par les eaux. Malgré la proximité de la zône froide, il n'y a pas de températures extrêmes.

En général, l'été est court (juin, juillet, août), l'automne pluvieux, l'hiver froid et neigeux. Mais le climat est un peu plus doux dans les îles que dans le Jutland, ce qui s'explique parce que les îles sont plus petites que la presqu'île et partant plus exposées à l'influence maritime : les gelées de l'hiver y sont moins rigoureuses et les ardeurs de l'été moins vives.

Dans l'îles de Själland, à Copenhague, la température moyenne est de 7°, 4. Dans l'ouest du Jylland, à latitude à peu près égale, la moyenne annuelle est de 0°,2 inférieure à celle de Copenhague ; elle s'abaisse à 6°,8 à Smidstrup en raison de la situation plus septentrionale et de l'altitude plus considérable de la localité.

La moyenne de la température estivale ne dépasse pas 15°, 78 dans la Själland et 14°, 7 dans le nord du Jylland.

Les mois les plus froids de l'année sont décembre, janvier et surtout février à Copenhague. Juillet est le mois le plus chaud dans tout le Danemark.

La température moyenne à Copenhague est au printemps de + 6°, 5 ; l'été, de + 17°, 25 ; l'automne, de + 9°, 5 ; l'hiver, de — 0°, 5.

Ce sont surtout les vents d'ouest qui soufflent en Danemark.

En résumé, le printemps est signalé par des pluies alternant avec du vent et des gelées. L'été est court ; il commence en juin et finit au milieu d'août ; il est pluvieux et presque toujours très variable. L'automne est la plus belle saison, mais il est de courte durée ; les gelées reprennent en octobre et le mois de novembre est marqué par des pluies froides et des tempêtes. A Copenhague, le climat est caractérisé par sa mobilité dans toutes les saisons de l'année.

II. — *La pathologie danoise.*

Le chiffre de la mortalité générale en Danemark est inférieur à celui de tous les Etats européens, la Norvège et la Suède exceptées.

« Ce que l'on rencontre de plus caractéristique dans la pathologie du Danemark, écrit Bourel-Roncière, c'est la fréquence de la phtisie, de la chlorose, de la scrofule et du cancer. Les endémies anciennes, telles que la malaria et la syphilis du Jutland, sont, de nos jours, à peu près éteintes. Le chiffre des suicides a semblé également décroître dans ces dernières années, mais l'aliénation mentale ne s'est pas atténuée et l'alcoolisme grandit comme ailleurs. D'un autre côté, les épidémies sont rares ou peu meurtrières et, en définitive, la morbidité est peu considérable puisque la mortalité du pays est une des plus faibles de l'Europe. D'où cette conclusion formulée par Lombard : que les Danois sont très favorisés, non-seulement pour leurs conditions démographiques, mais aussi pour la bénignité de leur pathologie. »

III. — *Les sanatoria du Danemark.*

On ne peut guère citer en Danemark qu'un petit nombre de stations sanitaires. Pourtant Marienlyst, près de Helsingœr, est une station fréquentée en été de même que les bains de Klampenborg, près de Copenhague.

Du reste, en longeant le rivage du Sund, au nord de Copenhague, on voit se succéder, dans un pays charmant, les maisons de plaisance, les jardins, les parcs. Nombre d'étrangers viennent, en été, contempler ces paysages où il n'y a point de couleurs tranchées, point de tons heurtés. Les nuances discrètes des lilas et de l'aubépine se marient à l'éclat sévère des frênes, des chênes et des hêtres, et, à travers un rideau de fraîches frondaisons, on aperçoit les flots du Sund, d'une transparence laiteuse, semblables à un miroir d'opale où se réfléchit un ciel pâle. Je me rappelle avoir contemplé, un matin de printemps, du haut d'un coteau, une plaine entièrement couverte d'aubépines, une mer de fleurs dont les flots rosés roulaient et s'agitaient au souffle d'une brise attiédie.

CHAPITRE XII

La Suède et la Norvège

—

I. — *Le climat de la Scandinavie.*

La Scandinavie est traversée au nord par le cercle polaire arctique. Mais les eaux tièdes venues des mers tropicales et apportées par le Gulf-Stream viennent frapper les bancs extérieurs de la péninsule. Ce courant d'eau tiède avec les vents dominants du sud et du sud-ouest adoucissent la température et changent les neiges en brouillards et en pluies. C'est cette double influence marine et atmosphérique qui explique ces bizarres contrastes de température en Scandinavie : le froid plus vif dans le centre et l'est que sur les côtes occidentales ; la limite des neiges persistantes moins élevée au cap nord qu'à l'est de Bergen ; enfin ce sont ces mêmes influences qui font perdre de plus en plus de sa rigueur boréale au climat de la Scandinavie et permettent, dans la Norvège méridionale, de lui donner le nom de tempéré. « Mais pour l'appeler ainsi, dit O. Reclus, il est bon d'oublier qu'il y a sous ce même nom, en Europe, sur la Méditerrannée, un rivage clair, aromatique, fleuri; véritablement tiède et qui, certes, est doré par un autre soleil que celui qui fait descendre tant de neige sur les froides forêts de la Scandinavie ». On peut dire que sans l'afflux de ces bienfaisantes eaux tropicales les fjords resteraient inhabités, obstrués par les glaces. En effet, la péninsule scandinave forme avec le Groenland la porte marine qui fait communiquer l'Océan atlantique et l'Océan glacial. Dans la péninsule de l'est on voit au printemps des vergers tout blancs et tout roses des fleurs des cerisiers et des pommiers, tandis que la grande île occidentale, ensevelie sous les neiges et les glaces pendant la plus grande partie de l'année, ne porte pas un arbre. Sur 155,000 kilomètres carrés de la Scandinavie, compris dans la zone polaire, pendant l'hiver la nuit s'ajoute à la nuit en ténèbres continues. « En été, au contraire, le jour qui meurt se confond avec celui qui naît. Des montagnes de Finmark, on jouit du spectacle étonnant que présente à l'époque du solstice d'été le soleil de minuit rasant l'horizon et remontant dans les cieux. Du haut de la cime d'Avasaxa, qui domine le cours de la Tornea, non loin du cercle polaire, on voit le soleil décrire quinze fois, du 16 au 30 juin, un cercle complet dans l'espace; tandis qu'on reste baigné dans la lumière du soir, on aperçoit à ses pieds toutes les régions du sud recouvertes par le grand manteau de la nuit; les montagnes neigeuses, au lieu de refléter une lumière blanche, resplendissent de couleurs éclatantes où se mêlent le pourpre du couchant et le vert délicat de l'aurore ». (E. Reclus).

En somme, et pour les raisons que nous venons d'indiquer, en hiver la Norvège est plus chaude que la Suède, et, au contraire, plus fraîche en été. En hiver,

Bergen est le point le plus chaud de la presqu'île, et, en général, de toute la côte norvégienne, depuis le cap Lindesnœs jusqu'à Trondhjem. La température moyenne de janvier y est de zéro degré, comme dans le sud du Danemark.

« Derrière cette zône maritime, écrit J. Bertillon, s'étend parallèlement une bande de terre très étroite qui va du cap Nord jusqu'à Christiana : c'est là que domine la température moyenne de zéro à — 5°. De Christiania cette ligne traverse la Suède et va gagner Gèfle, au nord de Stockolm. Ainsi toute la Gothie, c'est-à-dire la partie la plus peuplée de la péninsule, a une température variant entre — 1° et — 3°. Stockolm a — 3°,2. C'est une température à peine supérieure à celle du cap Nord qui, on le voit, n'est pas très redoutable. Quant à la partie nord-est de la péninsule, sa température de janvier varie entre — 5° et — 15° ; cette dernière température ne se rencontre que dans la Laponie suédoise ».

Tel est l'hiver en Scandinave. En juillet, c'est-à-dire en été, il n'y a pas de point de la Suède, même en Laponie, qui ait moins de 14 degrés de température moyenne, et toute la moitié du pays qui est au sud de Gèfle a 16 degrés.

En Norvège, c'est le contraire : il n'y a que Christiania qui jouisse de cette température, et Bergen est le seul point de la côte occidentale qui atteigne 14 degrés ; le reste du pays présente généralement une température de 12 degrés, qui descend à 10 degrés dans les parties élevées et dans la Laponie norvégienne.

Comme nous l'avons déjà dit, la voisinage de la mer du Nord a pour effet de rendre la température plus constante, et cette propriété est tellement manifeste que lorsqu'un fjord s'enfonce de 60 ou 100 kilomètres dans les terres, il apporte avec lui le climat océanique jusqu'au fond de ses replis.

II. — *Suède.*

Stockolm, la capitale de la Suède, remplit quelques-unes des douze à treize cents îles du lac Mœlar. Aussi ses places sont des lacs, ses rues des bras de mer. J'ai vu Stockolm en été. C'est alors une des plus belles cités du monde, avec ses forêts de sapins qui verdissent à l'infini, son lac immobile et resplendissant, qu'encadrent des rochers, la Baltique apaisée et calme comme un autre lac.

Si Stockolm est une des plus belles villes de l'Europe, c'est aussi une des plus saines. Les Suédois en sont fiers comme ils sont fiers de leur Djürgarden et de la bourgade de Rœnneby, située à l'embouchure de la rivière du même nom, et qui est une de leurs stations balnéaires les plus fréquentées ; ses eaux minérales dépassent toutes les sources connues pour leur richesse en sulfate de fer et d'alumine.

Les plages de Wisby, dans l'île de Gotland, attirent également chaque été des milliers de baigneurs, grâce à l'aménité du climat qui y est pendant quelques mois d'une douceur incomparable. Située dans un beau site, au pied et sur le versant du Klint, elle élève les ruines imposantes de ses églises au milieu des jardins.

On vient aussi se baigner en été à Marstrand, île où l'air est excellent. L'eau qui lave ses côtes a une salure et un pouvoir roborant exceptionnels. On l'appelle le Madère de la Suède. Un peu plus haut, sur la côte, bien que dépourvue d'ombre, Lysekil attire encore plus de baigneurs que Marstrand. Grebbestadt est encore une station balnéaire fréquentée ; et on vante les bains de boues de Strömstadt.

Les fièvres intermittentes se montrent, en Suède, pendant l'été, non seulement sur les bords du golfe de Botnie, mais aussi sur les côtes occidentales et méridionales du Sund et de la Baltique; les rives marécageuses des grands lacs intérieurs sont également le siège habituel de l'impaludisme. Les inflammations pulmonaires, les diarrhées, la phtisie pulmonaire sont fréquentes; l'éléphantiasis se rencontre encore, mais assez rarement.

III. — *Norvège.*

Christiania n'a pas le charme et la somptuosité de sa rivale Stockolm. Mais la Norvège a bien d'autres attraits : ses cascades ruisselantes qui bondissent d'un seul jet de cent, deux cents mètres et plus du haut des roches neigeuses; ses lacs innombrables; ses fjords grandioses et sauvages. Il n'est pas en été de région plus saine, où l'on respire un air plus pur, chargé d'arômes plus subtils. Touristes et valétudinaires viennent en été, non loin de Christiania, prendre à Sandefjord des bains d'une espèce particulière dans une eau remplie de méduses. On y trouve aussi des bains de boues et des bains sulfureux. Non loin de là, Laurvik ou Larvik occupe un site enchanteur où les égrotants pourraient séjourner avec avantages.

Au fond d'une ouverture profonde est Samlenfjord qui prolonge l'Hardangerfjord. Eide est l'endroit le plus fréquenté de la contrée grâce à ses belles promenades et à l'aménité de ses cieux.

Quant à Bergen le séjour en est encore tolérable grâce à son climat doux et humide où le thermomètre descend rarement à plus de dix degrés au-dessous de zéro.

Beaucoup plus au nord encore Drontheim ou

Trondhjem a un été qui ressemble à celui de l'Irlande et un hiver qui ressemble à celui de Dresde. Les touristes viennent visiter ses sites charmants, son fjord grandiose. Ainsi le Nordland a un climat bien moins âpre qu'on pourrait le supposer.

En Norvège les fièvres paludéennes sont très rares, mais on y rencontre deux maladies spéciales : la radesyge qui est une forme de la syphilis et qui tend à diminuer; et la spedalsked ou lèpre tuberculeuse.

IV. — *Finmarken et Laponie.*

A l'extrémité septentrionale de la Scandinavie, le Finmarken et la Laponie ne comptent guère que trois mois (juillet, août et septembre), où la nature se dégage du linceul de l'hiver et renaît à la vie. Il faut alors qu'elle accomplisse en trois mois son œuvre d'une année. Le moindre retard compromet l'existence de la vie animale et végétale. « Aussi, comme ses forces débordent pendant ce court espace de temps! Les glaces fondent, les eaux se précipitent et couvrent la terre. Le soleil, quittant à peine l'horizon, échauffe la masse liquide et de son sein s'élancent des myriades d'insectes, des forêts de roseaux, de saules et de hautes herbes. Toute la zone polaire devient en quelques jours un immense tapis de verdure. Les plantes croissent à vue d'œil, le gibier pullule, la vie bourdonne dans les airs ». (Léo Quesnel). Mais ce jour de fête est suivie d'un long jour de deuil. Dès la fin de septembre se font sentir les âpres morsures de la bise. La mort de la nature est proche et la nuit va étendre son manteau glacé sur la Laponie.

Ce court été du Finmarken a pour ses habitants un ennemi plus terrible que les tourmentes de neige et les glaces de l'hiver : ce sont les moustiques. « Quand la saison tiède a descellé les lacs et les torrents, rendu les cascades à leur frénésie et brisé la carapace glacée des marais, les moustiques s'élèvent dans l'air par millions de millions au-dessus des tourbières desséchées. Ils saignent le Lapon, ils affolent ses rennes. Pour échapper à leurs dards, l'homme abandonne alors avec son troupeau la mer poissonneuse, les gazons, les belles mousses, le rayon de soleil dans les vallons abrités ; il fuit au loin vers les plateaux élevés, sachant bien qu'il y retrouvera quelque chose de l'hiver, mais du moins n'y sera-t-il pas tourmenté par les aiguillons ailés. » (O. Reclus).

Hammerfest est la ville la plus septentrionale et la dernière de ce monde glacé. Pourtant, même au cœur de l'hiver, la température y descend rarement au-dessous de 13 degrés. C'est alors que, dans l'azur velouté de la nuit éternelle, l'aurore boréale construit ses colonnades lumineuses et ses palais enchantés.

V. — *La pathologie scandinave.*

La Scandinavie est peut-être le pays où l'on meurt le moins. Sa mortalité est la plus faible qu'on observe en Europe. Pourtant l'alcoolisme y fait de terribles ravages et semble avoir remplacé la lèpre qui n'y est pas encore totalement inconnue de nos jours.

VI. — *Le Spitzberg.*

Tout au nord de la Scandinavie, dont le séparent des abîmes océaniques, le Spitzberg ne voit jamais fondre entièrement les neiges qui encombrent ses vallées, sa température moyenne est de — 7° ou — 8°, et l'on n'y a jamais observé plus de 16 degrés au-dessus de zéro. « Un jour de quatre mois et une nuit d'égale longueur, une saison où des jours sans chaleur alternent avec des nuits pâles, des cieux sans sérénité, des brumes, des vents durs, de sublimes aurores boréales, ainsi se poursuit la morne année du Spitzberg ». (O. Reclus).

Pourtant, en été, le climat du Spitzberg, malgré son inconstance, est, sinon des plus agréables, du moins des plus salubres. Certains auteurs croient que cette région désolée pourrait devenir un excellent séjour d'été pour certains malades. Mais il lui manquera toujours la sérénité du ciel et la lumière, le baiser vivifiant du soleil.

CHAPITRE XIII

La Russie.

—

I. — *Climatologie générale.*

Malgré la grande étendue du terrritoire, le climat ne présente point en Russie de variations extrêmes. Grâce à la régularité géologique du pays, à l'uniformité de ses grandes plaines, à l'immense étendue de ses bassins fluviaux, les ondulations atmosphériques s'y propagent rapidement et sans rencontrer d'obstacles. Quand les vents froids du pôle soufflent, ils traversent toute la Russie et viennent soulever en tempête les flots de la mer Noire.

Cependant, les différences de climat sont considérables du Nord au Sud, d'une extrémité à l'autre de cet immense territoire. Sur les rivages septentrionaux, la température moyenne de l'été est inférieure à la température moyenne de l'hiver dans la baie de Sébastopol (+ 2°, 2). « Toutefois, de la zone glaciale à la zone tempérée, la transition se fait d'une manière insensible, et de même que les ondes liquides se développent avec une grande régularité sur un fond de mer sans ressauts, de même les vagues aériennes traversent la Russie dans toutes les directions, sans se détourner en remous. » (E. Reclus).

Le climat de la Russie est essentiellement continental, c'est-à-dire extrême en toute saison : hivers rigoureux, étés ardents. Moscou, qui est sous la même latitude que Copenhague et Edimbourg, n'a plus qu'une température moyenne de — 10° en hiver alors qu'elle est de + 2°,8 dans la capitale de l'Ecosse et de — 0°,5 dans celle du Danemark. En revanche, la température estivale qui est de + 15° à Edimbourg, de + 17° à Copenhague, atteint presque + 18° à Moscou.

« Quand les occidentaux désignent la Russie du nom de pays du Nord, quoiqu'elle occupe la partie orientale du continent, cette expression n'est pas complètement erronée, puisque les conditions du climat déplacent la Russie, pour ainsi dire, de plusieurs degrés dans la région du pôle. Le mois de janvier d'Odessa et de Taganrog a la même température que celui de Christiania, située à près de 1,500 kilomètres plus au Nord. » (E. Reclus).

Ainsi l'horizontalité du sol, l'éloignement des brises marines expliquent la rigueur du climat russe. Cette dépression du sol laisse, en effet, la Russie ouverte à tous les courants de l'atmosphère, aux souffles desséchants des déserts du centre de l'Asie comme aux vents du cercle polaire.

« Nulle part, en occident, il n'y a d'hiver aussi dur et aussi long, d'été aussi brûlant. La Russie demeure étrangère aux grandes influences qui réchauffent le reste de l'Europe, à celle du Gulf-Stream comme à celle du Sahara. Elle est le seul des pays septentrionaux de l'Europe dont les côtes ne sentent point les tièdes

émanations du courant du golfe du Mexique : la longue
presqu'île scandinave qui s'avance entre elle et l'Atlantique, l'empêche d'être baignée par le grand fleuve d'eau
chaude que le Nouveau Monde envoie à l'Ancien. »
(A. Leroy-Beaulieu.) En vain, la Russie s'étend-elle vers
le Sud à la latitude de Pau et de Gênes, il lui faut descendre jusqu'au-dessous du Caucase pour trouver un
rempart contre les vents du Nord. La Russie a des étés,
mais elle n'a point de midi.

II. — *Finlande et Laponie.*

Pays de transition entre la péninsule scandinave et la
Russie, la Finlande a un climat sévère : chaud en été,
rude en hiver.

Il existe une différence sensible entre le climat des
côtes et celui de l'intérieur. Sur les côtes, subissant immédiatement l'influence du voisinage de la mer — pendant l'été réchauffée, pendant l'hiver glacée — le passage d'une saison à une autre est beaucoup moins subit
que dans l'intérieur.

La température moyenne de chaque mois pour la capitale Helsingfors est :

Janvier	— 6.66
Février	— 7.89
Mars	— 3.96
Avril	+ 1.16
Mai	+ 7.66
Juin	+ 13.86
Juillet	+ 16.78
Août	+ 16.06
Septembre	+ 10.72

Octobre . . . . , . + 5.60
Novembre . . . . — 0.14
Décembre . . . . — 3.88

Les vents dominants sont ceux du sud et du sud-
ouest, les moins fréquents ceux de l'est et du nord-est.

Les conditions climatériques exercent leur influence
sur la vie des plantes autant que sur la vie des hommes.
La végétation, comme si elle avait conscience du peu de
temps qui lui est laissé pour achever son œuvre, se
hâte. « Un seul jour ininterrompu, dit Topelius, voit
germer la graine, la fleur s'épanouir et le fruit se nouer.
Et quand le jour tend à sa fin, quand scintille la première étoile, le fruit est mûr, la moisson est prête. La
vie a parcouru son cycle annuel, sa tàche est accomplie,
la flétrissure commence. Un souffle du nord, une nuit
de gelée, et le monde des plantes se vêt pour les adieux
des plus riches couleurs. L'obscurité augmente, les
feuilles tombent ; seuls les sapins et les pins restent
verts au milieu de la décrépitude universelle. Ils dorment aussi, mais, comme des guerriers endurcis, ils
dorment sous l'armure. »

Malgré la rudesse de ce climat, les fièvres paludéennes
sont encore une des maladies les plus répandues en Finlande. En effet, je n'ai jamais vu nulle part autant de
flaques d'eau renfermées dans des vasques de granit.
Sous l'éclat du soleil, elles sont limpides et bleues ; au
crépuscule, quand commencent ces nuits du nord qui
ressemblent à un jour malade, elles sont violacées. De
Viborg aux chutes de l'Imatra et au lac Saïma, je n'ai
vu que de l'eau et des arbres, mais je n'aurais jamais cru
que cet azur limpide recélait les miasmes malariques.

III. — *Provinces baltiques.*

La zone du nord ou zone baltique est caractérisée par un hiver long et dur (de la mi-novembre à la mi-avril) et pendant lequel le froid atteint quelquefois — 40° ; un été court où la chaleur atteint souvent + 30° ; un automne et un printemps qui ne font que passer et comptent à peine comme saisons. C'est, en somme, un pays froid, d'une monotonie quelquefois lugubre, et qui voit descendre moins de rayons de soleil que de flocons de neige sur ses marais, ses champs de tourbe, ses lacs, ses prairies et ses forêts où vivent encore le loup, l'ours et l'élan. Aussi en Esthonie, en Livonie et en Courlande, les fièvres paludéennes sont aussi fréquentes qu'en Finlande. Saint-Pétersbourg même est loin d'être une des capitales salubres de l'Europe. La mortalité y dépasse annuellement le nombre des naissances. Le printemps est la plus mauvaise saison, c'est l'époque de la grande mortalité, conséquence d'un trop long hiver. En été, les grandes chaleurs et la sécheresse, les soirées fraîches causent souvent des fièvres et la diarrhée, qui atteint surtout les étrangers qui arrivent à Saint-Pétersbourg et qui boivent de l'eau de la Néva.

A Saint-Pétersbourg, la moyenne annuelle de la température est de + 3°,7. Voici les moyennes pour chaque mois :

Janvier	— 9°,4
Février	— 8°
Mars.	— 4°,7
Avril.	+ 2°
Mai	+ 8°,6
Juin	+ 14°

Juillet. . . . . + 17°,5
Août . . . . + 15°,2
Septembre . . . . + 10°
Octobre . . . . + 4°,3
Novembre . . . . + 1°,9
Décembre . . . . — 6°,6

Pourtant, grâce au voisinage de la mer, la température de Saint-Pétersbourg est moins froide que celle de Moscou, située à une latitude plus méridionale. « Mais ce qui rend particulièrement le séjour pénible à Saint-Pétersbourg, écrit P. Lemosof, c'est la grande variation de la température dont les écarts atteignent, parfois, en toutes saisons, et dans la même journée, jusqu'à quinze degrés. Le printemps commence généralement avec les premiers jours d'avril ; mais les froids et quelquefois les neiges persistent même dans le courant de mai. Les journées claires et chaudes de l'été sont fréquemment interrompues par des rafales froides. La Néva, dans sa traversée à Saint-Pétersbourg, est habituellement prise de glace dans les premiers jours de novembre ; la débâcle a lieu dans les premiers jours d'avril. Les brouillards règnent de novembre à mars. Les longs crépuscules et les aurores hâtives suppriment souvent la nuit dans la saison d'été ».

A Kovno, le climat est doux et humide. La moyenne annuelle de la température est de + 6°,3.

Dans la vaste plaine de la Livonie, le climat est rude, souvent nébuleux, les vents sont très variables : la température moyenne annuelle est de + 4° à Dorpat et de + 6° à Riga dont la rade est habituellement prise par les glaces à partir de novembre.

En Esthonie, le climat est plutôt malsain, en raison de l'humidité de la contrée. Il y fait très chaud en été et très froid en hiver. A Reval, la moyenne de la température est de + 4°.

Dans la province de Novgorod, le climat a à peu près la même rudesse, puisque la moyenne annuelle de la température y est de + 4°,4.

Dans la province d'Olonetz, le climat est encore plus froid et par-dessus le marché très humide. Les variations de température sont très brusques. La moyenne annuelle de la température y est seulement de + 1°,5, la moyenne estivale de + 13°,25 et celle de l'hiver de — 10°,1.

Cette région contient un certain nombre de sources minérales. On cite : en Courlande, les eaux sulfureuses de Babern, celles de Liebau ; en Livonie, les eaux sulfureuses de Kemmern au milieu d'une plaine marécageuse et boisée, celles de Pattenhof et de Riga, sulfureuses également.

IV. — *Russie septentrionale.*

La Russie septentrionale a un climat plus rude encore que les provinces baltiques. A Arkhangelsk, la température moyenne de l'année n'est plus que de + 0°,6, celle de l'hiver — 10°, celle du printemps de — 0°,2 celle de l'été de + 11°,4, celle de l'automne de + 1°,4. Le mois le plus froid est le mois de janvier, dont la moyenne thermométrique est de — 11°,4 ; le mois le plus chaud est le mois de juillet, dont la moyenne thermométrique est de + 12°,7. Le séjour d'une pareille région n'est guère enviable, sans compter que c'est un des plus intenses foyers de la scrofulose.

Le gouvernement de Vologda n'est guère mieux favorisé que celui de Arkhangelsk. La moyenne annuelle de la température est de + 2° à Vologda et de zéro à Oust-Syssolsk.

V. — *Russie occidentale.*

La Russie occidentale, qui comprend la Lithuanie, la Pologne et la Volhynie diffère peu comme climat de la Russie centrale dont nous allons parler.

La moyenne annuelle de la température est, à Varsovie, de + 7°,3, celle de l'hiver de — 2°,8, celle du printemps de + 7°, celle de l'été de + 17°,5, celle de l'automne de + 8°. Le mois le plus froid est le mois de janvier, dont la moyenne thermométrique est de — 4°,3 ; le mois le plus chaud est le mois de juillet, dont la moyenne thermométrique est de 17°,6.

Le gouvernement de Vilna est, malgré ses sources minérales, salines et sulfureuses, une pauvre région. Vilna est une ville aux rues malpropres et mal approvisionnée d'eau pure. Le climat y est relativement doux, ainsi qu'à Grodno, capitale de la province voisine.

Granitique et accidentée au sud, la Volhynie est marécageuse, humide et froide au nord. Sa capitale, Jitomir, est bâtie sur les rives de la Tétérev. Sur les bords de la même rivière, Berditchev est une ville sale et mal bâtie, toute imprégnée de la crasse juive.

A Minsk, la température moyenne annuelle est de + 6°,8. Elle n'est plus que de + 4°,9 à Smolensk qui se trouve sur une éminence assez élevée.

Le gouvernement de Vitepsk est formé par une plaine marécageuse où la moyenne annuelle de la température ne dépasse + 4°,3.

Par contre, dans le gouvernement de Pskov, le climat est relativement tempéré, grâce au voisinage de la mer.

A Pskov même la moyenne annuelle de la température est de + 5°,2.

On cite les eaux sulfureuses de Schmordan en Lithuanie.

VI. — *Russie centrale.*

La Russie centrale, qui est la zone tempérée du vaste empire des tsars, a encore de longs hivers où le thermomètre descend quelquefois à — 40°. L'été est sec et chaud, avec une température constante. Le printemps et l'automne y sont un peu plus longs et mieux tranchés que dans la région du nord.

A Moscou, la température moyenne de l'année est de + 4°,2, celle de l'hiver de — 9°,6, celle du printemps de + 3°,3, celle de l'été de + 18°,2, celle de l'automne de + 4°,7. Le mois le plus froid est le mois de janvier, dont la température moyenne est de — 11°,6 ; le mois le plus chaud est le mois de juillet, dont la température moyenne est de + 19°,7. J'ai erré, en plein été, à travers les rues poussiéreuses de Moscou : un soleil éclatant faisait étinceler les coupoles dorées des églises et des cathédrales de la Sainte Mère de la Russie : je n'ai pas rêvé ni vu l'Orient autrement : ardeur du soleil, rutilement des couleurs, tout y était. Puis, je l'ai revue aux approches de l'automne, sous les derniers rayons d'un soleil déjà pâli. Quel contraste ! J'étais accablé en août par une chaleur excessive et à la fin de septembre je grelottais, malgré le soleil, transi par le souffle d'une aigre bise.

Ces extrêmes de température, une hygiène déplorable, surtout dans les campagnes, font de la Russie centrale, malgré les splendeurs de Moscou, une région misérable, décimée par les maladies.

Dans le gouvernement de Tver, le climat est variable : tantôt sec, tantôt humide, à cause du voisinage des lacs. A Tver même, la température moyenne de l'année est de + 4°. Il en est à peu près de même dans le gouvernement de Jaroslavl où il y a aussi beaucoup de marécages.

Dans la plaine marécageuse et sablonneuse qui forme le gouvernement de Kostroma, le climat est froid et la température moyenne de l'année ne dépasse pas + 3°.

Les marais et les lacs occupent trop de place dans le gouvernement de Vladimir pour que la région soit saine.

Le gouvernement de Kalonga a un climat tempéré, bien que continental. La température moyenne de l'année y est de + 17°, mais il y gèle de fin novembre à mars.

Le gouvernement de Toula forme un plateau d'une altitude moyenne de 250 mètres. Les eaux stagnantes y provoquent l'éclosion de la malaria que l'on appelle la fièvre de Toula.

Le gouvernement de Riazan a, au contraire, un climat continental et sain. A Riazan la moyenne annuelle de la température est de + 4°,8.

Le climat de Nijni-Novgorod est assez dur, puisque la moyenne annuelle de la température n'y est que de + 5°.

Le gouvernement de Penza jouit d'un climat continental, chaud en été, rude en hiver. A Penza même la moyenne annuelle de la température est seulement de + 4° environ.

Malgré de brusques variations de température, le gouvernement d'Orel a un climat en général modéré. A Orel, la moyenne annuelle de la température est de + 5°,8.

Très rigoureux dans le nord du gouvernement de

Tchernigov, le climat est relativement doux au sud de la même région. A Tchernigov, la température moyenne annuelle est de + 7°,2.

Par contre, le gouvernement de Mohilev a un climat froid et humide. La moyenne annuelle de la température y est de + 5°,2, la moyenne de janvier de — 8° et celle de juillet de + 18°,5.

Près de Novgorod, Stajara-Rossa a des eaux bicarbonatées qui contiennent de l'iode et du brome ; Sarepta, sur le Volga, a des eaux chlorurées et sulfatées. Dans les contrées minières de Moscou et celles de Tver, dominent les eaux ferrugineuses : Demidova, Kotneva, Semenovski et Moscou elle-même, dans la province de Moscou ; Andrejapol, Vuiscoso et Tver, dans la province de Tver. Il y a aussi des eaux sulfatées à Orel.

VI. — *Petite Russie.*

La Petite Russie diffère peu comme climat de la Grande Russie ou Russie centrale ; les hivers sont moins extrêmes, mais les étés aussi brûlants. J'ai éprouvé à Kiev et à Kharkov les mêmes rigueurs estivales qu'à Moscou et Nijni-Novgorod.

La moyenne annuelle de la température est à Poltava de + 6°,1, celle de l'hiver de — 6°,3, celle du printemps de + 5°,2, celle de l'été de + 18°,6, celle de l'automne de + 6°,5.

A Kiev, la moyenne de la température est de — 4°,12 en hiver et de + 15° en été. A Koursk, la moyenne annuelle de la température est de + 4°,9.

Toute la surface du gouvernement de Kharkov étant ouverte aux vents, le climat y est très sec et très chaud pendant l'été.

A Voronège et dans les environs le climat atteint les extrêmes du chaud et du froid. La moyenne annuelle de la température y est de + 5°. Il en est à peu près de même à Tambov.

On cite, dans cette région, les eaux sulfatées salines de Dubograd et les eaux ferrugineuses de Lipetzk dans le gouvernement de Tambov.

VII. — *Russie orientale.*

Cette immense région que l'Oural, les steppes Kirghizes et la mer Caspienne séparent de l'Asie et qui comprend presque tout le bassin du Volga, a un climat extrême : rudes hivers et chauds étés, presque sans printemps, dans la région septentrionale qui est le seuil de la Sibérie ; ces extrêmes rigoureux s'atténuent un peu dans la province d'Astrakan. Dans cette dernière province, la température moyenne annuelle est de + 9°,6. Les chaleurs de l'été atteignent + 40° ; en hiver le thermomètre descend jusqu'à — 26°.

Dans le gouvernement de Perm, le climat est des plus rudes. Les premières gelées se produisent souvent au commencement de septembre et durent jusqu'à la fin de mai. En juillet le thermomètre monte à + 30° ; en hiver il descend à — 36°. A Perm, la moyenne annuelle de la température est de + 1°,6 ; à l'est dē la province elle n'est plus que de zéro.

Dans le gouvernement d'Orenbourg l'écart est encore plus considérable : le thermomètre peut monter à + 40°,8 et descendre à — 40°,5.

Bien qu'encore rigoureux, le climat du gouvernement de Kazan est plus supportable. A Kazan même la

moyenne de la température est de — 1° pour l'hiver,
+ 18° pour l'été et + 2°,5, pour l'année.

Simbirsk est une ville saine et presque jolie. La température moyenne de l'année y est de + 3°,6.

A Samara, la température moyenne est de + 5°,1
pour l'année, de + 5°,6 pour le printemps, de + 19,9°
pour l'été, de + 1°,4 pour l'automne et de — 9°,5 pour
l'hiver.

Saratov a une température moyenne annuelle de +
5°,9. Le thermomètre peut y monter à + 20° en juillet et
descendre à — 10° en janvier. Dans ces régions la Volga
est prise de glace vers le 10 novembre.

Les Russes viennent prendre les eaux sulfureuses de
Senjievsk, dans la province d'Orenbourg.

VII. — *Russie méridionale.*

Le sud de la Russie a encore un hiver de quatre à
cinq mois, et le froid y est souvent funeste à la végétation quand elle n'est pas protégée par la neige. Odessa
a une température moyenne de + 9°,6 pour l'année, de
— 3°,4 en janvier et de + 22°,7 en juillet.

C'est là que la bourane soulève avec une violence
inouïe ses tempêtes de neige sur la steppe désolée.

Au sud, emprisonnée entre la Crimée et le Kouban, la
mer d'Azof stigmatisée du nom de mer putride, élève
sur ses ondes troubles, vite échauffées par le soleil, une
buée épaisse et malsaine qui fait de Rostov et de Taganrog des villes à peine supportables, où j'ai été saigné
en été par les moustiques qui s'élèvent par millions avec
les chaleurs au-dessus de ces eaux souillées.

La Podolie ne connaît guère les grands froids. Son
climat est l'un des plus agréables de la Russie d'Europe.

A Kamenetz, la moyenne de la température est de — 2°,5 pour l'hiver, + 9°,2 pour le printemps, + 19°,8 pour l'été, + 9°,8 pour l'automne, et + 9°,1 pour l'année. La Bessarabie a un climat également très doux.

Odessa bâtie au bord d'une baie splendide, est un séjour moins désagréable. Pourtant combien m'a semblé pénible la vue des villas qui l'environnent avec leurs arbres maladifs, au feuillage anémié. On vient pourtant de loin se plonger dans ses limans, marais salants qui dégagent une odeur infecte de poisson pourri. Ces bains ont une réputation contre la scrofule, le rhumatisme, les affections nerveuses et les maladies de la peau.

La Crimée est comme un prolongement de la Russie méridionale sur la mer Noire. Sa position orientale, la dépression des steppes donnent un accès facile aux vents froids de la Russie et de la Sibérie, ce qui augmente et prolonge les rigueurs de l'hiver. Par contre, le rideau de la chaîne taurique réfléchissant la chaleur sur un sol formé de roches noires, rend excessive la température de la plage méridionale. A Sébastopol, la moyenne de la température de l'année est de + 11°,6, celle de l'hiver de + 2°,2, celle du printemps de + 10°,1, celle de l'été de + 21°,2, celle de l'automne de + 13°,1. Au printemps, qui commence en mars ou en avril, règnent des vents du sud-ouest parfois si rapides et si violents qu'ils dispersent les troupeaux. L'été est marqué par des chaleurs insupportables : dans les steppes, la chaleur s'élève au mois d'août à + 30° ou + 31° ; sur la plage, où elle est modérée par la brise de mer, à + 28° et + 30°. Les variations de température sont le fait dominant de la météorologie de la Crimée. L'alternance des vents du nord-est et du sud-ouest, qui en est la cause principale, est aussi celle des tempêtes qui éclatent au printemps et en automne et dont la violence s'accroît trop souvent par des pluies torrentielles ou des tourbillons de neige.

Malgré ces désavantages, on peut dire que la Crimée a un climat tempéré. Sur les bords de la mer Noire, sur les pentes inférieures de ses montagnes, la végétation est celle de l'Italie. Là croissent le laurier, le figuier, le micocoulier, le grenadier, l'olivier, l'arbousier, et les vignes sauvages entrelacent leurs pampres aux branches des grands arbres.

Les médecins russes envoient leurs malades dans le sud de la Crimée où ils peuvent prendre des bains de mer, faire des cures d'air et de raisins.

La région fréquentée est celle qui va de la baie de Laspi jusqu'à Alouschta. Les communes qui s'y trouvent (Alouschta, Gourzouf, Livadia, Mischor, Aloupka, etc.) sont protégées par la chaîne de montagnes de Yaila. Aussi y voit-on éclore une riche flore méridionale, palmiers, cyprès, arbres et arbustes toujours verts. Un grand avantage consiste dans la grande proximité des montagnes de la plage, de sorte que pendant la saison chaude on peut gagner rapidement les villas situées à une hauteur de 300 à 600 mètres. Selon les données de Dimitriew, qui a étudié le pays pendant vingt ans, la température moyenne est de 13°,7 en hiver et de 23°,3 en été. L'échange de l'air est continuel ; pendant la journée c'est l'air de la mer qui pénètre dans la vallée, pendant la nuit c'est l'air des montagnes.

Yalta et ses environs sont accessibles en toutes saisons. Pendant l'automne, c'est le traitement par les raisins et les bains de mer qui constitue le principal moyen thérapeutique. Le temps est alors très favorable : pas de vent, rarement de la pluie, ciel serein, chaleur pas trop étouffante pendant la journée et température douce le soir.

Pendant la saison d'hiver, Yalta est surtout le refuge

des phtisiques et des tuberculeux. On y suit des traite-
ments au képhir et au lait.

Au printemps, beaucoup de phtisiques y viennent
qui, par suite de leur état grave, n'avaient pu se dépla-
cer l'hiver. Bien que la floraison des arbres commence
dès février, les nuits restent encore fraîches jusqu'à la
fin du mois d'avril. Dans la seconde moitié de la période du printemps, les malades peuvent déjà prendre
des bains de mer et faire des promenades dans les montagnes.

La saison d'été commence au mois de juin et finit au
mois d'août ; pour Yalta, c'est la saison morte ; mais à
cette époque, les plages sont fréquentées pour les bains
de mer.

J'ai conservé d'Yalta une charmante vision. Je la vis
au crépuscule d'un soir d'été. Le paysage était d'un vert
attendri un peu pâle. Une odeur de rose, suave, très
ténue, s'élevait des jardins environnants où j'apercevais
encore les baies pourpres des âpres cornouillers. C'était
ravissant.

IX. — *Caucasie.*

Une partie de la Caucasie appartient à l'Europe : de
Vladikawkass jusqu'à l'embouchure de la Kouma sur
la mer Caspienne et jusqu'à Jeïsk sur la mer d'Azow. Le
climat de cette région diffère peu de celui de la Russie
méridionale. Mais la Ciscaucasie est riche en sources minérales dont les plus célèbres sont les eaux bicarbonatées alcalines, froides, sufatées et chlorobromées voisines d'Essentouki, les eaux ferrugineuses de Glesnovosk,
les eaux alcalines et sulfureuses acidules de Piatigorsk,
enfin les eaux ferrugineuses bicarbonatées alcalines de
Kisslowodsk.

CHAPITRE XIV

La Roumanie.

—

I. — *Le climat de la Roumanie.*

S'il est vrai qu'Ovide a singulièrement exagéré l'âpreté
du climat de la Dobrodja, il n'en est pas moins vrai que
la Roumanie a les froids de la Crimée et les chaleurs de
la Grèce. L'hiver est long et souvent rigoureux. Le printemps est court et soudain, il ne dure qu'une quinzaine
de jours. L'automne, en revanche, est magnifique, et
dure quelquefois des premiers jours de septembre jusqu'au 15 novembre. L'automne est même parfois si prolongé que beaucoup d'arbres fleurissent et même
donnent des fruits. On a récolté, en certaines années
heureuses, des prunes, des cerises, et des pommes de
seconde fructification.

La température moyenne de Bucarest est de + 8°, la
plus haute température constatée a été de + 45°, la plus
basse de — 30°. L'automne y est généralement doux et
agréable.

« De l'arête suprême des montagnes à la plaine du

Danube, écrit E. Reclus, l'inclinaison moyenne est à peu près la même dans les divers chaînons, et, par suite, les zones de température et de végétation se succèdent du nord au sud avec une singulière uniformité. En haut, sur la frontière transylvaine, se dressent les cîmes revêtues de conifères et de bouleaux et toutes blanches de neige en hiver ; puis viennent les croupes des montagnes secondaires où dominent le hêtre et le châtaignier, où se mêlent pittoresquement toutes les essences des forêts d'Europe ; plus bas encore, les collines doucement ondulées sont parsemées de bouquets de chênes et d'érables, et les vignes occupent les pentes ensoleillées. Enfin, viennent la grande plaine nue et les lacs riverains du Danube avec les arbres fruitiers de toute espèce, les peupliers et les saules. La zône moyenne entre les grandes Alpes et les campagnes basses abonde en sites ravissants par la forme pittoresque des rochers, la richesse et la variété de la verdure, la limpidité des eaux.

« C'est dans cette arcadie heureuse que se trouvent la plupart des grands monastères, magnifiques châteaux forts, couronnés de dômes et de tours, entourés de jardins et de parcs. Quant à la plaine, elle est en maints endroits nue et monotone ; mais ses villages, à demi enfouis dans le sol et se confondant avec les herbes, ont du moins l'admirable horizon des montagnes bleuies par la distance. Les objets qui arrêtent le plus le regard sur la terre sont les hautes meules de foin, déjà figurées par les sculpteurs romains sur la colonne Trajane. »

II. — *Pathologie roumaine.*

En Roumanie la malaria est un facteur puissant de léthalité. De mai à septembre elle sévit surtout sur les bords des affluents torrentiels des fleuves qu'envoient au Danube les monts de Transylvanie. Dans les villages sis au bord du lac et des rivières, à peine y a-t-il un huitième de la population qui, pendant les fortes chaleurs, échappe aux fièvres. « Dans les vallées marécageuses du Bas-Danube, dit Obédénare, toutes les fois que des femmes de la campagne sont réunies quelque part, on peut observer qu'elles prennent les poses et les attitudes les plus nonchalantes, c'est-à-dire celles qui exigent le moins de fatigue musculaire. Elles ne se tiennent pas assises, mais à demi couchées et le dos appuyé à quelque objet ; elles ne tiennent pas la tête droite, mais penchée ; elles ne promènent pas le regard d'un endroit à l'autre avec une certaine vivacité, mais elles le fixent longtemps sur le même endroit, et ce n'est qu'avec une certaine lenteur qu'elles tournent la tête et promènent leurs yeux pour regarder d'autres objets ; elles laissent enfin leurs bras presque pendants, de manière à n'avoir à faire aucun effort musculaire. » L'état de prostration de ces malheureuses est dû à l'anémie paludéenne.

Le maïs constituant la base de l'alimentation des villageois, la pellagre n'est pas rare en Roumanie. Par contre, dans les vallées étroites des districts montagneux, les goîtreux sont presque aussi fréquents que dans les Alpes et plus fréquents que dans les Pyrénées. Quant à la plique, on ne l'observe que chez les Juifs venus de Pologne.

III. — *Les stations hydro-minérales de la Roumanie.*

Les sources d'eaux minérales sont très nombreuses en Roumanie et la constitution géologique très accidentée des Carpathes fournit à ces eaux une richesse extraordinaire en éléments hydro-minéraux de toutes sortes. Nous allons brièvement énumérer les plus connues de ces eaux, en prenant pour guide la savante étude de M. S. Diamantberger.

L'eau du lac de Balta-Alba est saturée de sels chloruro-sodiques et iodurés et forme un dépôt de boue épaisse, composée d'une part de ces éléments salins très concentrés et d'autre part des produits de fermentation organique due à la végétation des plantes lacustres. Ce sont ces boues que l'on utilise soit en applications directes et permanentes sur les parties du corps atteintes de rhumatisme chronique, de douleurs névralgiques invétérées, d'engorgements viscéraux chroniques, etc., soit en dissolutions dans des bains chauds ou froids à titre de balnéation saline pour combattre le ralentissement de la nutrition générale, l'anémie, le rachitisme, les paralysies, les ankyloses, etc.

A Baltatzesci, dans le district de Neamtzu, existent des sources d'eau minérale laxative et purgative; à Boboci, dans le district de Buzen, plusieurs sources d'eau sulfureuse chaude contenant des traces d'iodures alcalins; à Breazu, dans le district de Jassy, deux sources d'eau purgative contenant dans de grandes proportions du sulfate de magnésie et du carbonate de soude; à Bughea, des sources d'eau chlorurée sodique contenant de fortes proportions de soufre, d'iode, de fer et de manganèse; à Campina, des sources d'eau sulfureuse chaude qu'on n'emploie qu'en bains; à Caciulata et à Colimanesci des eaux salines sulfureuses, sulfo-iodurées et lithinées. Citons encore : Cozla-Piatra qui possède des sources d'eau laxative; Dorna-Scharu, avec des sources nombreuses d'eau arsenicale; Govora, sur un terrain pétrolifère et d'où émergent plusieurs sources salines iodurées, légèrement ferrugineuses, et avec de très fortes proportions d'iode ; le lac de Sarat, dont les boues sont employées comme celles de Balta-Alba. Les lacs Batoga, Amara, Jazu, Tekir-Ghiol, Agi-Ghiol sont également fréquentés par quelques baigneurs qui utilisent leurs boues. On vante aussi au pays roumain : Monteor-Sara, qui possède plusieurs sources d'eau chlorurée sodique, iodurée et bromurée ; Nastasache, qui compte un grand nombre de sources sulfureuses ; Oglinzi et ses sources chlorurées sodiques ; Pucioasa qui possède une source très riche d'eau sulfureuse alcaline froide ; Sacele, au pied des Carpathes, dans une vallée qu'entourent de pittoresques rochers, compte plusieurs sources d'eau minérale sulfureuse iodo-chlorurée et légèrement lithinée. Quant à Slanic, c'est une ville d'eau des plus renommées du royaume roumain, possédant un grand nombre de sources salines, iodurées, ferrugineuses, sulfureuses, lithinées et alcalines.

Sinaïa est la résidence d'été de la Cour royale de Roumanie. C'est une station climatérique de premier ordre, située à une altitude de près de 800 mètres, sur un des points les plus pittoresques de la chaîne des Carpathes, qui forme la frontière naturelle entre la Roumanie et la Transylvanie (province austro-hongroise dont la population est presque en totalité roumaine).

Campu-Lungu est également une ville climatérique située aux pieds des Carpathes et où l'on se rend pendant les fortes chaleurs de l'été. L'air y est pur et fortement ozonisé, et sa situation exceptionnelle la met à l'abri des vents et des orages.

Enfin Constantza, le seul port du royaume roumain sur les bords de la mer Noire, possède une petite plage de galets où l'on vient prendre les bains de mer en été.

M. S. Diamantberger regrette que certaines régions

de la Roumanie ne soient pas utilisées pour l'installation de sanatoria. Selon lui, « les localités montagneuses de Basca (Mont Pentelen, district Buzen), Nifon (district Buzen), Rucar, Varaticul, Piatra, Curtea-de-Argesiu, Agapia, Tigvele, Campu-Lung, Brostenï, etc., sont considérées comme des séjours de cure ou de convalescence pour tuberculeux, anémiques, malariques ou autres malades débilités.

« Leur altitude, la pureté de l'air, le calme et la vie champêtre qu'on y trouve soit chez les paysans, soit dans des couvents, sont autant de conditions favorables qui ont fait le renom de ces localités; mais les soins médicaux manquent totalement dans ces sortes de villégiatures toutes différentes de ce qu'on peut appeler des sanatoria. »

CHAPITRE XV

La Serbie.

—

I. — *Le climat serbe.*

Bien que située sous la même latitude que la Toscane, la Serbie a le climat de l'Allemagne méridionale. Les écarts de température y sont énormes : ils varient de + 41° l'été à — 16° l'hiver. En effet, les chaînes illyriennes arrêtent l'influence croissante des vents humides du sud-ouest, tandis que la brèche du Danube ouvre un passage libre aux courants secs et froids du nord-est. Aussi l'acclimatement est pénible aux étrangers, en raison de ces brusques écarts de température. Il peut, en effet, arriver qu'à Belgrade, la température du jour soit de + 36° et celle de la nuit de + 14°.

Il pleut peu en été en Serbie, mais les orages sont violents. En automne, les pluies sont abondantes. La neige tombe en grande quantité à la fin de novembre.

L'hiver dure sans interruption pour céder la place à un printemps qui arrive brusquement.

II. — *La pathologie serbe.*

Malgré ses conditions hygiéniques souvent déplorables, malgré la mauvaise qualité de la nourriture, l'état sanitaire du royaume serbe n'est pourtant pas trop mauvais. Mais il paie un lourd tribut à la malaria et à ses complications. En effet, l'intoxication paludéenne est très fréquente dans les plaines situées le long du Danube, de la Morava, et encore plus dans les plaines de la Save. « Le long de la Kolubara, dont le cours est ralenti par les barrages artificiels des moulins, écrit Obédénare, il y a tant de marécages qu'en été on ne trouve pas une famille dans ces contrées qui soit exempte des fièvres. »

III. — *Les villes serbes.*

Si on vient en Serbie on n'y vient guère pour visiter sa capitale, qui s'élève sur une colline d'où l'on peut voir au loin les marécages de la Syrmie. Beograd ou Belgrade, la « ville blanche », m'a paru avoir les allures d'une sous-préfecture mal entretenue et je me souviens seulement d'avoir pataugé toute une soirée d'automne dans ses rues qu'une averse avait transformées en fondrières. Nish n'est guère mieux favorisée et j'ai conservé de ses hôtels des souvenirs prurigineux qui me font gratter le papier sur lequel j'écris.

IV. — *Les stations hydro-minérales de la Serbie.*

Il y a pourtant en Serbie des eaux minérales estimées et qu'on vient prendre de loin. Nous allons énumérer les principales. On trouve des sources sulfureuses chaudes à Smerdan-Bara, à Ribarska-Banja et Vranja. La source de Belavoda est ferrugineuse. L'eau de Trebatin est analogue à celle de Marienbad, et celle de Pepeljevac contient de l'acide carbonique, du bicarbonate de soude et des traces de fer. La source de Josanica donne une eau légèrement gazeuse et bicarbonatée sodique, d'une thermalité de 78°. L'eau de Kisela-Voda est gazeuse et bicarbonatée sodique.

Mais « la station d'eaux minérales la plus fréquentée en Serbie est Banja (prononcez : Bagna), dans le sud-est, entre Knezevac et Aleksinac. Déjà, avant la délivrance de la Serbie, cette station était fréquentée par les Turcs. Il y venait des baigneurs même de l'Asie. Les substructions sont l'œuvre des Romains. Les murs qui s'élèvent au-dessus du sol ont été construits pendant la domination turque. L'eau de la source principale, celle qui alimente la piscine, a une température de 46° à sa sortie ; elle est refroidie grâce à un courant d'eau froide qui passe dans un large conduit, de sorte que l'eau de la piscine a la température de 35°. L'eau contient de l'acide carbonique, du carbonate de soude et d'autres sels, et des traces de fer. On dit cette eau analogue à celle de Gastein. » (Obédénare.)

CHAPITRE XVI

Le Monténégro

I. — *Le climat monténégrin.*

Le Monténégro a un climat sain, mais rude. Les hivers sont rigoureux et la neige tombe en abondance ; la température y descend souvent à — 22°. En été la température peut atteindre + 30°, mais en général le climat est agréable pendant cette saison. J'ai joui en septembre à Cetynie et à Riéka de journées merveilleusement bleues et ensoleillées.

Néanmoins le climat de Cetynie est peu enviable : il y fait souvent en été une chaleur intolérable et en hiver un froid terrible. Ces ardeurs du soleil d'été sont encore augmentées par la réverbération des montagnes dénudées qui avoisinent la ville. Mais, même au fort de l'été, après le coucher du soleil, une brise glacée se lève et les monténégrins lui doivent bon nombre de pleurésies. Le vent souffle souvent avec impétuosité sur la ville. Il y pleut en hiver et au printemps d'une façon désespérante. « La pluie ne tombe pas seulement abondante et serrée, écrit M. Sermet ; on croirait à la voir une infinité de baquets d'eau inépuisables, vidés d'en haut, simultanément, les uns à côté des autres ». X. Marmier constate le même phénomène : « La pluie tombe ici, dit-il, comme je ne l'ai vue tomber nulle part, si ce n'est en Egypte ; seulement en Egypte c'est une trombe qui s'épuise en une demi heure, tandis que sur les monts de Cattaro elle se renouvelle sans cesse et, d'une voûte de nuages noirs, descend perpétuellement pendant des semaines entières. »

A quelques kilomètres de Cetynie, Rieka jouit d'un climat beaucoup plus doux : son niveau est celui de la mer et sa température correspond à celle de Cannes.

Danilograd a également une température douce et égale.

II. — *Apreté et tristesse du Monténégro.*

Bien que vu sous son plus agréable aspect, ce pays inspire la tristesse. Il lui manque la verdure et la gaieté des fleurs. « Ses montagnes calcaires sont balayées par les pluies torrentielles de l'hiver et du printemps ; elles roulent en cascades le long des pentes escarpées, ravagent, entraînent tout sur leur passage et mettent ainsi à nu la charpente osseuse du Monténégro, dont elles font un véritable squelette. Une chétive végétation parvient seule à s'accrocher dans les interstices des pierres et à résister à ces dévastations annuelles. Les eaux ne pouvant être arrêtées sur les hauteurs dénudées ni dans le fond des vallées, à cause de l'extrême porosité du terrain, la sécheresse la plus complète succède aux inondations et dure quelquefois tout l'été. Si les orages de la mer ne venaient parfois verser une eau bienfaisante, le haut pays serait désolé par une famine constante.

Les sources, dont les réservoirs ne peuvent être remplis
à nouveau, s'épuisent vite et les rivières elles-mêmes se
dessèchent à peu près complètement pendant une grande
partie de l'été. » (Delarue). J'ai vu la Riéka réduite, à
Riéka même, à l'entrée du lac Scutari, à un filet d'eau
d'une si mince épaisseur qu'on eût presque pu la traverser sans mettre de l'eau dans ses chaussures.

III. — *La pathologie monténégrine.*

Ce pays âpre et rude est sain. La fièvre n'est guère à
redouter qu'au long des cours d'eau et sur les rives marécageuses du lac de Scutari. Dans les régions montagneuses la rigueur du climat et son humidité sont une
cause fréquente de rhumatisme et d'inflammations de
l'appareil pulmonaire. Les affections des yeux sont également très fréquentes, principalement les conjonctivites, en raison de l'humidité de l'automne et du printemps, et aussi par suite de la réverbération du soleil
sur les montagnes blanchâtres en été. Enfin, on a encore
à redouter les piqûres extrêmement dangereuses des vi-
pères ammodites qu'on rencontre partout et des tarentules qui pullulent dans les environs de Cetynie.

CHAPITRE XVII

La Turquie

—

I. — *Le climat de la Turquie.*

La Turquie d'Europe a un climat méditerranéen, variable naturellement suivant les régions : rude au nord, dans les montagnes et sous le vent glacé du nord, et au sud, dans les monts de la Thrace et de la Macédoine ; très doux, au contraire, sur le versant méridional, dans les vallées longitudinales des Balkans, et sur les côtes où les pluies sont très abondantes l'hiver. En général, l'hiver est sec et tempéré, rarement rigoureux : le printemps est doux et humide, souvent pluvieux ; l'été est chaud, lourd, dans les vallées, les plaines et les terres basses, rafraîchi par les brises de mer sur les côtes. L'automne est sec, frais sans être froid, troublé quelquefois par des orages passagers. C'est, en somme, la saison la plus agréable de l'année.

En somme, les variations brusques de température sont rares en Turquie, sauf dans les montagnes.

II. — *Constantinople et la Turquie proprement dite.*

La Turquie proprement dite, c'est-à-dire le morceau d'Europe qui appartient encore réellement à « l'homme malade », s'est bien restreinte depuis un siècle. Le sultan de Stamboul ne règne plus en maître absolu que sur une faible partie de la péninsule balkanique : une bande de terrain qui va de l'Adriatique et de la mer Ionienne à la mer Noire et à la mer de Marmara, de Skutari à Constantinople.

Bien qu'abritée des âpres vents polaires par un massif de hauteurs qui la protègent au nord, Constantinople ressent assez durement les rigueurs de l'hiver et le thermomètre y descend quelquefois à 20 degrés au-dessous de zéro. Mais l'été y est tempéré par les brises de la mer de Marmara et on y compte en automne un grand nombre de journées délicieusement ensoleillées. En parcourant les sinuosités des ruelles immondes de la grande cité au décor féerique, ses rues où gitent les chiens errants et les pourceaux, je m'étonnais de ne pas voir germer plus fréquentes et plus meurtrières les maladies et les épidémies ; mais les incendies viennent en aide à l'insouciance turque : ils rajeunissent et assainissent la ville.

Il y a, aux portes de Constantinople, sur les rives du Bosphore, des paysages d'une beauté incomparable. Balta-Liman, Thérapia, Buyuk-Déré sont des lieux de villégiature charmants.

Andrinople est la grande ville de la plaine thrace. C'est comme une cité riante mêlée de campagnes et de bosquets, que rafraîchissent des eaux vives.

Au sud de la Macédoine, là où commence la péninsule

chalcidique qui s'avance dans la mer comme une gigantesque main étendue sur les eaux, héritière d'Olynthe et de Potidée, Salonique mire ses maisons blanches dans une mer d'un azur incomparable. Mais « c'est une cité orientale qu'il faut voir de loin passer dans le rêve, sans l'approcher, coquette et blanche à plaisir, se mirant dans les eaux lumineuses, avec son noir bandeau de cyprès autour du front ». Plus encore que Constantinople, c'est une ville malpropre qu'empestent les miasmes qu'exhalent d'infâmes ruelles et les marécages environnants. En été, toute la population aisée est obligée d'abandonner la ville pour aller habiter, à l'ouest, la localité plus saine de Kalameria.

III. — *Roumélie et Bulgarie.*

La Roumélie jouit d'un climat peu différent de celui de la Turquie proprement dite. On vante l'état sanitaire de sa capitale, la belle Philippopoli, la Felibre des Turcs, que domine « une triple montagne ».

La Bulgarie et toute la région des Balkans reçoivent en général plus de pluies que le reste de la Turquie. En hiver et au printemps, les nuages de la Méditerranée apportent sur les montagnes une grande quantité de neige ; en été, ces nuages se déversent en pluies. Sophia est loin d'avoir la propreté de Philippopoli. C'est encore une ville turque, aux rues étroites, tortueuses, sales, encombrées, aux maisons basses où grouille une population sordide.

IV. — *Albanie.*

Les hivers sont plutôt humides que rigoureux en Albanie, mais la chaleur de l'été est insupportable dans certaines vallées qu'entourent des montagnes déboisées et toutes blanches qui répercutent vivement les rayons du soleil.

En juillet et août, la température monte à 36° et 38°.

Aussi toutes les vallées chaudes de l'Albanie ont beaucoup à souffrir des fièvres paludéennes, surtout en automne. Des étangs en communication avec la mer, des vallées fermées où séjournent les eaux de pluie, des lits des torrents fleuris de lauriers-roses s'élèvent ces miasmes qui empoisonnent les villages des alentours.

Il existe des thermes sulfureux à Koutschiki, en Epire, à Bomla, près de Janina, à Smrdiesch, et une source acidule froide au couvent de Detschiani, en haute Albanie.

V. — *Les îles de la Méditerranée.*

Certaines îles de la Méditerranée dépendent géographiquement et politiquement de la Turquie : telle est la Crète, qui vient d'échapper à la domination du sultan de Constantinople.

La Crète, où tant de sang vient de couler, est une des contrées du monde les plus favorisées par la nature. « Le climat est doux, quoique souvent trop sec en été ; les terres sont fertiles, malgré le manque d'eaux courantes sur les plateaux calcaires ; les ports sont larges et bien abrités, les sites grandioses et charmants. » (E. Reclus).

Candie n'est plus qu'une ville agonisante et la capitale, La Canée, brûlée du soleil, dépourvue de verdure et de fraîcheur, entourée de rochers nus et tristes, est un séjour peu enviable surtout en été.

Thasos, la vieille colonie phénicienne, qui fut la rivale, puis la puissante alliée d'Athènes, est aussi bien déchue de sa splendeur ; mais elle a conservé la beauté de ses montagnes, de ses paysages verdoyants. « Les pluies qu'apportent les vents dans le fond du golfe de Macédoine se déversent sur les hauteurs de Thasos et fournissent à la végétation de l'île toute l'humidité qui lui est nécessaire. Les eaux courantes murmurent dans les vallons, de grands arbres ombragent les pentes ; les villages situés sur les premiers renflements des montagnes sont à demi-cachés derrière des rideaux de cyprès et sous les branches des noyers et des oliviers ; plus haut, de magnifiques platanes, des lauriers qui sont des arbres de haute futaie, des charmes, des chênes verts groupés en désordre, remplissent les vallées qui rayonnent en tous sens vers le pourtour de l'île ; enfin, les escarpements supérieurs sont recouverts d'une forêt de pins d'espèces diverses, dont le feuillage sombre contraste avec le marbre éclatant des roches. »

Samothrace, que l'on a comparée à un long cercueil posé sur la mer, est devenue déserte depuis que ses autels païens sont abandonnés, et on y compte à peine un village.

Imbros étale au soleil des plaines nues et rocailleuses où ne jaunissent plus les moissons.

CHAPITRE XVIII

La Grèce.

—

I. — *Le climat de la Grèce.*

« La Grèce regarde au sud. Elle plonge par trois pointes dans la Méditerranée, presque sous la latitude de Gibraltar, et en face d'une des plus fertiles provinces de l'Afrique » (V. Duruy). Elle n'a plus la divine poésie, les arts et les temples sereins de l'antique Hellénie ; mais elle a toujours son chaud soleil, son ciel clair, la mer bleue, l'olivier, « cet arbuste d'un vert sombre, que jamais général d'armée, jeune ou vieux, n'oserait arracher, car les yeux de la vigilante Minerve le protègent toujours. » (Sophocle).

Bien que la Grèce soit petite, la variété des climats y est fort grande. Au nord, dans les montagnes d'Etolie, le climat est celui de l'Europe centrale ; au sud, à l'est, dans les péninsules et les îles, il est celui de la zone tropicale ; l'Attique et la Béotie ont des hivers froids et des étés brûlants ; la température estivale monte à 30° et 40°.

Voici, d'après Clon Stéphanos, comment se fait la marche des saisons en Grèce.

Le printemps est généralement très court, comme sur la plupart des rivages de la Méditerranée. Il commence vers le mois de mars avec l'apparition des premières fleurs et dure jusqu'au milieu de mai. En mars et avril il fait beau et la température est agréable ; cependant des courants d'air froid descendent des montagnes, refroidissent les nuits dans les localités voisines. Il y a alors un vif écart de température entre la nuit et le jour. « Quoique les mois du printemps soient les plus salubres de l'année, en Grèce en général, les changements atmosphériques y sont pourtant assez fréquents, et par suite les conséquences fâcheuses pour la santé, surtout pour les âges faibles. » (Clon Stéphanos).

Les chaleurs de l'été commencent ordinairement à se faire sentir vers le milieu de mai. A partir de juin la température s'élève rapidement pour atteindre son maximum à la fin de juillet ou au commencement d'août. Sur le littoral et dans les îles la chaleur est tempérée par les brises de mer et les vents du nord. Dans la plupart des districts la chaleur estivale se maintient entre 24° et 27°. « Le sol échauffé est enveloppé pendant l'été d'une atmosphère sèche et limpide : aussi on n'observe habituellement des nuages que sur les cimes les plus élevées, parmi lesquelles pourtant il n'en est que très peu qui en soient complètement couvertes. La saison passe ainsi, en général, sans aucunes pluies, et les ruisseaux desséchés ne sont plus marqués dans les plaines et les vallées que par de longues bandes de lauriers-roses et d'agnus castus fleuris, les compagnons fidèles des lits humides. La végétation, naguère si vigoureuse et si riante, est maintenant subitement arrêtée. Sur le sol altéré des plaines et des vallées de la Grèce, presque toute vie végétale apparue au printemps s'en va au commencement même de l'été, sans que dans les îles et les côtes les rosées de nuit parviennent à la faire durer bien davantage. » (Clon Stéphanos).

L'automne grec est caractérisé par une grande instabilité. Ce sont de brusques passages d'un temps serein ou d'une température élevée à une température humide ou à une température froide. Le mois de septembre est, avec ceux du printemps, un des plus agréables. Octobre compte déjà nombre de jours pluvieux. Ce n'est qu'en novembre que tombent les pluies abondantes.

L'hiver n'est pas rigoureux en Grèce. « Les grands froids que l'organisme ressent alors sont dus dans la plupart des contrées plutôt à la violence des vents du Nord et, en bon nombre de localités, aux courants d'air qui descendent des montagnes dénudées, qu'à un abaissement considérable de la température ambiante. » (Clon Stéphanos).

En somme, la température descend rarement au-dessous de zéro, dans la plupart des contrées de la Grèce, et la température moyenne de l'hiver se maintient entre + 9° et + 13°. « Les jours pluvieux, favorisés par les vents du Sud, fréquents à cette époque, ne se succèdent que rarement d'une manière continue. Souvent, ils sont interrompus par des jours aussi agréables et aussi sereins que ceux du printemps, surtout en janvier et février. Le tiers presque des jours de ces deux mois sont en effet sereins. A la fin de février, la température présente déjà une chaleur douce et l'on voit ainsi sur les rivages et sur les plaines abritées contre le vent du Nord, apparaître les premiers précurseurs de la flore printanière » (Clon Stéphanos).

II. — *Athènes et l'Attique.*

Située un peu au sud du centre de la plaine athé-
nienne, à cinq kilomètres de la plage de Phalère, au milieu des collines d'Anchesmos, du Lycabète, de l'Acropole, du Musée, des Nymphes, du Colonos, Athènes est,
pour M. Papapanagiotou, « la plus belle ville de l'Orient
et constitue un pays très agréable pour l'habitation. »
Sa température moyenne annuelle est de + 17°.

En somme, le climat de l'Attique et d'Athènes en particulier est sain, mais l'été est chaud et les grosses chaleurs durent longtemps : du 20 juin au 28 août ; la température moyenne est de + 27°.

Le climat d'Athènes est sujet à de brusques variations,
soit lors du passage d'une saison à une autre, soit dans
le cours de la même saison. La moyenne des variations
mensuelles est pour l'hiver et l'été de 17 à 18 degrés,
pour l'époque du passage d'une saison à une autre de
20 à 21 degrés.

Le manque de pluie est encore une des caractéristiques
du climat de l'Attique. Quand les vents humides de
l'Ouest et du Sud-Ouest arrivent sur la plaine brûlante
d'Athènes, ils perdent leur vapeur au lieu de la conden-
ser. Il en résulte qu'il se forme rarement de nuages au-
dessus d'Athènes. De là vient la clarté si vantée du ciel
de l'Attique qui se reflète, en Ionie, dans le « sourire infini des flots. » Il est en effet plus clair que dans aucune
autre contrée du monde grec, qu'à Smyrne, à Chio et
même qu'au Caire : il faut descendre jusqu'à la mer
rouge, à Suez, pour rencontrer un ciel aussi pur.

La malaria est encore endémique dans certains quartiers d'Athènes : tels sont les quartiers des Tuileries
(Pitharadika), de Tsakayanni, de l'Ile-aux-grenouilles

(Batrachonissi), et une grande partie de la nouvelle cité (Néapolis). Ces fièvres ont été magistralement décrites par Hippocrate. Aussi Littré fait cette juste remarque : « La Grèce antique et la Grèce moderne sont, à vingt-deux siècles de distance, affligées par les mêmes fièvres, et cela prouve que les conditions climatologiques n'y ont pas essentiellement changé. »

La Grèce continentale compte deux sources minérales fréquentées. Dans le golfe de Lamia, à l'extrémité septentrionale du mont OEta, près du défilé des Thermopyles, jaillissent des sources sulfureuses d'une température de 39° à 41°. Leurs eaux limpides, d'une saveur légèrement amère, et sentant fortement l'acide hydrosulfurique, sont employées avec utilité surtout contre la goutte, les rhumatismes, les affections syphilitiques et diverses dermatoses.

Près du village d'Hypate, au nord du mont OEta, jaillit d'un puits, avec un vif développement de gaz, une source sulfureuse d'une température de 31° à 32° et dont les eaux employées en bains et comme boisson, ont à peu près les mêmes indications thérapeutiques que les précédentes.

III. — *Péloponèse.*

Le climat du Péloponèse diffère peu de celui de l'Attique, si ce n'est que la sécheresse y est un peu moins grande.

On y vante les eaux sulfureuses de Methana qui exhalent une odeur méphitique et ont une saveur fortement salée. Elles jaillissent sur le rivage oriental de la presqu'île de Methana.

En Argolide on trouve les eaux alcalines d'Hermione

que l'on emploie comme purgatif et contre la gravelle ; la fontaine d'Esculape, entre Nauplie et Epidaure, qui donne une eau claire, inodore et saumâtre, employée comme purgatif ; les eaux muriatiques de Loutraki, près de l'isthme de Corinthe, qu'on emploie contre la gravelle ; les eaux sulfureuses de Kaïapha en Olympie, qu'on utilise dans le traitement des dermatoses.

IV. — *Les îles de la mer Egée.*

Parmi les îles de la mer Egée, l'Eubée est la plus considérable et aussi la plus remarquable par sa fertilité et la richesse de sa végétation. Les flancs abrupts du Delphi et les versants escarpés du Kandili sont couverts de forêts séculaires de pins et de chênes, et des platanes de proportions colossales se pressent le long de tous les ruisseaux.

Sur la rive méridionale de l'extrémité nord-ouest de l'île, jaillissent naturellement les eaux d'Edipsos, célèbres déjà dans l'antiquité. Ce sont des eaux bromurées et iodurées qu'on conseille surtout contre le rhumatisme, la goutte, les engorgements du foie et de la rate. On emploie aussi leur limon en bains et en applications locales.

Kythnos, l'une des Cyclades, a les sources renommées de Thermia. Elles jaillissent vers le nord de l'île, au fond d'une petite vallée. La source muriatique de Cacavos contient de l'iodure et du bromure de sodium et du phosphate de chaux, et celles des Saints-Arnargyres sont sulfureuses et d'une thermalité de 40°. On les emploie surtout en bains, contre le rhumatisme chronique, la scrofule, diverses affections de la peau et les tuméfactions des hypocondres.

Milo, une autre cyclade, est riche en sources thermales et gazeuses. On vante contre le rhumatisme et la syphilis les eaux muriatiques de Loutro qui jaillissent dans la profondeur d'une grotte, d'un bassin taillé dans le roc. Parmi les sources gazeuses, la plus remarquable est celle de Provata, dans une grande cavité taillée dans les trachites et dans laquelle on éprouve une température de 34° à 40°.

On trouve encore des eaux alcalines muriatiques à Paros, près de la ville de Naoussa, à Santorin, à Egine, etc.

V. — *Les îles de la mer d'Ionie.*

Parmi les îles de la mer Ionienne, Cerigo, l'antique Cythère, l'île d'Aphrodite, n'est qu'un rocher aride, aux côtes abruptes et ne pouvant même pas nourrir ses six mille habitants.

Zante ou Zakynthos, « fior di Levante », comme l'appellent les Italiens, est plus heureuse; un gai soleil illumine ses côtes rocheuses; les figuiers, les cyprès, les vignes, les cactus, les aloès parent ses coteaux. La ville de Zante elle-même occupe un site charmant. « Elle s'étend en demi-cercle sur le pourtour d'un golfe largement arrosé, ouvert au pied de la montagne. Les blocs grandioses du mont Scopos, qui ferment l'horizon sur la gauche, les escarpements abruptes que couronne la citadelle, dans le fond, les molles ondulations des collines, servent de cadre à ce tableau, dont les maisons blanches de la ville forment le centre. » (Stanislas de Nolhac).

Céphalonie, la plus grande des îles ioniennes, d'où s'élève vers le ciel la cime de l'OEnos, n'est pas riante comme Zacynthe : elle manque d'eau. Dans la petite église de la Sainte-Eleoussa, à une heure de distance de la ville de Lixouri, jaillissent de roches tertiaires des eaux froides sulfureuses. On en fait un grand usage contre les catarrhes chroniques des bronches, les dermatoses, et on les expédie même à l'étranger,

Ithaque n'est qu'une terre aride et sauvage; et Leucade sur sa lagune ne porte qu'une ville peu salubre et infestée de moustiques : Hamaxikhi.

Mais la perle de la mer d'Ionie, c'est Corfou. Le charme de la campagne, la douceur du climat, le voisinage immédiat de la mer y attirent et y retiennent de nombreux voyageurs. Le printemps y est délicieux, d'avril à mai, quand le vent apporte de tièdes exhalaisons salines auxquelles se mêle le parfum des orangers. Juillet et août sont très chauds; de novembre à février les averses sont fréquentes avec changements brusques de température.

CHAPITRE XIX

L'Italie.

—

I. — *Le ciel italien.*

« Saturnia tellus », terre de Saturne, de Mars et de Rhée, l'Italie est le pays où « les lauriers sont toujours verts comme une éternelle espérance et les rosiers toujours fleuris comme une éternelle joie », le pays où « sont les fleurs nouvelles, où les vierges sont suaves comme les roses de leurs guirlandes ». Le poëte latin la salue du titre de « magna parens frugum, magna virum ». Il est, en effet, peu de contrées plus heureusement partagées pour le charme du climat et la beauté du ciel. Pourtant les extrêmes de température s'y font parfois sentir avec rudesse et les extrêmes de chaud et de froid peuvent présenter de grands écarts.

Deux maladies caractérisent la pathologie du pays « che mar circonda e ch'Appennin divide » : ce sont la malaria et la pellagre.

II. — *Piémont.*

Le Piémont, ainsi que toute la vallée du Pô, est un pays tempéré. Pourtant le climat présente des inégalités très tranchées et les écarts entre le chaud et le froid peuvent être considérables. Mais, grâce à l'Adriatique, le climat de la plaine est plus tempéré, tout en conservant son caractère continental.

A Turin les températures extrêmes sont — 15° et + 35°.

Le Piémont compte un certain nombre de sources minérales renommées.

Au pied des Apennins, la petite ville d'Acqui a des eaux hydrosulfurées chlorurées chaudes qu'on emploie en boissons, en bains, et aussi en bains de boues contre les affections articulaires et rhumatismales, contre les dermatoses et la scrofule.

Les eaux ferrugineuses et sulfureuses de Courmayeur, au pied du Mont-Blanc, sont vantées contre les anémies et les diverses variétés d'épuisement. Celles de Castelnuovo d'Asti, qui sont sulfurées, iodurées, conviennent plus spéclalement dans le lymphatisme et l'herpétisme. Les maladies de la peau, le rhumatisme, la scrofule sont amendés par les eaux (sulfatées sodiques) et les bains de Valdieri, dans la vallée du Gesso. Enfin Vinadio possède des eaux thermales chlorurées sulfureuses et des bains de vapeur naturelle. Ses boues sont utilisées comme celles de Valdieri.

III. — *Lombardie.*

Avec sa ceinture de montagnes et la magnificence de ses horizons, la Lombardie est un des plus beaux pays du monde. J'ai vu, par une claire matinée de soleil, du haut du dôme de Milan, se dérouler ses plaines verdoyantes et ses villes innombrables, et j'estime, avec E. Reclus, qu'on « peut s'applaudir d'avoir vécu pour contempler un tableau si grandiose ». Aussi chaque été les voyageurs accourent pour admirer l'architecture incomparable de ses montagnes, la splendeur bleue de ses lacs.

Pourtant la Lombardie a le climat le moins agréable de toute l'Italie. Les variations y sont considérables. A Milan les extrêmes sont de — 12° et + 37°. De plus, dans certaines vallées des Alpes insuffisamment éclairées par le soleil, les goitreux et les crétins sont nombreux. « Dans la vallée d'Aoste, où la végétation est si belle et l'humanité si laide, presque toutes les femmes portent un goitre ». Ajoutez à cela, dans bien des endroits, la malaria et la pellagre due à l'usage de la farine de maïs délayée en polenta.

La Lombardie ne compte guère que trois stations minérales : Bormio, Santa-Catarina, Salsomaggiore. Bormio est un village qui se trouve dans la Haute-Valteline, près des frontières de la Suisse et du Tyrol, sur le versant sud du Stelvio. C'est une station de haute altitude, avec amplitude thermométrique journalière considérable, et variations étendues de la température, avec des eaux thermales simples (32° à 40°), réputées dans le traitement du rhumatisme chronique, de la goutte, de la diathèse urique. Les douches et les bains de boue y sont employés, aussi bien que les bains d'eau thermale. A cinq kilomètres plus loin, à Santa-Catarina, à une altitude de 1853 mètres, il y a des eaux ferrugineuses.

Dans la province de Parme, à 160 mètres d'altitude, au pied des Apennins, Salsomaggiore a des eaux chlorurées froides qu'on vante contre la scrofulose et en gé-

néral contre les tumeurs et les engorgements. Tabiano
a des eaux sulfureuses froides.

IV. — *Ligurie*.

Protégée par les Apennins contre les vents du Nord,
la Ligurie jouit de tous les avantages de son exposition
au midi. La température moyenne à Gênes est de
+ 16° et le thermomètre n'y descend presque jamais
au-dessous de 5°, mais les jours de pluie y sont nombreux et les vents du large s'y engouffrent parfois
comme dans un entonnoir.

A l'est de Gênes, Nervi est un lieu de séjour délicieux
à cause de la beauté de son ciel et de la pureté de son
atmosphère. On y a établi un sanatorium pour phtisiques. Un des charmes de Nervi est la promenade qui
longe ses côtes rocheuses et pittoresques ; elle est bien
abritée et complètement indemne de poussière ; c'est
peut-être la plus belle promenade de toutes les stations
maritimes de l'Europe.

Bordighera, où l'on voit prospérer des bosquets de
dattiers, est presque aussi chaude que Menton et San-
Remo, mais elle est plus aérée et a un climat maritime
plus prononcé.

San-Remo se trouve presque au milieu d'un hémicycle de montagnes, qui interceptent les vents du Nord
et ne laissent arriver les vents d'Est et d'Ouest que mi-
tigés et déjà réchauffés.

Le climat de La Spezia est doux, mais humide.

V. — *Emilie.*

L'Emilie a, comme la Lombardie, un climat continental, avec de grands écarts de température.

Le climat de Bologne est sain, mais l'été y est très chaud et l'hiver froid. La température moyenne est d'un degré inférieur à celle de Florence.

Au village de Battaglia, il y a des sources d'eaux thermales sulfureuses, alcalino-muriatiques, surtout efficaces contre la goutte et les rhumatismes chroniques.

Dans la vallée du Reno, au milieu des Apennins, à 335 mètres d'altitude, Porretta a des eaux hydrosulfurées chlorurées chaudes, connues dès l'antiquité, probablement à cause du fait que l'eau dégage des gaz inflammables à la surface de la source. Ce sont des eaux limpides, d'une odeur hépatique, d'un goût amer et désagréable, onctueuses au toucher. On les emploie à l'intérieur comme purgatives et diurétiques, contre les affections congestives du foie, les calculs biliaires, la pléthore abdominale, les hémorroïdes. En bains on les préconise contre les affections chroniques de la peau et le rhumatisme.

VI. — *Vénétie.*

La Vénétie a un climat plus âpre que celui de la Ligurie et qui se rapproche davantage de celui du Piémont ou de la Lombardie, mais adouci par la tiédeur des vagues adriatiques.

Venise a un climat moins chaud que celui des deux Riviera, car il n'est pas à l'abri des vents du Nord. Pourtant ce climat est doux, grâce à la mer et aux lagunes.

La température moyenne de l'année est de + 13°, celle du mois de janvier, le plus froid de tous, de + 2°. Grâce à son absence de toute poussière, Venise est un séjour à recommander aux phtisiques que tourmente une toux irritante. Le Lido, qui est absolument exempt de malaria, mais non de moustiques, pourrait constituer une excellente station climatérique maritime.

Il existe à Abano, près de Padoue, dans les monts Euganéens, à environ 30 mètres d'altitude, des sources sulfurées et chlorurées sodiques, que l'on utilise en boisson contre le rhumatisme et les différentes affections articulaires.

Dans la province de Vicence, au midi des Alpes tyroliennes, Recoaro possède six sources ferrugineuses sulfatées, avec trace d'arsenic, que l'on recommande contre l'anémie, la chlorose, l'hystérie, la leucorrhée, la dyspepsie, les gastralgies flatulentes et nerveuses, les engorgements hépato-spléniques, la pellagre.

VII. — *Toscane.*

« Les souvenirs de l'histoire, le goût naturel des habitants, la fertilité du sol, l'abondance des eaux, la douceur du climat, tout contribue à faire de la Toscane centrale la région privilégiée de l'Italie et l'un des pays les plus agréables de la terre. » (E. Reclus). Les Apennins l'abritent contre les vents froids, et la mer Tyrrhénienne lui apporte ses vents tièdes et humides, venus des tropiques. En somme, le climat de la Toscane est un climat essentiellement tempéré, doux, sans extrêmes aussi violents que ceux de la plaine padane.

Si le val de Chiana, où autrefois n'osait s'aventurer l'hirondelle, a été assaini, il existe encore des régions, dans la basse Toscane, comme la province de Grossetto, où les eaux, retenues à la surface du sol imperméable, se putréfient au soleil et empoissonnent l'atmosphère. La malaria y règne en maîtresse. Les cultivateurs ne descendent dans la plaine que pour faire les semailles et les récoltes, et encore n'échappent-ils pas toujours à l'influence pernicieuse du « mauvais air ».

« La malaria monte sur les collines dont le sol argileux est pénétré de substances empyreumatiques ; elle empoisonne aussi les contrées où jaillissent en abondance les sources salines, et plus encore celles où se trouvent des gisements d'alun. Le mélange des eaux douces et des eaux salées, si funeste au bord de la mer, ne l'est pas moins dans l'intérieur du pays. Enfin l'influence des vents du sud, surtout celle du siroco, est pernicieuse, et les fièvres remontent fort avant dans toutes les vallées exposées à ce courant empoisonné. Les terres qui jouissent librement de l'air marin sont parfaitement salubres ; ainsi Orbetello et Piombino, quoique dans le voisinage de marais étendus, n'ont rien à craindre des miasmes paludéens. » (E. Reclus.)

Située sur les deux rives de l'Arno, entre les dernières ramifications des Apennins, Florence est sujette à des écarts de température assez considérables. Les mois de juillet et août y sont généralement très chauds ; les époques les plus agréables sont du commencement de septembre à la fin de novembre et du commencement d'avril à la mi-juin.

Arezzo, l'antique cité des Etrusques, se vante de respirer un « air si subtil qu'il rend subtils les esprits eux-mêmes ». Lucques est également un séjour charmant : ses campagnes ont une beauté riante qui laisse une grande impression de paix.

Le climat de Pise est humide et doux. En hiver la

température y est de deux degrés inférieure à celle de la Riviera, et l'on compte 62 jours de pluie et un jour de neige pendant la mauvaise saison.

Les sources minérales de toute espèce sont nombreuses et abondantes en Toscane. Citons : les eaux sulfatées calciques et sodiques chaudes de Bagni di Lucca, dont la thermalité varie de 35° à 53°, et qu'on emploie contre les rhumatismes, les névralgies ; les eaux carbonatées sodiques et chlorurées de Bagno di Romagna, dont la thermalité varie de 40° à 44°, qu'on emploie en boisson comme diurétiques et apéritives, en bains et douches comme résolutives, dans les affections arthritiques et rhumatismales ; les eaux sulfatées bicarbonatées calciques de Bagni di San Giuliano, près de Pise, que l'on recommande surtout dans les névropathies ; les eaux sulfatées, carbonatées et acidulées ferrugineuses chaudes de Casciana, qui conviennent dans les affections rhumatismales, arthritiques et goutteuses ; les eaux iodo-bromo-chlorurées froides de Castro Caro, que l'on conseille dans la scrofule et le lymphatisme ; les eaux thermales terreuses de Chianciano, qui contiennent du sulfate et du carbonate de calcium et que l'on recommande dans la dyspepsie, contre la dysenterie, le paludisme, les engorgements du foie ; la grotte célèbre de Monte Summano, près de Lucques, dont les eaux sulfatées calciques sont recommandées contre les affections rhumatismales ; enfin, dans le Val de la Nievole, les sources chlorurées thermales de Monte Catini, que l'on emploie en boisson et à l'extérieur contre la dyspepsie, la scrofule, le rhumatisme chronique, etc.

VIII. — *Ombrie.*

L'Ombrie est, comme la Toscane, une des plus charmantes contrées de l'Italie. Si les collines qui entourent le lac de Trasimène, aux îles gracieuses, sont réputées insalubres, Pérouse vante la propreté de ses maisons et de ses rues, la pureté de son atmosphère, le charme de sa population. C'est une excellente station pour le printemps, le commencement de l'été et de l'automne.

IX. — *Rome et la campagne romaine.*

J'ai vu la campagne romaine ; j'ai admiré ses mornes étendues, où les broussailles escaladent les murs, ses pins solitaires, ses mares où viennent s'abreuver les buffles, ses nuages teintés de la pourpre du soir, mais la malaria empoisonne l'agro romano. « La mort plane sur ces rivages, qui jadis étaient bordés, d'Ostie à Nettuno, d'une longue façade de palais célèbres par leurs grands trésors d'art. » (E. Reclus.)

La partie la plus insalubre de cette région est celle comprise entre Porto d'Anzio et Terracine.

Au milieu de la campagne, entre les Apennins et la mer, Rome n'est qu'à 30 mètres d'altitude. La tramonta, le vent du nord, souffle surtout pendant le mois de novembre et très rarement en avril et mai. Frais, même froid et sec, presque toujours sous un ciel serein, il est généralement bien supporté. Pourtant il irrite les muqueuses quand il est violent. Le siroco se fait surtout sentir en octobre et avril. Il est énervant, abat, et enlève l'appétit.

Janvier et février sont les mois les plus secs et les plus froids. La tramontane se fait assez souvent sentir. La température oscille entre 7 et 8 degrés.

En mars, on compte encore quelques journées froides, mais souvent de belles journées de printemps, avec une température moyenne de 10°.

La pluie, par contre, n'est pas rare. J'ai vu souvent un gros nuage monter à l'horizon, obscurcir le soleil, puis se résoudre en averse pour laisser reparaître aussitôt un ciel d'un bleu cru, comme lavé, sur lequel le soleil étincelle avec un nouvel éclat.

En avril et au commencement de mai, il fait le plus souvent une température délicieuse.

A la fin de mai, la chaleur augmente rapidement et devient presque intolérable.

En juin, on a une température moyenne de 22° ; en juillet, de 24° ou 25° ; en août, de 24° ; en septembre, de 20°.

Le mois d'octobre est agréable, avec une température moyenne de 17°, et malgré les pluies, qui donnent à la nature un véritable réveil printanier.

Il fait encore beau souvent au mois de novembre, mais les journées pluvieuses sont plus nombreuses. La moyenne de la température est de 12°.

En décembre, arrivent les fortes pluies avec les vents du sud et du nord. La température se refroidit considérablement et tombe à une moyenne de 8°.

La malaria, venue de la campagne et des maremmes, se montre à Rome, surtout en août et septembre, bien qu'on l'observe quelquefois aussi au printemps et pendant les hivers froids et humides.

On assure que les quartiers du centre de la ville ont toujours été à l'abri de la fièvre, particulièrement la partie comprise entre les rues voisines du Tibre et les rues del Babuino, Sistina, del Quirinale et celles qui vont passer au sud, à Saint-Pierre-aux-Liens et au Capitole.

Les endroits les plus dangereux, en été surtout, seraient ceux qui avoisinent l'Esquilin, le Palatin et le Celius, et la partie au sud-est du Capitole jusqu'à la porte Majeure, la porte Saint-Jean et la porte Latine. Dans le quartier situé au sud-est du Colisée, jusqu'aux thermes de Caracalla et au mont Testaccio, la plupart des habitants ont la fièvre en été.

Sur la rive droite, les endroits qui passent pour les plus sains sont les environs de la place Saint-Pierre, et le quartier situé entre le pont Sisto et le pont Rotto, traversé par la via della Lungaretta.

Le minutieux et prudent Bædeker à qui j'emprunte une partie de ces détails, fait aux voyageurs les recommandations suivantes :

« On devra toujours de préférence habiter les étages supérieurs des maisons, qui sont plus secs. Il ne faut pas, à Rome, laisser la nuit les fenêtres ouvertes pendant que l'on dort. Les cheminées suffisent pour chauffer les appartements. On ne devra jamais se servir des brasiers comme le font les Romains.

« Pour se vêtir, on tiendra compte des changements continuels de température ; il n'est pas inutile d'avoir de bons habits d'hiver. Vers midi, il fait ordinairement plus frais dans les maisons qu'au dehors. La promenade la plus recommandable est celle du Pincio ; les jardins de la villa Borghèse sont humides, et il ne faudrait pas y stationner trop longtemps. On évitera de se promener en voiture découverte après le coucher du soleil, de même que de rester la nuit à des endroits malsains tels que le Colisée ; mais, dans l'intérieur de la ville, par exemple à la place Colonna, on n'a rien à craindre sous ce rapport. Une faute que l'on commet encore plus souvent à Rome que dans le reste de l'Italie, c'est d'entrer en sueur dans les galeries, les églises et même les catacombes. On devrait y aller en voiture et en revenir à pied. Il ne faut pas non plus s'exposer trop aux rayons du soleil en été. Selon un proverbe romain, il n'y a que les chiens et les étrangers qui aillent au soleil ; les chrétiens vont à l'ombre. Là où il n'y a pas d'ombre on se servira de son parasol et on obviera à l'éclat de la lumière en portant des conserves couleur de fumée. Les dames feront bien de se munir d'un voile bleu. Pendant les heures les plus chaudes de la journée, le repos est indispensable, et l'on se trouvera très bien d'une petite sieste. L'exposition des chambres au sud est de rigueur pour les personnes souffrantes, et même presque indispensable pour celles qui se portent bien : *dove non va il sole, va il medico* (là où ne va pas le soleil, va le médecin) dit un proverbe romain. »

L'eau de Rome n'est pas mauvaise bien que fortement chargée de sels calcaires. L'eau de l'acqua Vergine en contient cependant moins que celle de l'acqua Maria.

« Pour les habitants du Nord qui souffrent d'inflammations des voies respiratoires, un hiver passé à Rome peut amener de bons résultats. Il y a moins de poussière à Rome que dans les stations de la Riviera, il y fait moins de vent que dans celles de la Sicile, mais par contre la température y est aussi notablement plus froide. »

Tivoli est humide et un vent violent y souffle presque continuellement au printemps.

Comme lieux de bains, le Latium n'a sur la mer que les plages de Palo, Fiumicino et Porto d'Anzio. On vient aussi à Civita-Vecchia, qui possède des eaux thermales.

Les eaux de Viterbe et d'Acque-Albule sont thermales sulfureuses.

X. — *Campanie.*

La Campanie et tout le sud de l'Italie se résume en Naples, dont l'admirable golfe a été comparé à un « morceau du ciel tombé sur la terre ».

Naples est mal protégée contre les vents par le Pausilippe, les hauteurs de Saint-Elme et de Capodimonte. Aussi la tramontane, le siroco, le libeccio, ou vent du sud-ouest, y soufflent souvent et on constate des écarts de température assez considérables.

La température moyenne de l'hiver est de 8°. Mais pendant les nuits de janvier, on voit quelquefois le thermomètre descendre à — 2°. En février et mars les vents du sud dominent avec pluies très fréquentes.

En avril la température moyenne est de 12°. C'est le plus beau mois de la Campanie. Mai est aussi agréable, mais la chaleur commence à devenir incommodante.

En juin, juillet et août, la température oscille entre 18 et 20 degrés et peut même monter à 30°. Mais il s'élève tous les jours dans la matinée un vent de mer rafraîchissant qui souffle jusque vers quatre heures du soir.

« Le Vésuve est pour Naples un baromètre gigantesque. La direction que prend son nuage de fumée indique souvent, vingt-quatre heures d'avance, les changements de vent et de température. Si elle se dirige vers Caprée, c'est signe de beau temps, c'est-à-dire, en hiver, d'un temps clair et frais. Si c'est vers Ischia, cela annonce le vent d'est, le gréco-levante et un froid sensible. Quand le cratère se couvre de nuages épais, cela présage le vent du sud souvent accompagné de fortes pluies. C'est encore signe de l'approche du siroco quand l'île de Caprée apparaît bien distinctement, très rapprochée et de couleur bleu foncé. Des vagues longues et uniformes venant de la Bocca Piccola, même quand elles ne sont pas fortes, sont aussi des avant-coureurs du siroco. » (Bædeker).

Le climat de Naples est surtout excitant. Il convient aux lymphatiques, aux apathiques, dont le système nerveux est en quelque sorte assoupi, ou dont la maladie pulmonaire est à l'état chronique sans tendance aux hydropisies. Mais il ne convient pas aux pléthoriques et aux congestifs.

« Il n'est pas indifférent de choisir tel quartier de Naples, écrit Lombard, plutôt que tel autre, car si le beau quartier de Sainte-Lucie et de la Villa Reale, ainsi que les collines qui les surplombent, sont très salubres et jusqu'à un certain point préservés des vents du nord-ouest, il n'en est pas de même du quai oriental qui s'étend depuis le promontoire du château de l'Œuf jusqu'aux faubourgs que l'on a désignés comme étant la Sibérie de Naples ».

La fièvre napolitaine qu'on peut contracter à Naples n'est généralement pas dangereuse.

La malaria existe dans les anciens Champs Phlégréens, à Baïes, sur les bords du lac d'Agnano, à Pianura et même à Pœstum. Sorrente, Pouzzoles, Capri, Ischia sont des séjours très sains. On les recommande volontiers aux phtisiques. J'en ai vu à la Solfatare de Pouzzoles, respirer à pleins poumons les vapeurs sulfureuses qui s'échappaient du sol, et qui disaient s'en trouver très bien.

Il existe autour de la baie de Naples, sur la plage méridionale, des villes et des villages au climat délicieux : Portici, Resina, Torre del Greco, Torre dell' Annunziata, Castellamare où il y a des eaux chlorurées alcalines, et la molle Sorrente, que son exposition au nord rend surtout agréable en été.

Baia aussi est réputée pour ses eaux thermales, « également propres, dit Strabon, au pur délassement de ceux qui s'y baignent et à la guérison des malades ».

Carrière vante la salubrité de Salerne, la sérénité de son ciel, l'égalité de sa température.

Cette réputation de salubrité dont jouit Salerne, remonte à la plus haute antiquité. Le médecin Musa y envoyait Horace malade. L'histoire aussi rapporte qu'au retour des Croisades, Salerne, qui était sur le chemin le plus direct de la terre sainte pour les croisés d'Espagne et de France et même des pays plus septentrionaux, servit d'ambulance aux blessés et aux malades, tristes débris des guerres de Palestine. Le climat salernitain fut si bien apprécié par les soldats des Croisades que ceux même qui n'avaient pas besoin des secours de l'art s'oublièrent à Salerne au milieu d'un agréable repos.

Les deux rochers de Caprée, ensevelis sous une végétation que baigne un rutilant soleil, sont assez mal abrités ; pourtant l'île constitue un séjour agréable à habiter à l'automne et au printemps.

L'île d'Ischia est non moins belle et son climat non moins délicieux. Aussi sa capitale, Casamicciola, est très fréquentée, du mois de mai au mois d'août, à cause de ses nombreuses sources d'eaux thermales alcalino-salines.

La Pouille, la Basilicate, les Calabres, jouissent d'un climat analogue à celui de la Campanie, mais les miasmes paludéens déciment les habitants de ces régions fortunées.

XI. — *Sicile.*

Le climat de la Sicile est un des plus heureux qu'on puisse voir, et à Palerme il ne le cède pour la régularité qu'à celui de Madère.

A Palerme la moyenne annuelle est d'environ 18°, à Catane 18°, à Syracuse et Girgenti 17°. On peut estimer la moyenne annuelle de l'île à 17°,5.

La différence de température entre les saisons, les mois, enfin, entre les différentes parties du jour, est modérée ; il y a rarement des oscillations thermiques brusques. L'abaissement thermique brusque qui se produit sur la côte d'azur, au moment du coucher du soleil, n'existe pas en Sicile. Is. Owen affirme que pendant tout le mois de novembre il n'a pas remarqué le changement sensible de température après le coucher du soleil. « L'air, jour et nuit, dit-il, est resté agréablement chaud ».

En Sicile, la saison des pluies commence en novembre et dure jusqu'à la fin de mars. La température s'abaisse un peu, mais descend rarement à — 2°. En avril et en mai les orages violents ne sont pas rares. Par contre il ne pleut presque jamais en juin, juillet et août.

Il n'est guère de région, en Europe, si l'on en excepte les îles de l'Archipel (où le brouillard est inconnu) dont le ciel soit plus clair qu'en Sicile. On compte, en moyenne, en Sicile, de 220 à 280 beaux jours par an. Les brouillards ne sont ni fréquents ni continus. Ils existent surtout en hiver et au printemps, dans le voisinage des côtes et aux premières heures du jour. C'est là ce qui explique l'ordinaire clarté de l'air et la fréquence des beaux jours.

Les vents violents sont rares en Sicile. Mais le siroco souffle environ douze fois par an et son haleine étouffante est un des plus graves désagréments du pays. « Le ciel a dans ce cas un aspect sombre, terne comme le plomb, ou un aspect rougeâtre qu'il faut attribuer à de grandes quantités de poussières que le vent amène souvent de loin, qui tombent, lorsque survient la pluie, sous le nom de pluie de sang, et que l'on recueille facilement sur les feuilles des plantes. Lorsque souffle ce vent, l'homme, l'habitant du Nord, d'abord moins que l'habitant du pays, éprouve une sorte de gêne et de langueur qui le rendent surtout incapable de travail intellectuel. Mais il ne dure jamais plus de trois jours, souvent pas plus de quelques heures » (Bædeker).

En été, il fait moins chaud à Palerme qu'à Florence. L'hiver y est extrêmement doux et uniforme. Le thermomètre ne descend jamais à zéro. Le mois d'août, qui est le plus chaud, a une température moyenne de 25° à 26° ; le mois de janvier, qui est le plus froid, a une température moyenne de 10° à 11°. Cette régularité dans la température est due en grande partie à ce que Palerme est complètement abritée au nord par le mont Pellegrino.

Dans le voisinage de Palerme, Termini jouit d'un aussi agréable climat. Ses eaux thermales rendirent autrefois aux membres d'Hercule la souplesse et la force.

A Messine, les climat est sain, mais il y règne un courant d'air perpétuel. La température moyenne de l'année est de 15°, celle du printemps du 12°, celle de l'été de 21°, celle de l'automne de 16° et celle de l'hiver de 10°.

Catane est trop chaude en été. J'y ai haleté de chaleur en septembre, tourmenté en outre par les moustiques qui y abondent.

La position plus élevée d'Acireale lui donne quelques avantages sur Catane. La chaleur y est moins intense en été. La source de Santa-Venere est célèbre dans toute la Sicile et on vante l'efficacité de ses eaux thermales sulfureuses, chlorurées sodiques et iodurées. Enserrée dans son îlot d'Ortygie, Syracuse n'est pas à l'abri de la malaria. Girgenti, l'ancienne Agrigente, est mieux située et plus salubre. Mais la plus belle station climatérique de la Sicile est, sans contredit, l'incomparable Taormine, qui, du haut d'une colline, où les ruines se dressent au milieu d'une végétation vigoureuse, sous les rayons d'un soleil éblouissant, baignée dans une atmosphère pure et limpide, domine le plus spendide panorama qu'on puisse concevoir, après les « échelles des régions célestes », dont on a la vue enchanteresse du haut du couvent des Camaldules, près de Naples.

La lèpre semble avoir diminué sensiblement en Sicile ces dix dernières années. Vingt-deux foyers de lèpre ne sont plus en activité et neuf seulement se sont formés depuis.

La syphilis est très répandue et fait d'effroyables ravages dans toutes les classes de la société. On sait que l'un des modes les plus fréquents de la vendetta sicilienne est de chercher à défigurer l'adversaire en lui tranchant le nez d'un coup de couteau. Cependant c'est un dicton à Palerme que la syphilis détruit plus de nez que le couteau. En effet, la syphilis en Sicile a ordinairement un pronostic sévère. Le climat sicilien semble, comme les climats tropicaux, augmenter sa malignité et sa résistance au traitement spécifique.

« La Sicile, écrit M. H. Pied, est une station climatérique excellente, pour la tuberculose pulmonaire au début, les convalescents des maladies aiguës, les anémiques et les chlorotiques, et surtout elle nous semble devoir mériter l'attention des hygiénistes comme constituant une excellente station intermédiaire pour les malades qui vont en Afrique ou en viennent, alors que le passage brusque d'un climat à l'autre peut, de l'avis de tous, constituer un danger, surtout pour les sujets prédisposés aux poussées congestives ».

XII. — *Sardaigne.*

La Sardaigne ne jouit pas d'un climat aussi heureux que la Sicile. Le siroco et le mistral y soufflent souvent avec violence. Les mois de janvier et de février sont les plus agréables de l'année, à cause de la sérénité de l'atmosphère et de l'égalité de la température : ce sont les « jours alcyoniens », pendant lesquels, suivant les anciens poètes, la mer se calme pour permettre à l'oiseau sacré de faire son nid. Mais « ces jours heureux et salubres de l'hiver sont suivis d'un triste printemps. Février, le « mois à double face » des marins sardes, apporte des froids capricieux auxquels succèdent, en mars et en avril, les brusques alternatives du vent et de la pluie, de la chaleur et des froidures. Retardée par ce mauvais temps, la végétation de la Sardaigne est beaucoup plus lente que ne pourrait le faire croire la latitude méridionale de la contrée. Quoique à trois degrés en moyenne au sud du littoral de la Provence, les fleurs n'y sont pas aussi tôt en fleurs ». (E. Reclus.) Cagliari a une température moyenne de $+ 16°,6$, inférieure par conséquent à celle de Naples, qui est située plus au nord.

Excepté dans les villes, la malaria règne en Sardaigne de juillet à la fin d'octobre, surtout dans les régions

basses. En effet, les côtes de l'île ne sont presque entièrement qu'étangs et marécages. Les vents apportent
leurs effluves impurs jusque sur les pentes élevées des
monts. C'est la région la plus infortunée de l'Italie. Les
Romains avaient fait de la Sardaigne un lieu de déportation où les condamnés trouvaient sûrement la mort.
On revenait rarement de l'exil sarde. Aussi le poète
latin écrivait « Tu trouveras la Sardaigne à Tivoli
même, » c'est-à-dire « quoi que tu fasses, tu mourras ».

XIII. — *Malte.*

Sous un climat où le thermomètre ne descend pas à
zéro, Malte à des étés secs, des hivers à vents impétueux, et très peu de pluies. En hiver le climat est
agréable, sec et chaud, sans brumes. Au mois de février, l'île est dans toute la beauté de son printemps
et entièrement vêtue de verdure. Puis la chaleur de
l'été arrive, brûle la verdure et dessèche la campagne.

A part quelques coins misérables, aux ruelles sordides, d'une malpropreté toute orientale, La Valette est
une ville riche, bien tenue, élégante et confortable. Les
maisons s'alignent, blanches, régulières, très hautes,
terminées en terrasses, agrémentées de balcons vitrés.
Mais l'été c'est une fournaise et le siroco y souffle souvent.

XIV. — *Pantellaria et Lipari.*

Au sud de la Sicile, sur la route de l'Afrique, l'île de
Pantellaria, massif d'éruption volcanique, est célèbre

par ses sources thermales et ses jets de vapeur.

De l'autre côté de la Sicile, dans la mer Tyrrhénienne, l'île Lipari, qui appartient aux groupes des îles Eoliennes, est célèbre également par ses sources thermales et ses jets de vapeur.

CHAPITRE XX

L'Espagne.

—

I. — *Le ciel et les maux de l'Espagne.*

Le climat de l'Espagne est généralement tempéré ;
mais l'altitude considérable du plateau central de Cas-
tille abaisse la température normale et donne au climat
un caractère continental.

La malaria est encore très fréquente dans les provinces du sud, et la lèpre n'y est pas inconnue. On la
rencontre assez fréquemment dans la région qui s'étend
entre les villes de Castellon de la Plana, Valence et
Alicante.

II. — *Castilles.*

Les plateaux des Castilles, y compris les provinces
de Léon et de l'Estremadure, sont d'une effrayante et
morne nudité. On peut, dans certaines régions, marcher
des heures entières sans rencontrer un seul arbre.
« L'alouette traversant les Castilles doit emporter son
grain, » dit un proverbe. Aussi, entre les hautes sources

du Tage et de la Guadiana, au sud-est de Madrid, sur le plateau central composé d'un sol mis à nu et couvert de sables et d'argiles aux nuances multicolores, s'étend la steppe castillane, où ne croissent que quelques bruyères roses.

Dans toute cette région, les hivers sont rigoureux, les étés brûlants. Les écarts de température sont encore aggravés par les vents qui soufflent librement sur ces plaines dénudées. En hiver, c'est le vent du nord, qui s'est glacé en passant sur les neiges des Pyrénées et de la Sierra de Guadarrama ; en été, c'est le « Solano », qui « fait peser sur la nature une lourde atmosphère qui brûle la végétation, irrite les animaux, rend l'homme nerveux et maussade ».

Nombre de villes importantes dressent leurs fières murailles sur le plateau castillan. D'abord Léon, capitale d'un des anciens royaumes des Espagnes, au milieu d'un cercle de vergers, de jardins et de prairies ; puis Venta de Bagnos, qui possède une source minérale saline purgative dont la réputation remonte aux temps les plus anciens. Burgos, toute pleine encore du souvenir du Cid Campeador, a un climat peu enviable : les hivers les moins rigoureux y durent au moins huit mois et l'on a vu tomber de la neige le jour de la Saint-Jean. L'été est court, et souvent, au milieu même de la canicule, il est nécessaire de se couvrir comme au mois de janvier, car les vents du nord et de l'est soufflent presque constamment. J'ai grelotté au mois de mai sur l'Espolon. Valladolid est mieux partagée que Burgos : son climat est sain, avec une atmosphère généralement pure et un ciel serein. La température est assez froide et humide pendant deux mois de l'hiver et pendant le printemps ; elle est très chaude pendant deux mois d'été, mais très agréable en automne.

A huit kilomètres de Salamanque, la très noble et
la très loyale, « muy noble y muy leal », sont les bains
de Ledesma, petite localité de douze maisons, située sur
la rive gauche du Tormès, au pied d'une colline aride
et rocheuse. Il y a une source d'eau sulfurée sodique
que l'on vante contre les affections rhumatismales et
contre les paralysies.

Avila est froide, comme presque tout le territoire des
vieilles castilles : l'hiver s'y prolonge, le printemps y
existe à peine, l'été est brûlant, mais l'automne est
généralement agréable. A quelques kilomètres d'Avila,
on vante les eaux azotées de Santa Teresa.

Ségovie grelotte en hiver sur son rocher ; elle y
brûle en été. Tolède a un climat plus modéré : la température n'y descend jamais au-dessous de zéro et
s'élève rarement au-dessus de 30°. Mais la malaria
n'y est pas inconnue et la chlorose pâlit plus de cinquante pour cent de ses jeunes filles.

Madrid est à 920 mètres au-dessus du niveau des
mers, au pied de la Sierra de Guadarrama, sur les
bords du Manzanarez, un pauvre ruisseau dont on a
vendu l'eau, dit-on, pour en payer les ponts, et qui est
le premier fleuve du monde pour la navigation à cheval
et en voiture. Le ciel de Madrid est presque toujours
pur et serein, mais l'air est sec, vif, pénétrant, surtout
en hiver. Il est très dangereux pour les poitrines délicates, pour les personnes qui ont le système nerveux
impressionnable ; on en ressent les effets sans qu'il
fasse un souffle d'air, ce qui fait dire aux Madrilènes :

> El aire de Madrid es tan subtil
> Que mata á une hombre,
> Y no apaga a un candil.

(L'air de Madrid est si subtil qu'il tue un homme et
n'éteint pas une chandelle).

En général, le printemps de Madrid est tempéré, mais souvent pluvieux ; l'été est brûlant ; l'automne est habituellement sec et beau jusqu'au mois de novembre. L'élévation du sol, le voisinage des montagnes donnent au froid une intensité particulière. Il souffle souvent du Guadarrama une bise aigre et pénétrante, qui entre dans la poitrine comme une pointe aiguë, qui serre les tempes et irrite les nerfs. Aussi, la pneumonie est fréquente à Madrid.

« L'absence d'arbres dans les alentours, est une des causes les plus réelles de cette rudesse du climat de Madrid, écrit Germond de Lavigne. Rien ne préserve la ville : en hiver, des vents du nord ; en été, des rayonnements brûlants des sables qui l'entourent. Toutefois, il se fait tous les jours de nouvelles plantations, et peu à peu, dans quelques années, Madrid abritée rentrera en possession de son ancien climat, » celui qui décida Philippe II à lui donner la préférence sur les cités rivales, lorsqu'il eut à choisir une capitale.

Il existe, dans les Castilles, quelques stations minérales fréquentées. Nous avons déjà signalé celle de Ledesma. Dans la province de Guadalajara, sur la rive gauche du Tage, dans un charmant vallon, au pied d'une colline entièrement plantée de chênes, sont les bains de Trillo, appelés aussi bains de Carlos III. Les eaux sont chlorurées sodiques et sulfatées calciques ; on les emploie en boisson, en bains, en douches contre les affections rhumatismales, les paralysies, la scrofule.

Dans la province de Burgos, à environ trois kilomètres de Miranda de Ebro, on utilise des sources thermales.

Sur les confins de la Navarre, dans un site pittoresque, Betelu a des eaux qui produiraient les meilleurs effets dans les affections de la gorge, du nez et des voies respiratoires.

Arnedillo, dans la province de Logroño, a des eaux qui appartiennent au groupe des chlorurées sodiques fortes, bromurées et lithinées ; on les emploie en bains et en boissons contre la débilité, les affections rhumatismales et syphilitiques.

Loèches, à trente-quatre kilomètres de Madrid, est bien déchue de son ancienne splendeur. Pourtant sa source d'eau sulfatée sodique magnésienne a une réelle efficacité contre les affections herpétiques.

III. — *Andalousie.*

L'Andalousie est, comme la Grèce et la Sicile, une des contrées de l'Europe dont la température moyenne est la plus élevée (entre + 12° et + 17°). L'hiver n'est pas froid et ne dure que quelques jours. A l'automne et au printemps, le climat est délicieux ; il est torride et presque tropical pendant l'été. Souvent souffle le « medina », qu'on appelle ainsi parce qu'il traverse les solitudes du domaine de Medina Sidonia, et qui apporte un air étouffant pour les gens nerveux. Le « solano » ou « levante » est encore plus redoutable pour les côtes méridionales. « Quand il se met à souffler, la chaleur devient comme l'haleine d'un four : on se croirait transporté en plein Sahara. Une vapeur quelquefois rougeâtre, blanchâtre le plus souvent, et de nature encore inexpliquée, « la calina », pèse sur l'horizon du sud ; les chaudes bouffées soulèvent sur les chemins, dans les campagnes même, des tourbillons de poussière et flétrissent le feuillage des arbres ; souvent, lorsque le vent a persisté pendant plusieurs jours, on a vu les oiseaux périr comme étouffés.

« Tandis que dans les régions tempérées de l'Europe l'été est une saison de fleurs et de feuillage, elle est, au contraire, une saison de sécheresse et de mort dans l'Andalousie. Si ce n'est dans les jardins et les campagnes arrosées, qui gardent leur éclat pendant les chaleurs, la végétation se brûle, se racornit, prend une teinte grisâtre qui se confond avec celle de la terre. Mais, à l'époque des averses équinoxiales d'automne, tombant en pluie dans les terres basses, en neige sur les montagnes, les plantes jaillissent et se dressent de nouveau ; elles jouissent d'un second printemps. En février, la campagne est dans toute sa beauté. Les pluies de mars, d'ailleurs peu régulières et presque toujours accompagnées d'orages, entretiennent cette richesse de la flore, puis la chaleur et les sécheresses reprennent le dessus, la nature se flétrit de nouveau. » (E. Reclus.)

Tel est le ciel de l'Andalousie. Parcourons maintenant ses villes principales.

D'abord « la Damas de l'Occident », Grenade la jolie. « C'est, dit encore E. Reclus, un des plus beaux coins du monde, surtout pendant la saison d'été, quand les villes des plaines inférieures sont brûlées par la sécheresse. C'est précisément alors que les eaux descendues de la Sierra Nevada ruissellent avec plus de force, répandent autour d'elles la fertilité, l'abondance et la joie. »

En effet, à Grenade le climat est particulièrement salubre, frais en été, par ce que la Sierra Nevada la défend contre les vents du sud ; les rivières qui viennent de ces monts y entretiennent la fraîcheur et une verdure éclatante, alors que la plaine andalouse est partout ailleurs brûlée par le soleil. « C'est alors que la Vega est véritablement un manteau vert à passementeries d'argent ». (E. Cat.)

Si on vante Loja, la ville aux fraîches eaux, l'oasis au milieu des âpres rochers et des défilés, Jaen, au confluent de plusieurs ruisseaux qui descendent joyeusement vers le Guadalquivir, est renommée pour la douceur de son climat, la pureté de l'air qu'on y respire, l'excellence de ses eaux.

Bien que les étés de Cordoue soient d'une chaleur excessive et que les moustiques abondent, son climat est cependant considéré comme très sain.

Séville également est saine. Son atmosphère est purifiée et embaumée par le parfum des fleurs et des orangers qui ornent les parterres des maisons. C'est une délicieuse résidence d'hiver.

Jerez de la Frontera vante ses celliers, et Sanlucar est une des plages les plus fréquentées de l'Espagne.

Baignée de tous côtés par l'océan, au milieu duquel elle s'épanouit comme une fleur, Cadix est la ville la plus agréable de l'Andalousie, autant par l'élégance, la régularité et la beauté de ses habitations, la propreté et le bon ton de ses rues, que par la douceur du climat. Le thermomètre descend rarement plus bas que — 6° et il ne monte pas au-dessus de 26° à 27°. Le virazon, ou brise océanique, y rend parfaitement supportables les jours les plus chauds.

Malaga est, comme Cadix, une des villes les plus heureuses de l'Andalousie, bien que ses étés soient un peu plus chauds, car le thermomètre s'y élève jusqu'à + 30°. Bien protégée par une chaîne de montagnes contre les vents du nord-est, du nord-ouest, elle est ouverte vers le sud du côté de la mer, d'où lui viennent les brises agréables du sud et sud-ouest. Les rayons d'un brillant soleil et la sérénité du ciel lui donnent une température printanière pendant la saison d'hiver. Le thermomètre descend rarement plus bas que six degrés. Il se passe des générations entières sans qu'il neige sur la ville, bien que cela se voie quelquefois aux environs ; et, dans les jours les plus rigoureux de l'hiver, c'est à peine si la surface des eaux dormantes est légèrement ridée. Le beau temps est constant et n'est sujet à aucune variation. Les vents violents sont excessivement rares. Sur cent trente jours il n'y en a que quarante nuageux et couverts, et encore ne le sont-ils que pendant quelques heures. On ne compte chaque année que cinquante-deux jours pluvieux. La malaria, si fréquente dans les pays chauds à sol humide, est inconnue à Malaga. Le service de l'eau potable ne laisse rien à désirer.

Le climat de Malaga est essentiellement tonique. Lombard recommande aux malades de se « loger dans les quartiers de la nouvelle ville et plus particulièrement dans la rangée de maisons qui longent l'Alameda et qui sont garanties par leur orientation méridionale contre l'influence directe des vents du nord-ouest ou *terral* qui sont si redoutables pour les organisations nerveuses et les poitrines délicates ».

Aux environs de Malaga les sources minérales sont nombreuses où les Malaguègnes viennent se délasser et se guérir pendant l'été. Telles sont les eaux sulfureuses de Carratraca qui ont une grande réputation contre les affections cutanées et vénériennes ; les sources thermales d'Alhama de Grenade qu'on utilise contre les rhumatismes ; les eaux de Lanjaron, dans le val de Lecrin, qui auraient, dit-on, plus de vertu que celles de Vichy, et de plus ont l'avantage de jaillir dans le « paradis » de l'Alpujarra, au milieu des sites les plus grandioses et les plus charmants.

Gibraltar, où les Anglais se sont établis en Espagne, est un séjour peu agréable. Enfermée qu'elle est par une haute muraille de rochers, l'air y circule difficilement, les chaleurs de l'été sont pénibles et il n'est pas rare de voir le thermomètre monter à 40°. Sous l'influence du vent d'est, la ville est souvent enveloppée d'une brume qui rappelle aux Anglais le ciel de leur pays, pendant qu'Algésiras, de l'autre côté de la baie, jouit d'un soleil magnifique. Le vent d'ouest, qui règne généralement en hiver, apporte au contraire une température délicieuse.

En dehors de celles qui environnent Grenade, il y a encore, en Andalousie, quelques sources minérales appréciées. Près de Marmalejo, à un kilomètre de la rive gauche du Guadalquivir, il existe une source bicarbonatée sodique, riche en gaz acide carbonique, et que l'on recommande contre les maladies du foie et surtout contre les dyspepsies. Martos, comme Marmalejo, dans la province de Jaen, possède des eaux sulfureuses froides employées en bains et en boissons contre les affections cutanées chroniques. Il existe aussi des eaux sulfureuses à San Telmo, près de Jerez de la Frontera.

Enfin, à dix-huit kilomètres de Cadix, entre deux collines où coule le Lirio, qui descend des hauteurs de Medina Sidonia, Chiclana a deux sources sulfureuses froides assez fréquentées. L'air y est excellent, le climat très agréable ; c'est un des lieux de plaisance le plus aimé des habitants de Cadix, et un but charmant d'excursion pour les touristes.

IV. — *Murcie et Valence.*

Les pentes espagnoles tournées vers la mer d'Afrique forment les provinces de Murcie et de Valence.

Dans ces régions, le climat est nettement africain. Il n'y a plus que deux saisons : un long et ardent été et une saison d'hivernage qui dure d'octobre en janvier. Mais les écarts des saisons sont heureusement tempérés : en été, par le mistral qui descend des plateaux ; en hiver, par les brises régulières qui soufflent de la mer.

Murcie élève ses édifices et ses maisons dans la belle vallée du Segura, au centre d'une campagne plantée de muriers, de citronniers et d'orangers. Les Espagnols appellent Murcie le « royaume très serein » à cause de l'extrême transparence de l'air qu'on y respire, et les habitants du pays appellent leurs montagnes « montagnes du soleil et de l'air libre ». Le climat est excellent en hiver, mais extrêmement chaud en été.

Le climat de Carthagène est sain également. La température y est un peu adoucie, en été, par la fraîcheur des brises. J'ai gardé un mauvais souvenir de ses moustiques. Beaucoup de gens de l'intérieur viennent y prendre des bains de mer. Le froid est à peine sensible en hiver.

Malgré ses arbres et ses fleurs, Valence ne jouit pas de la même salubrité que Murcie. Le mélange des eaux douces et des eaux salées dans les lagunes du littoral détruit la pureté de l'air et engendre les fièvres pernicieuses. Pourtant, les plages voisines du Grau et de Pueblo nuevo del Mar sont fréquentées par les baigneurs en été.

« Le climat de Valence, avec sa température élevée et la prédominance des vents humides de l'est, constitue une station chaude et humide ; c'est ce qui donne aux habitants un teint pâle, des chairs molles et bouffies, ainsi qu'un embonpoint qui tourne rapidement à l'obésité. Il résulte de ces conditions climatologiques que les personnes excitables, nerveuses et disposées aux inflammations, ainsi que les phtisiques peu avancés se trouveront bien d'un séjour à Valence, mais à condition qu'elles ne s'exposent pas à l'air du soir dans le voisinage du lac et des eaux croupissantes qui engendrent la fièvre » (Lombard).

Outre les eaux ferrugineuses acidulées et gazeuses de Villavieja, dans la province de Castellon de la Plana, on cite encore, dans cette région, les thermes d'Archena, la station la plus importante et la plus fréquentée de l'Espagne. Ses eaux sulfureuses, d'une thermalité de 42°, sont recommandées contre les affections cutanées et syphilitiques.

V. — *Aragon.*

Dans l'Aragon, comme sur les plateaux des Castilles, le climat est alternativement très froid et très chaud, non seulement de l'hiver à l'été, mais encore dans une même saison. C'est, malgré le voisinage de la mer, un climat continental.

« La rareté de la végétation, la couleur blanchâtre des terres qui laissent rayonner la chaleur du jour, la proximité des montagnes neigeuses donnent au climat d'hiver une singulière âpreté ; par contre, les chaleurs estivales sont fréquemment intolérables : on étouffe dans cette cavité où les vents marins ne pénètrent que rarement, par bouffées inégales, et où des roches éclatantes de lumière répercutent partout les rayons du soleil. » (E. Reclus.)

J'ai vu Saragosse sous le soleil d'été. Il faut se réfugier dans les rues étroites et sombres de la vieille ville pour trouver un peu de fraîcheur.

On vante, en Aragon, les eaux d'Alhama et celles de

Panticosa. Le village d'Alhama est situé dans une région très pittoresque, sur la rive gauche du Jalon. Les sources jaillissent d'une roche calcaire en dégageant de nombreuses bulles de gaz acide carbonique. Les eaux sont carbonatées et chlorurées sodiques, d'une thermalité de 25° à 30°. On les emploie en bains et en boissons contre les affections calculeuses et rhumatismales.

Panticosa se trouve dans un site des plus pittoresques. Ses eaux sont très fréquentées et ont acquis une réputation égale à celles des eaux les plus célèbres des Pyrénées. Il y a plusieurs sources qui portent des noms anatomiques : fuente del higado (source du foie, azotée,) fuente del estomago (source de l'estomac, sulfurée sodique), casa del herpes (maison des dartres, azotée), fuente de la laguna ou purgante (source du lac ou purgative, ferrugineuse bicarbonatée).

VI. — *Catalogne.*

La Catalogne jouit d'un climat bien meilleur que celui de l'Aragon. La température est plus égale. En un mot, le climat est moins continental, grâce aux eaux de la Méditerranée, qui baignent ses rivages et qui lui envoient les brises marines chargées de pluies. Aussi Barcelone est une ville autrement agréable et joyeuse que Saragosse. La moyenne de la température y est, en janvier, de + 9°, et, en juillet et août, de + 26°. Les environs sont charmants. « Il n'est guère, en Espagne, de pays plus charmant que le littoral maritime qui s'étend au nord de Barcelone et de Badalona, aux nombreuses cheminées d'usines jaillissant du milieu de la verdure, et qui se prolonge vers Masnoce, Mataro et la rivière de

Tordera. Les montagnes projettent dans la mer des promontoires couverts, à la cime, de pins et de chênes lièges, cultivés en vignes sur leurs pentes et portant, çà et là, sur une crête, quelque vieux castel ou bien un bourg crénelé ; chaque vallée intermédiaire est une campagne bariolée de vergers et de jardins qu'entourent des haies d'aloès ; des villes, des villages aux maisons peintes, occupent en un faubourg continu le bord semi-circulaire des plages, où vont échouer les barques, où sèchent les filets. Le chemin de fer longe le flot, puis il passe au milieu d'une ville, traverse un bosquet d'orangers, perce en souterrain un cap de rochers, pour entrer à nouveau dans une plaine de verdure et de fruits. C'est un tableau toujours changeant, toujours beau, et fort instructif au point de vue de l'histoire. Du même regard on embrasse, au sommet des collines, des villages peureusement entourés de murs, comme s'ils redoutaient encore les corsaires barbaresques, et sur le bord de la mer, les libres habitations modernes qui ne craignent plus l'attaque des pirates et s'ouvrent toutes grandes pour le commerce. » (E. Reclus.)

Les sources thermales sont nombreuses en Catalogne : Caldas de Bohi (sulfureuses) ; Caldas de Estrach (chlorurées sodiques) ; Caldas de Montbuy, dont les eaux chlorurées sodiques (d'une thermalité allant jusqu'à 70°) jouissen d'une grande réputation contre les affections rhumatismales et les paralysies. On cite encore les eaux sulfatées sodiques purgatives de Condal Rubinat, les eaux sulfureuses et chlorurées sodiques de La Puda, les eaux sodiques de La Garriga.

VII. — *Val d'Andorre.*

La petite enclave indépendante du val d'Andorre a un climat généralement froid en raison de la persistance de la glace et des neiges qui restent sur les cimes environnantes pendant une grande partie de l'année. Mais l'air y est sain.

Un grand nombre de sources thermales jaillissent dans les vallées andorranes. « Il suffit, dit M. V. Duval, qu'on s'écarte un peu de la route pour trouver de nombreux filets d'une eau tantôt sulfureuse, tantôt ferrugineuse, qui feraient en France la richesse d'une société d'hydrothérapie. Nul doute qu'il n'y ait là pour l'avenir une source de prospérité certaine pour l'Andorre : jusqu'ici, malheureusement, le mauvais état des chemins, et une certaine frayeur de voir les étrangers venir chez eux, même pour s'y soigner, a empêché les Andorrans de songer à exploiter ces trésors. »

VIII. — *Provinces basques.*

E. Reclus remarque avec raison que le climat des provinces basques (Navarre et Logrono) ressemble beaubeaup plus à celui de l'Irlande et des Pays-Bas qu'à celui de Valence et de Murcie. Cette égalité de température tient aux vents humides du nord-ouest qui versent sur cette région des pluies abondantes. Grâce au voisinage de l'océan, les chaleurs de l'été sont modérées ; les hivers sont attiédis par le vent marin et le rempart des Pyrénées qui arrêtent l'âpre vent du nord. Si ce n'était l'excès d'humidité, le pays basque aurait un des climats les plus agréables de la terre.

Bilbao est une des villes les plus propres et les plus saines de l'Espagne. Saint-Sébastien, avec son amphithéâtre de collines verdoyantes, est une ville charmante : aussi les baigneurs accourent en foule chaque été sur sa plage. La gracieuse Fontarabie retient les baigneurs amis d'une vie plus calme. Pampelune est aussi une ville agréable et gaie.

Les sources minérales sont nombreuses dans cette région. Les eaux sulfureuses froides d'Aramayona, dans la province d'Alava, sont employées en boisson contre les affections cutanées rebelles. Santa-Agueda, dans la province de Guipuzcoa, possède des eaux terreuses froides contenant de l'hydrogène sulfuré, et une source ferrugineuse. Les eaux d'Arechavelata, dans la même province, ont à peu près les mêmes propriétés que celles de Santa-Agueda. Toujours dans la même province, les bains de Cestona sont situés sur la rive gauche de l'Urola, dans un pays riant et verdoyant. Les eaux, chlorurées thermales faibles, contiennent une petite quantité de sulfate de calcium et de sulfate de sodium. Elles auraient une réelle action contre les catarrhes bronchiques et même contre la phtisie pulmonaire. Enfin, pour être complet, citons les eaux sulfureuses et ferrugineuses de Gaviria.

Dans la province de Biscaye, on trouve des eaux sulfureuses froides à Elorrio ; des eaux bicarbonatées gazeuses à Urberuaga de Ubilla ; des eaux sulfureuses à Zaldivar ou Zaldua.

Dans la province de Navarre, Fitero occupe le milieu d'une jolie plaine formée par l'Alhama. Les eaux sont faiblement minéralisées, d'une thermalité de 47° à 48°. Elles ont une grande réputation dans le nord de l'Espagne. Au-dessus de l'établissement de bains, on lit cette prétentieuse inscription :

> Esta agua todo lo cura,
> Menos gálico y locura.

(Cette eau guérit tous les maux, moins la vérole et la folie.)

IX. — *Asturies et Galice.*

Le climat des régions nord-occidentales de l'Ibérie (Asturies et Galice), est un climat qui présente beaucoup de ressemblances avec la Grande-Bretagne. Les vents de mer y crèvent sans cesse en averses : d'où un climat maritime avec des hivers attiédis et des étés sans chaleurs excessives. La succession des saisons se fait avec des oscillations modérées. Les jours pluvieux sont nombreux et souvent des vapeurs rampent sur le sol en brouillards épais.

Ainsi Santander a un climat très doux, bien que variable et humide. La température y descend rarement plus bas que $+ 5°$ et ne s'élève presque jamais plus haut que $+ 25°$. En été les baigneurs viennent en foule sur la plage voisine du Sardinero. En outre, des sources thermales fréquentées, sulfureuses et sodiques, Alceda, Ontaneda, Caldos de Resaya, Puente Viesgo, Solares, jaillissent dans les vallons des montagnes qui s'élèvent au sud.

Gijon, sur les pentes d'une colline entourée presque entièrement par la mer cantabrique, a de belles plages où l'on vient en été prendre les bains de mer.

Oviedo, qu'abrite la montagne de Naranco contre les vents du nord, jouit de l'un des climats les plus salubres de l'Espagne. Les eaux thermales d'Oviedo, Caldos de Oviedo, sont carbonatées calciques, faiblement minéra-

lisées, mais particulièrement riches en gaz, azote et oxygène. On les conseille surtout dans les affections des ap-
pareils gastrique et urinaire. Le gaz azote qui se dégage au-dessus des sources est employé avec succès en
inhalations.

Au sud-ouest de la Corogne, on apprécie les sources
salines d'Arteijo et les sources sulfureuses de Carballo.
A l'intérieur de la Galice, Lugo possède des sources thermales sulfureuses estimées ; et Orense, qui a un climat
variable et peu tolérable en été, est célèbre par ses fontaines d'eau chaude, ou borgos, assez abondantes, dit-on,
pour élever la température moyenne de la plaine en
hiver. Leur température est de 66° à 68°.

X. — *Baléares.*

Les Baléares, que les anciens appelaient Aphrodi-
siades ou terres de l'amour, ont un climat qui diffère
peu de celui des côtes espagnoles situées sous la même
latitude. Mais, en raison de l'atmosphère maritime, il est
plus doux, plus humide et plus égal.

Une chaîne de montagnes qui s'étend du nord-est
au sud-ouest divise Majorque en deux parties bien distinctes sous le rapport du climat. Celui de la partie méridionale, protégée par ces montagnes contre les vents
terribles du nord, est doux et tempéré. Les hivers y
sont presque sans frimas et en été les brises fraiches de
la mer tempèrent les ardeurs du soleil. La partie septentrionale, au contraire, est humide et froide.

Palma est une ville saine. Mais ses rues sont tortueuses, étroites, pavées de petits galets qui en rendent
le parcours insupportable.

Cabrera n'est qu'un rocher blanchâtre avec quelques buissons brûlés par le soleil.

Minorque a un climat moins agréable et moins salubre que celui de Majorque. Les vents du nord y soufflent quelquefois avec fureur. Le printemps et l'automne y sont très variables, et c'est à ces changements subits de température, selon certains auteurs, qu'il faudrait attribuer les pneumonies et les pleurésies assez fréquentes dans cette île. Les fièvres intermittentes n'y sont pas inconnues.

Iviça ou Ibiza a un climat doux et sain. Les chaleurs de l'été y sont tempérées par les brises de mer. L'île voisine de Formentera présente à peu près les mêmes conditions climatériques.

CHAPITRE XXI

Le Portugal.

—

I. — *Le climat portugais.*

Le Portugal en général jouit d'un des climats les plus heureux du monde. En été la température est souvent élevée, mais elle est presque toujours modérée par les vents de l'Océan Atlantique. Pendant l'hiver la neige tombe seulement sur le sommet des montagnes. Malgré ces excès de température le climat est doux et agréable : on s'y accoutume facilement. « Çà et là se rencontrent des vallées délicieuses où la fraîcheur circule par des gorges boisées du plus charmant aspect. La région des plateaux offre des inclémences de chaud et de froid, et par conséquent elle est moins habitée. » (Germond de Lavigne.)

II. — *Lusitanie du nord.*

Le nord de la Lusitanie jouit d'un climat égal et tempéré, grâce à l'humidité de l'air. « Les froidures ne sont vraiment rigoureuses que sur les plateaux où souffle la bise, et les chaleurs ne paraissent presque intolérables que dans les creux et les vallées où l'air circule avec peine : telle est la fissure au fond de laquelle coule le haut Douro ; au pied des rochers qui réverbèrent les rayons du soleil, à Peñafiel notamment, on se sent comme dans un four. » (E. Reclus.)

A Coïmbre, l'écart entre le mois le plus chaud et le mois le plus froid est à peine de dix degrés. Ainsi la moyenne de l'hiver est de + 11°,24, celle du printemps de + 17°,25, celle de l'été de + 20°,50, celle de l'automne + 17°,40 ; le mois le plus froid est le mois de janvier, avec une moyenne de + 10°,7, et le mois le plus chaud, le mois de juillet, avec une moyenne de + 20°,8. A Porto, la moyenne de l'hiver est de + 10°,6, celle du printemps de + 14°,8, celle de l'été de + 21°, celle de l'automne de + 16°,2 ; le mois le plus froid est le mois de janvier, avec une moyenne de + 10°,1, et le mois le plus chaud, le mois d'août, avec une moyenne de + 21°,3.

La Venise portugaise, Aveiro, dont les femmes ont une réputation de beauté justement méritée, bien que dans une situation admirable, n'est pas à l'abri des fièvres paludéennes.

La petite ville de São Jão da Foz attire chaque été un grand nombre de baigneurs que séduit la beauté de ses plages, la pureté de ses brises marines, le voisinage de ses forêts de pins. Les sables d'Espinho jouissent aussi d'une grande faveur, malgré l'odeur de poisson que répand le village, peuplé de pêcheurs de sardine. Les plages de Granja, de Montedor et d'Ancora sont presque aussi fréquentées.

Les sources minérales sont nombreuses dans cette région. Les eaux sulfureuses Caldas de Gerez, qui sourdent dans un vallon tributaire du Cavado, au pied de monts escarpés, couverts de hêtres et de pins, étaient déjà connues du temps des Romains ainsi que les thermes de Chaves, près de la frontière d'Espagne, et les thermes sulfureux de Vizella, près de Guimarães. On vante maintenant les eaux carbonatées sodiques ferrugineuses de Pedras Salgadas, les eaux carbonatées sodiques de Vidago, les eaux bicarbonatées mixtes et silicatées de Caldellas. On trouve encore des eaux sulfureuses abondantes et appréciées à Unhães, aux environs de Covilhã.

Enfin, les eaux thermales sulfurées sodiques de Luso, qui jaillissent au pied des monts de Bussaco, sont très fréquentées, surtout à cause de la beauté des paysages environnants. En effet « peu de contrées, en Europe, sont aussi belles et d'un aspect plus enchanteur que les campagnes du Beira-Mar, arrosées par le Mondego, cette « rivière des Muses », d'autant plus chère aux Portugais qu'elle coule en entier sur leur territoire. Un des villages situés entre Coïmbre et la mer porte le nom bien mérité de Formoselha ; une ville voisine est appelée Condeça Nova, qu'une étymologie, probablement erronée, fait dériver de Condeixa, c'est-à-dire « la corbeille de fruits » ; nulle ville ne serait mieux nommée : ses oranges, qui fournissent à Coïmbre un de ses principaux articles de commerce, sont exquises ; ses jardins, bien cultivés, sont merveilleux par la verdure, les fleurs et les fruits. Au sud, Miranda do Corvo et Soure ont aussi de beaux vergers. Au nord, l'ancien couvent de Bussaco, bâti sur une terrasse, au milieu de forêts solennelles où se mêlent les cyprès, les cèdres, les chênes, les ormeaux, est un lieu de délices. » (E. Reclus.)

III. — *Estrémadure portugaise.*

L'Estrémadure portugaise, malgré quelques oscillations de température assez brusques, jouit d'un climat
heureux sous des cieux que blanchit rarement la neige.
On la voit resplendir de loin sur la serra de Estrella et
sur la serra de Lousão. Il est très rare d'en voir tomber
à Lisbonne, où on l'appelle avec effroi la « chuva
bianca », la pluie blanche.

Le climat est encore heureusement influencé par le
« viento roteiro » ou bise tournante qui accomplit une
rotation complète dans les vingt-quatre heures. A partir du mois de mai et pendant toute la belle saison, le
vent souffle de terre au lever du soleil ; vers le milieu de
la journée il a tourné au sud ; le soir, il vient de l'ouest
et du nord-ouest ; et, pendant la nuit, c'est un vent du
nord.

La température moyenne de Lisbonne est de 15°,6 ;
la température la plus haute est de + 39°, la température la plus basse de — 2°,5. On compte chaque année
une moyenne de 150 jours pendant lesquels l'azur du
ciel n'est terni par aucun nuage. Aussi « la végétation,
à Lisbonne, est tout à fait méridionale. On y voit des
pelouses de ficoïde qui y remplacent le gazon de nos
jardins. Les orangers, les citronniers y acquièrent un
développement plus grand que dans les provinces méridionales de l'Espagne ; ils sont chargés de fruits en plein
hiver. En plein hiver aussi fleurissent les camélias, à
l'ombre desquels croissent des cactus arborescents. Ce
printemps perpétuel, cette flore brillante, ce ciel limpide
et velouté que n'altère pas un nuage, ce soleil radieux
qui fait miroiter la vaste rade comme une glace polie,
tout cela donne à la riante capitale portugaise une phy-

sionomie heureuse qui ferait désirer à l'étranger d'y fixer ses pénates. » (J. Leclercq.)

Cintra est une villégiature charmante, très recherchée des oisifs, ainsi que les plages de Cascaes, de Collares, d'Ericeira, de Buarcos, de Nazareth.

Il existe des eaux chlorurées sodiques à Pòça, une belle plage où l'on peut en même temps prendre des bains de mer et des eaux sulfurées sodiques à Caldas da Rainha, une des stations minérales les plus importantes du Portugal.

IV. — *Lusitanie méridionale.*

La Lusitanie méridionale, l'Alemtejo et l'Algarve ont un climat presque tropical : la température moyenne de l'année atteint + 20°. Quand souffle le vent d'est ou vent d'Espagne, la chaleur est intense et souvent se produisent des accès de fièvre. Un proverbe portugais dit : « De Espanha nem bom vento nem bom casamento, — d'Espagne ni bon vent ni bon mariage. »

Tavira est une des plus jolies villes de l'Algarve. Loulé, Lagoa, Lagos sont également des lieux charmants qui constitueraient d'excellents séjours d'hiver pour les valétudinaires.

Les thermes ou Caldas de Monchique sont réputés non seulement pour l'efficacité de leurs eaux (alcalines carbonatées sodiques), mais par la douceur du climat et la beauté des paysages.

QUATRIÈME PARTIE

Géographie médicale de l'Asie.

CHAPITRE PREMIER

Situation climatologique de l'Asie.

L'Asie est la plus grande des cinq parties du monde ; c'est le continent qui surgit le plus haut au-dessus des mers, celui qui a le dos le plus colossal. Les anciens comparaient l'Himalaya à un lotus immense épanoui à la surface des eaux et dont le pistil sacré élabore les se—mences du monde.

Située aux trois quarts dans la zone tempérée, l'Asie déborde, au nord, sur la zone arctique et, au sud, sur la zone torride. Mais ce qui explique surtout la diversité de ses climats, c'est la prodigieuse altitude de ses mon—tagnes et leur constitution massive, la direction des vents dont l'un, la mousson du sud, souffle avec régula—rité dans des sens opposés, suivant les saisons.

On peut diviser l'Asie en trois zones climatériques : 1° la Sibérie, comprise entre la chaîne Altaïque ; on y note des écarts de température considérables, comme à Yakoutsk, « le pôle du froid » ; 2° l'Asie centrale, comprise entre la chaîne Altaïque et l'Himalaya, depuis la Caspienne jusqu'au littoral chinois ; les températures y sont extrêmes ; à Samarkande on a noté des écarts de 75° ; 3° une zone qui s'étend des hautes terres du centre à l'Océan indien ; dans cette zone le climat est très différent dans les montagnes et les plaines : sec et brûlant sur les plateaux sablonneux de l'Arabie et de la Syrie, variable en Asie Mineure, tempéré au Japon, chaud et humide aux Indes.

CHAPITRE II

La Sibérie.

—

I. — *Le climat sibérien.*

La Sibérie est un pays entièrement froid ; on y a constaté des températures de 60 degrés au-dessous de zéro. C'est le pays par excellence des gelées et des vents, des froids intenses avec des chaleurs relativement fortes, pays de températures extrêmes en un mot.

Les hivers de la Sibérie sont, en effet, très longs et extrêmement rigoureux ; le thermomètre se maintient pendant des semaines entières au-dessous de — 30° et descend à — 50°. A Yeniseïsk on a noté des températures de — 58° et à Yakoutsk de — 62°.

« Les voyageurs qui ont subi l'hiver sibérien dans toute sa rigueur, dit E. Reclus, en parlent avec un effroi mêlé d'admiration. Un silence infini pèse sur l'espace. Tout semble endormi ; les mousses, les herbes sont cachées dans la neige ou saisies par la gelée ; les animaux sont blottis dans leurs tanières ; les fleuves ont cessé de couler, et, comme leurs rives, disparaissent sous la glace ou la neige ; la terre, éblouissante de blancheur au centre du paysage, mais grise dans le lointain, n'offre pas un objet sur lequel puisse s'arrêter la vue. Ni ligne brusque, ni couleur vive ne rompent l'uniformité de l'espace. Le seul contraste avec la morne étendue de la terre est celui de l'inaltérable azur, où chemine le soleil, en s'élevant de quelques degrés à peine au-dessus de l'horizon. L'astre se lève et se couche par des froids de 30 à 40 degrés centigrades, avec des contours nets, sans cette auréole rougeâtre qui l'entoure d'ordinaire au bord de l'horizon ; la force de ses rayons est telle que la neige fond sur le côté des toits exposé à la lumière, tandis qu'à l'ombre la température varie de 24 à 30 degrés au-dessous du point de glace. La nuit, quand l'aurore boréale n'étend pas dans le ciel ses draperies multicolores et n'éclate pas en fusées silencieuses, les étoiles et la lumière zodiacale brillent avec un singulier éclat ; peut-être sur nulle autre partie de la terre ne s'étend un ciel aussi favorable aux observations des astronomes. Dans cette région du pôle de froid, l'atmosphère est d'une clarté parfaite ; on n'y voit aucun nuage, si ce n'est au bord des rivières, d'où s'échappe un épais brouillard composé de particules glacées, ou bien dans le voisinage des troupeaux, cachés par les amas de vapeur que forme leur haleine ; mais l'air qui contient les fins cristaux du brouillard n'est pas moins sec que l'atmosphère transparente. L'homme ose affronter ces froids terribles ; mais les animaux restent blottis dans leurs trous ; seul, le corbeau se hasarde dans l'air, d'un vol faible et lent, en laissant derrière lui une légère traînée de vapeur ».

Pourtant l'homme, s'il est bien nourri et bien vêtu, supporte facilement les hivers sibériens. Peu de climats sont plus salubres que celui de la froide Sibérie orientale, avec son air si transparent, si calme, si parfaitement pur. On n'a jamais vu de phtisiques à Tchita, dans la froide Transbaïkalie, où le mercure reste gelé des semaines entières. La scrofule est rare dans ces régions et la malaria y est inconnue. Le scorbut a été réputé longtemps comme la maladie la plus répandue de ces sombres solitudes où les populations sont privées pendant une bonne partie de l'année de nourriture végétale et endurent des froids excessifs. Pourtant quelques auteurs assurent qu'on a exagéré cette fréquence. Des congélations ont été souvent observées ainsi que toutes les maladies dites a frigore.

« A ce rigoureux hiver qui fend le sol et découpe les falaises dés fleuves en colonnales régulières, comme celles des basaltes, succède un soudain et délicieux printemps. Le changement est si rapide que la nature paraît brusquement renouvelée ; la verdure des feuilles qui s'entrouvent, le parfum des fleurs naissantes, la tiédeur enivrante de l'athmosphère, la clarté rayonnante du ciel, tout s'unit pour faire de la joie de vivre une véritable volupté. Il semble aux Sibériens visitant les pays tempérés de l'Europe occidentale qu'en dehors de leur patrie le printemps est inconnu. » (E. Reclus).

Mais la période de froidure n'est pas encore entièrement terminée et souvent à la fin de mai les gelées nocturnes brûlent les fleurs des pommiers.

A ce subit printemps succède un été court et brûlant qui ne dure pas plus de trois mois et dont la température moyenne est de + 15°. On a vu à Yakoutsk le thermomètre dépasser + 30° à l'ombre et même s'élever exceptionnellement à + 38°. La toundra alors s'échauffe au point que la terre brûle les pieds comme la lave.

Puis il gèle à nouveau dès la fin de juillet et à la fin d'août les feuilles des arbres tombent et septembre voit le retour des froidures.

II. — *Sibérie occidentale.*

On comprend sous le nom de Sibérie occidentale les gouvernements de Perm, d'Orenbourg, de Tourgaï, d'Akmolinsk, de Semipalatinsk, de Tobolsk et de Tomsk. Elle embrasse une immense étendue de territoire comprise entre les monts Oural, les frontières du Turkestan et de Chine et le cours de l'Iénisséï.

La ville principale du gouvernement de Perm est Yekatérinenbourg. La moyenne de la température y est de + 0°,6, la moyenne du mois le plus froid de — 16°,5, celle du mois le plus chaud + 17°,5, ce qui donne un écart de 34 degrés.

Les villes des gouvernements d'Orenbourg (Troïtsk, Tcheliabinsk) et de Tourgaï jouissent à peu près du même climat.

Omsk, au confluent de l'Om et de l'Irtich, la ville principale du gouvernement d'Akmolinsk, a une température moyenne sensiblement plus basse, avec des écarts partant plus considérables. C'est une ville de fonctionnaires et de militaires, d'un séjour fort désagréable.

Semipalatinsk, la « ville aux sept édifices », est encore plus mal partagée au point de vue du climat. Les froids y sont souvent accompagnés de fortes bourasques. En été le thermomètre peut monter à + 60°.

Au contraire, Tomsk, la Moscou sibérienne, est la plus jolie ville en même temps que la plus luxueuse et la plus animée de la Sibérie. La température moyenne de l'année y est de — 0°,9, celle du mois le plus froid de — 19°,2, celle du mois le plus chaud de + 18°,5.

La partie nord-ouest du gouvernement de Tomsk forme un seul et énorme marais, un bourbier inaccessible couvert de forêts. C'est la taïga, dont la chaleur en été atteint jusqu'à + 30°. L'air est étouffant par suite des exhalaisons des marais que l'épaisseur des forêts empêche les vents de purifier. Ces exhalaisons facilitent la naissance d'une multitude infinie de moucherons et de thrips qui sont un véritable fléau pour les habitants comme pour les animaux de la taïga.

Le pays est très montagneux dans le sud et le sud-est : c'est la région de l'Altaï, que limitent à l'ouest de vastes plaines dont la plus importante porte le nom de steppe de Baraba. L'hiver dans la région de l'Altaï est froid, mais la température moyenne de l'été est de + 15°. L'air y est doux sans mollesse, frais sans humidité. Les montagnes sont exposées d'une part aux courants froids des plaines du nord de la Sibérie, et de l'autre elles s'épanouissent sous les bouffées d'air chaud de l'Asie centrale.

La plus grande partie de la province de Tobolsk est une plaine unie, monotone, inclinée vers le nord, tantôt sèche et dépourvue d'arbres, tantôt marécageuse et bien boisée.

Le climat est en général très froid, mais varie toutefois d'une manière sensible suivant les lieux, en raison de l'énorme superficie qu'occupe la province : ainsi il y a une différence de température de plus de cinq degrés entre le nord et le sud. La moyenne de la température annuelle à Tobolsk est de + 0°,2, celle du mois le plus froid de — 17°,7, celle du mois le plus chaud de + 20°.

III. — *Sibérie centrale.*

La Sibérie centrale comprend les provinces d'Yéniséisk, d'Irkoutsk et d'Yakoutsk.

Les régions du Yéniséï jouissent d'un climat relativement doux. A Krasnoïarsk le fleuve est toujours navigable, et Minousinsk, la ville la plus méridionale, se vante d'être la capitale d'une Italie sibérienne. Dans un pays de lacs et de marais, Yéniséïsk possède des sources nombreuses et abondantes. Sur chaque marais le fer étend une pellicule irisée.

Irkoutsk est la plus peuplée de toutes les villes de la Sibérie. Son climat est rude, la moyenne annuelle ne dépasse pas — 0°,4. L'été est chaud (moyenne du mois le plus chaud : + 18°), mais en hiver le thermomètre descend parfois à — 37°. Le goitre est très commun dans certaines parties de cette province, surtout dans celles qu'arrose la Léna.

Yakoutsk est la ville la plus froide du monde et la température moyenne du climat y est la même qu'au sommet du mont Blanc. La moyenne annuelle de la température est de — 10°,9, la moyenne du mois le plus froid de — 40°,8, celle du mois le plus chaud de + 17°,4, ce qui donne un écart de 58°,2. Autour du village de Verkhoïansk, l'écart des températures moyennes dépasse 65 degrés (— 50° en janvier, + 16° en juillet) et l'écart des températures extrêmes absolues peut atteindre plus de 90 degrés. Un des « pôles du froid » de la terre se trouve dans cette province.

L'immense zone de plaines basses et marécageuses que forme dans ces provinces, sur les bords de l'Océan glacial, la vase des fleuves sibériens, constitue la toundra. En hiver la toundra est morne et nue ; au printemps et en été elle se pare de mousses et de lichens. Là où il y a peu d'humidité ce sont les polytrichum qui brunissent le sol ; aux localités humides les sphagnum communiquent leur couleur mate et cet aspect spécial des terres tourbeuses recouvertes de végétaux mourants.

Dans les prairies arctiques des herbes vivaces à fleurs éclatantes remplacent les lichens et les mousses de la toundra, formant un gazon au-dessus duquel brille le silène aux fleurs pourpres, le myosotis aux couleurs d'azur, et où le draba mêle son or à la blancheur des cérastium.

IV. — *Sibérie orientale.*

La Sibérie orientale comprend la Transbaïkalie, la province de l'Amour, la province maritime avec la Kamtchatka, et les territoires de l'Ousouri.

La Transbaïkalie, que traverse la chaîne des Yablonovyi ou « monts des pommiers », a un climat sibérien par excellence : continental, sec, avec des écarts énormes. La « mer sainte », le Baïkal, gèle vers la fin de novembre et ne redevient libre de glace qu'au mois de mai. Sa capitale, Tchita, qu'entourent d'immenses forêts et où vivent trois mille individus, est, comme Yakoutsk, un séjour glacé.

La province de l'Amour a encore un climat hivernal des plus rudes et on a vu quelquefois le thermomètre descendre à — 40°. A Blagovechtchensk, la température moyenne de l'année est de zéro, celle du mois le plus froid de — 26°,7 et celle du mois le plus chaud de + 22°,6. Ainsi, à des hivers rigoureux succèdent des étés presque torrides. La province maritime elle-même conserve ce climat continental ; mais si ce climat se distingue par ses extrêmes de froidure et de chaleur, de sécheresse et d'humidité, du moins a-t-il l'avantage d'une grande régularité dans sa marche annuelle. Il n'a point ces brusques écarts de température que l'on remarque dans la Sibérie occidentale. Les froids secs de l'hiver, les chaleurs humides de l'été se maintiennent sans changements soudains. Khabarovka n'est qu'une bourgade bâtie au milieu des marais et des forêts. Nikolayevsk est une des stations les plus désagréables et les plus tristes à habiter : on y passe des mois entiers sans voir le soleil toujours voilé de pluies fines ou de brouillards. La température moyenne du mois le plus froid est de — 18°, celle du mois le plus chaud de + 19°,7.

Le climat du Kamtchatka est refroidi par les masses de glaces que les courants du nord apportent dans le détroit. A Pétropavlosk la moyenne annuelle de la température est de + 2°,8, la moyenne du mois le plus froid est de — 7°,9, celle du mois le plus chaud de + 14°,5. Vladivostok, la « dominatrice de l'Occident », celle que les Russes espèrent voir devenir une autre Constantinople, a un climat qui n'est guère plus clément, et pennant l'hiver les glaces bloquent son « Bosphore ». La moyenne annuelle de la température y est de + 4°, celle du mois le plus froid de — 14°,4, celle du mois le plus chaud de + 20°.

Dans le pays de l'Oussouri, si les étés sont chauds et humides, les hivers sont secs et le thermomètre peut descendre à — 40°.

V. — *Ile de Sakhalin.*

« Dans son immense empire, où le gouvernement de Saint-Pétersbourg a découvert de si tristes lieux d'exil, il n'en est guère de plus terribles que ceux du Sakhalin, perdus au milieu des pluies glacées et des tourmentes de neige. ». Un courant froid part de la mer d'Okhotsk et ramène vers l'île des amas de glaces qui y stationnent jusqu'au mois de juillet. Aussi le climat est lamentable. Sur les 365 jours de l'année, plus de 250 y montrent un ciel chargé de nues, ou rayé de pluies, ou fondant en brouillards : il n'y a donc pas un jour sur trois qui soit éclairé par un vrai soleil. La moyenne de la température est celle d'Arkhangel. Elle descend au-dessous de — 37° sur la rive orientale, au golfe de Patience ; à Kousounaï, poste privilégié du golfe de Tartarie, elle monte au maximum en juillet à + 25°

CHAPITRE III

La Caucasie.

—

I. — *Le climat de l'isthme Ponto-Caspien.*

Dans l'isthme Ponto-Caspien les montagnes les plus
élevées alternent avec des plaines qui s'affaissent au-
dessous du niveau de la mer. Il en résulte de grandes
variétés de climat. On trouve, en effet, dans ces régions
les climats du pôle à côté de ceux des régions tempérées
les mieux favorisées. De plus le caractère brusquement
accidenté du pays amène entre les conditions météoro-
logiques des diverses provinces des différences considérables. Ainsi certaines contrées sont inhabitables en
été en raison de la chaleur insupportable qui y règne,
tandis que d'autres sont abandonnées forcément pendant
l'hiver dont les rigueurs seraient incompatibles avec la
conservation de la santé.

Malgré la latitude méridionale du système caucasien,
les vents froids du nord-est, non tempérés par l'action
des vents chauds du sud-ouest qu'arrêtent les plateaux
de l'Asie mineure, abaissent la température normale de

la région. Au Caucase, la zone la plus salubre pour l'homme est comprise entre 750 et 2000 mètres d'altitude. La hauteur d'environ 1200 mètres est la plus recherchée, car jusque-là se cultivent encore les vignes, les mûriers, les céréales du midi et déjà on y respire l'air pur et frais qui descend des glaciers.

II. — *Caucasie occidentale.*

L'Abkhazie ou Caucasie occidentale est réchauffée par les eaux de la mer Noire. Jusqu'à la fin de novembre la température se maintient à + 14° ou + 15°, et la moyenne d'hiver à Soukoumkaleh varie de + 7°,3 à + 8°,5. A Novorossisk la moyenne annuelle de la température de + 13°,44. Les vents du sud-ouest soufflent avec une grande violence en automne et au printemps, et portent quelquefois en Colchide la froidure des plateaux de l'Anatolie.

Toute cette région du littoral de la mer Noire est peu salubre. En effet, « les eaux qui descendent de la montagne s'étalent en marécages, à l'issue de leurs vallées, empestant l'atmosphère et décimant la population. Les fougères qui recouvrent d'une épaisse verdure les pentes avancées d'un grand nombre de montagnes de l'Abkhazie contribuent aussi à l'insalubrité générale du pays. Hautes de plusieurs mètres, et tellement enchevêtrées qu'il est difficile de se frayer un passage à travers leurs tiges et leurs frondes, elles se flétrissent et se corrompent sur pied en formant au-dessus du sol une voûte humide, au-dessous de laquelle s'accumulent les gaz qui proviennent de la putréfaction de tous les débris végétaux. Les pluies qui tombent sur ces amas ne peuvent s'évaporer : même sur les pentes, le sol

devient marécageux et putride ; aux environs des fou-
geraies, l'air est fétide, presque irrespirable, et les habitants des villages rapprochés sont attaqués par les
fièvres ». (E. Reclus).

Dans la péninsule de Taman qui termine l'Abkhazie
au nord et porte l'ancienne ville turque d'Anapa, plusieurs volcans lancent des boues qui sont utilisées pour
le traitement des rhumatismes.

III. — *Caucasie centrale.*

La Caucasie centrale porte les deux plus hautes
cimes de la région, le Kazbek et l'Elbrous, la « montagne
sainte », la « cime des bienheureux ».

Les sources minérales sont nombreuses dans cette
région. Nous en avons déjà signalé quelques-unes en
étudiant la Russie d'Europe.

Les eaux sulfureuses thermales de Piatigorsk sont
très fréquentées et attirent à elles seules autant de visiteurs que les cent autres stations thermales du Caucase.
D'après J. François, le groupe des eaux médicinales de
Piatigorsk, en y comprenant celles qui jaillissent aux
environs, jusqu'à une distance de quarante kilomètres,
présente la série complète des sources dont l'usage
est recommandé pour la thérapeutique moderne. Des
sources ferrugineuses jaillissent à Jeleznovodsk, très
différentes entre elles par leur thermalité et leur teneur
en acide carbonique ; près du village de Yesentouki
jaillissent des sources froides, alcalines, contenant de
l'iode et du brôme. En plein cœur des montagnes
s'élance la source sacrée de Kislovodsk (eau acidulée)
que les Tcherkesses appelaient la « boisson des héros ».

Il existe également un grand nombre sources sur la route de Goudaour à Cobi.

Dans la steppe, des lacs et des étangs délaissés par le retrait de la mer, ont, comme les limans de la mer Noire, leurs boues salines farcies d'algues microscopiques. Tel est le lac de Batalpaschine, dans le bassin de la Kouban.

Vladikavkaz, la porte du Caucase et le parvis de l'Asie antérieure, est le chef-lieu de la région. C'est une ville propre, gracieuse et salubre. La température moyenne de l'année y est le + 9°,03.

IV. — *Caucasie orientale.*

La Caucasie orientale ou Daghestan est un âpre pays de montagnes où les grandes villes sont peu nombreuses et qui nous intéresse peu.

Le nouveau port de Petrovsk et la vieille ville de Derbent qu'enserrent deux longues murailles parallèles qui descendent de la montagne à la mer, sont des villes saines. Kouba, par contre, a un climat fièvreux et les fonctionnaires russes ne peuvent y séjourner que pendant l'hiver.

V. — *Transcaucasie.*

La Transcaucasie qui comprend la Mingrélie, l'Imérie, la Suanie, la Lazie, jouit d'un climat tempéré, grâce à l'abondance des pluies et à la protection que la haute crête du Caucase offre contre les vents desséchants du nord-est.

La température moyenne de Koutaïs est de + 14°,8.

La ville est bien abritée contre les vents du nord ; mais en été la chaleur y est étouffante, surtout quand souffle le vent d'est qui est sec et brûlant, flétrit les plantes, énerve les animaux et les hommes.

Poti se trouve au milieu de marais infestés par les moustiques et la fièvre. La moyenne annuelle de la température y est de + 14°,69. Batoum est également un foyer redoutable de fièvre malarienne.

VI. — *Géorgie.*

La Géorgie participe de la climatalogie générale du Caucase : hivers rigoureux, étés brûlants. Les chaleurs sont particulièrement vives dans toute la vallée de la Koura : les moustiques tourbillonnent au-dessus des marécages, principalement sur le littoral de Lenkoran, infesté par les fièvres.

Gori jouit d'un excellent climat. A 453 mètres au-dessus des mers, Tiflis a la moyenne annuelle de Rome ou de Valence, mais aussi des chaleurs plus fortes et surtout des froids plus durs. La température moyenne est de + 12°,6, également celle de Madrid. Une muraille naturelle la protège contre les vents du nord ; mais les roches nues qui environnent l'espèce de cuvette où la ville est bâtie, y reflètent les ardeurs du soleil et l'atmosphère devient étouffante. Les habitants aisés désertent alors la ville, et se portent en foule vers les villes des montagnes voisines. La petite ville de Kodjor qui se trouve à 1.500 mètres d'altitude est surtout très fréquentée.

Non loin de Tiflis, à 800 mètres d'altitude, Bordjom est également une ville de bains et de villégiature. Assise sur la rive droite de la Koura, elle est traversée par le torrent de Borjomka. L'air y est pur et frais, tout embaumé de senteurs résineuses. Les eaux sont thermo-alcalines. D'autres sources d'eaux chaudes abondent dans le bassin de la Koura supérieure. Telles sont les eaux d'Aspinza qui coulent au bord même de la Koura ; celles d'Abbas Touman dans une des vallées les plus pittoresques et les mieux ombragées de la Caucasie ; celles de Tzinouleazi, les plus abondantes du pays, dans une vallée latérale de la Koura.

Parmi les autres villes importantes de la Géorgie on peut citer : Yélizavetpol, avec une température moyenne annuelle de + 12°,45 insalubre malgré les beaux arbres qui l'ombragent ; Choucha, une des cités de la Caucasie dont le climat est le plus rude ; Bakou, malpropre, poudreuse, toute imprégnée de naphte. On ne saurait rêver plus triste séjour que la presqu'île d'Apchéron où s'élève Bakou : une plaine brunie et imprégnée de naphte, sans un arbre, sans un brin d'herbe, surchauffée en été par un soleil de plomb : c'est d'une désolation morne. Pourtant Bakou a un avantage : il n'y gèle pour ainsi dire jamais.

VII. — *Arménie russe.*

L'Arménie russe, au centre de laquelle se dresse la cime de l'Ararat, la « montagne de Noé », a un climat essentiellement continental : aux jours brûlants succèdent les nuits froides, aux étés accablants les hivers rigoureux. C'est une des contrées de l'Asie antérieure où l'on a le plus à souffrir des extrêmes de température.

Amas incohérent de ruelles ignobles, sur un plateau sans arbres et balayé par les vents, à mille mètres d'altitude, Erivan a un climat plus excessif encore que celui de Tiflis. La température moyenne du mois de janvier est de — 15°, mais elle peut descendre à — 33° ; en été elle dépasse fréquemment 40° et peut atteindre 45°. Les fièvres y sont fréquentes et l'état sanitaire déplorable. Vers le soir pourtant un vent du nord descend avec véhémence des montagnes d'Alagöz, soulevant des tourbillons de sable et de poussière, obligeant les habitants à s'enfermer dans leurs demeures. En été, tous les fonctionnaires russes sont obligés de s'enfuir sur quelque haute vallée : à Semonovka, à Delijan. Les fièvres, si redoutables et si communes dans la plaine de l'Araxe, ne règnent plus dans ces hauteurs où l'air est pur et fortifiant.

CHAPITRE IV

La Turkestan.

—

I. — *Climat de l'Asie centrale.*

Le climat de l'Asie centrale est un climat continental. Eloignée du grand réservoir de chaleur et d'évaporation qu'est la mer, séparée d'elle autant par la présence de hautes chaînes de montagnes qui arrêteraient les courants aériens venant de ce côté, que par la direction prédominante des vents soufflant du continent, l'Asie centrale possède un climat excessif et sec, d'une façon générale. La sécheresse de l'air n'arrive pas à contrebalancer les pertes dues à l'évaporation. Car, si la mer est loin, les rivières issues des glaces du Pamir ne suffisent guère à désaltérer la plaine. Parfois la sécheresse rend l'air presque irrespirable. On note des températures extrêmes très basses en hiver et très élevées en été. L'écart annuel de la température est plus grand qu'il ne l'est en Europe et dans aucune autre contrée voisine de la mer. A cette influence de la sécheresse du versant aralo-caspien il faut ajouter celle des vents. C'est précisément dans la saison froide, en automne et en hiver, que le vent polaire du nord-est domine dans les plaines et sur les monts du Turkestan, et c'est au printemps et en été que l'emporte le vent équatorial du sud-ouest : ainsi le climat normal de chaque saison se trouve exagéré.

II. — *Bassin du Sir-Daria.*

Le Sir-Daria, l'ancien Iaxarte, descendu des revers de l'Asie centrale, en entrant dans la province du même nom, traverse « de tristes plaines dont le vent fouette les sables salés, les rougeâtres argiles, les armoises, les ternes euphorbes et les salicornes couleur de sang ; il siffle aussi dans les roseaux des lagunes, mais il n'en chasse pas le tourment des mois d'été, les moustiques, et il y mène quelquefois des escadrons de sauterelles. » (O. Reclus). De rigoureux hivers succèdent aux torrides étés de ces steppes effroyablement nus où le voyageur ne peut se reposer à l'ombre d'un arbre. En hiver le thermomètre descend à 30 ou 40 degrés au-dessous de zéro, en été il monte à 35 ou 40 degrés au-dessus. Pourtant, malgré ces extrêmes du climat, sur les bords du Sir et partout où il peut porter ses eaux, la terre se vêt de verdure et de fleurs. L'air est d'une transparence admirable et le bleu doux est la couleur générale de la contrée. « Tout est de nuance turquoise, le ciel, les pierres, le plumage des corbeaux et des merles, et jusqu'aux murs des monuments » (De Ujfalvy).

Tachkent est la ville la plus populeuse de la contrée, car elle compte plus de cent vingt mille âmes. Ses maisons basses, cachées par la verdure, s'éparpillent sur une immense étendue. Malgré cela les fièvres paludiennes y sont assez fréquentes et la lèpre n'y est pas rare ; il existe aux environs de la ville un monastère peuplé uniquement de lépreux.

Tchimkant, « la ville verte », est fréquentée par un assez grand nombre de valétudinaires russes, parce que le koumis qu'y préparent les Kirghiz passe pour être le meilleur du Turkestan.

Khodjent est célébre et redoutée à cause de la chaleur étouffante qui oppresse ses habitants pendant l'été.

III. — *Ferghana.*

Le Ferghana peut être considéré dans son ensemble comme un pays riant, une terre de verdure et de fleurs. Le climat y est relativement doux. Au mois de décembre, le thermomètre monte souvent à midi jusqu'à dix degrés au-dessus de zéro. Dans les années exceptionnelles, il peut cependant descendre au milieu du jour jusqu'à 16 degrés au-dessous de zéro. Malheureusement le « garmsal » y souffle assez fréquemment en été et en automne. « Ce courant bas, venant de l'ouest et du sud-ouest, passe par-dessus les déserts brûlants de la Tourkménie et vient se heurter à la montagne où la porte de Khodjent lui livre un passage d'entrée dans le Ferghanâh » (H. Moser). Quand il souffle, le soleil se voile d'un écran de poussière fine et brûlante ; l'atmosphère est lourde, étouffante ; tout dans le paysage gris est abattu, désolant.

Kokan ou Khoukand, la ville la plus importante de la province, étale au milieu des jardins ses maisons qui renferment plus de cinquante mille habitants. Les Russes préfèrent le séjour de Marghilan, entourée également de jardins, et dont on vante la salubrité. Andidjan est également une des villes les plus agréables du Ferghanàh, grâce aux ombrages de ses jardins et au parc giboyeux qui se trouve au milieu même de la ville.Au nord-est, dans la vallée du Kouragan,jaillissent les eaux thermales, sulfureuses et carbonatées, de Djalabad-Ayoup, très fréquentées par les Sartes.

IV. — *Zarafchan.*

Le climat du Zarafchan diffère peu de celui du Ferghanah. C'est dans cette heureuse et fertile Mésopotamie, que se trouve « la tête de l'Islam, le visage de la terre, le jardin des bienheureux », celle qui « ressemble au paradis », Samarkand qu'entoure un mur de verdure et qui renferme d'éblouissantes ruines.

V. — *Sémiretchie.*

La Sémiretchie est le pays des lacs : au nord, les eaux claires et glacées du Balkach, au sud les eaux attiédies par de nombreuses sources chaudes de l'Issyk-Koul. Le climat est sévère : d'une extrême rigueur en hiver, d'une chaleur atroce en été ; le thermomètre peut descendre à 40 degrés au-dessous de zéro et monter à 40 degrés au-dessus. Aux plaines attristées par des steppes nus succèdent des marais où bourdonnent les moustiques, des champs de roseaux où se vautre le sanglier. Pourtant, à Verniy, la capitale, au pied du mont Almati, on voit mûrir de belles pommes. Sur le plateau de Djourki, dans l'Alataou, il existe des sources sulfureuses aux environs de Kopal, à Arasan où les employés russes trouvent un hôtel, un parc et des agréments de villégiature.

VI. — *Province transcaspienne.*

La province transcaspienne comprend tout le plateau de l'Oust-Oust, entre le lac d'Aral et la mer Caspienne, et, depuis la soumission des Tourkmènes Tekkés et l'occupation par les Russes de l'oasis de Merv, s'étend jusqu'aux frontières persanes et afghanes.

Une grande partie de cette région est occcupée par les sables arides, silencieux, uniformes, où ne croissent que quelques saxaouls. Pourtant, dans ces steppes nus et désolés, « la nature a comme ailleurs ses habits ordinaires et ses habits de fête, ses jours de joie et ses jours de larmes. Sa meilleure époque est celle du printemps : le steppe alors, dans bien des endroits, se revêt d'une herbe courte mais épaisse, parsemée de tulipes jaunes qui scintillent comme des étoiles. En été, au contraire, l'ardeur du soleil brûle les herbes, et le sable en est chaud à ce point qu'en y mettant des œufs ils cuisent comme au feu. Beaucoup de lacs et de ruisseaux sont desséchés. Toute créature a soif d'une goutte d'eau. L'automne est doux, calme et serein ; parfois il orne d'une nouvelle verdure un bout de prairie et les bords des ruisseaux comme si la nature voulait gratifier les animaux de quelques belles journées encore, de quelque dernière parure, en compensation du rude hiver qui s'approche. Les gelées sont fortes et les neiges sont grandes ; les vents, que rien n'arrête sur cette immense étendue, formant d'horribles chasse-neige. » (B. Zaleski).

Les villes principales de cette région sont : Krasnovodsk, Askhabad et Merv.

Krasnovodsk, sur la Caspienne, malgré ses somp
tueuses maisons de pierre, avec ses arbres rabougris et
sans cesse assoiffés, est une ville des moins agréables
à habiter. Elle manque, en outre, d'eau potable. Askhabad a au contraire le luxe des eaux vives et des arbres
verdoyants. A Merv, l'air est presque toujours sec et
salubre, mais au moindre vent il est jaune de sable et
devient presque irrespirable. Le climat y est sec et
chaud, variant de + 36° à — 7°. Il ne pleut que de février à avril. Il tombe de la neige pendant une vingtaine de nuits d'hiver. Les marécages du Mourghab
engendrent parfois des fièvres très dangereuses.

VI. — *Oasis de Khiva.*

L'oasis de Khiva étale sa verdure au milieu des déserts environnants. Partout l'eau coule en abondance,
bordée d'ormeaux et de peupliers. « Le rossignol, inconnu dans presque toutes les autres oasis de la Tartarie, chante ici au milieu des roses ». (E. Reclus).

Les étés sont très chauds, mais raffraîchis par les
vents d'est et du sud-est; les hivers sont rigoureux,
mais brefs. Les pluies sont rares, même en automne.
Les vents du sud-ouest apportent du sable en automne
et en hiver. Il gèle de novembre à février. L'Amou-
Daria est obstrué pendant près de deux mois.

Khiva, la capitale du khanat, n'est qu'une agglomération de masures d'argile, entre lesquelles serpentent des
ruelles boueuses ou remplies de poussière suivant les
saisons. Un mur de terre peu élevé entoure la ville, et
des mares d'eau fétide lui tiennent lieu de fossé.

VII. — *Boukharie.*

Bien que le climat de la Boukharie soit continental, il est relativement doux, comme on peut s'en rendre compte par l'exposé des moyennes de température des douze mois de l'année : janvier : — 3°, 5 ; février : — 1°, 7 ; mars : + 9°, 1 ; avril : + 17°, 5 ; mai : + 23°, 5 ; juin : + 28°, 3 ; juillet : + 30°, 5 ; août : + 28°, 5 ; septembre : + 22°, 9 ; octobre : 13°, 4 ; novembre : + 8°, 3 ; décembre : + 6°. Mais, en certains jours de janvier, le thermomètre peut descendre à — 15°, et monter en juillet à + 42°.

A la fin de mars, d'après Grisebach, on ose mettre à nu les vignes, les figuiers et les grenadiers, enveloppés pendant l'hiver. A cette époque aussi a lieu la feuillaison des arbres. En juin ou au commencement de juillet au plus tard, le froment mûrit ; et simultanément aussi les prunes et les abricots, les cucurbitacées comestibles et les raisins précoces.

Déjà, en septembre, se manifestent parfois des gelées nocturnes qui peuvent compromettre la récolte du millet d'Italie, du vin et des raisins tardifs. La défeuillaison des arbres dure depuis la seconde moitié d'octobre jusqu'au commencement de décembre.

Bokhara « la noble », la « Rome de l'Islam », n'est plus qu'une ville pauvre, malpropre et malsaine. Les ulcères de toute espèce et les conjonctivites sont très fréquents parmi sa population. Les eaux de ses bassins que des préjugés religieux empêchent de nettoyer, sont infestées d'œufs de filaire de Médine et près d'un quart des Bokhares sont porteurs de ce parasite qu'ils appellent le ver richta. J'ai vu des barbiers en faire l'extraction avec une grande adresse.

Tchardjoui, malgré la réputation de ses melons, est une cité dont le séjour n'est guère enviable. Ses maisons en pisé m'ont paru misérables et malpropres.

Hissar « la gaie » est située en dehors de la région des fièvres, dans la haute vallée du Kafirnahan, au pied des montagnes neigeuses derrière lesquelles se cache le lac d'Iskander.

La région du Karatégine a un climat continental : hiver long et rigoureux, été chaud. L'hiver commence en octobre et se prolonge une demi-année. Les neiges, toujours abondantes, interrompent toute communication jusqu'au mois d'avril. Il en est de même au Darvaz. La longue durée et la rigueur de l'hiver varient naturellement selon l'altitude des localités : il y en a où l'hiver, suivi de frimas et de neiges, dure huit mois. En certains endroits, il arrive tellement à l'improviste qu'il surprend les habitants au milieu de leurs maisons. En été, les ondées et les orages se déchaînent fréquemment dans les montagnes, mais non pas dans les gorges des rivières, telles que la Pandje et le Hingob, où la chaleur est étouffante. Les rochers se calcinent à tel point que la brise du soir apporte des effluves brûlants de fournaise. Sur les cimes, au contraire, il règne une atmosphère presque froide. Les vents y soufflent constamment : en été ils soulèvent une poussière aveuglante, en hiver ils amènent les tourmentes de nèige.

Garm, la capitale du Karatégine groupe ses maisons dans un site grandiose, sur la rive droite du Sourg-ab. Des sources thermales carbonatées jaillissent dans le voisinage en un véritable ruisseau.

Le Chignan et le Rochan, provinces comprises presque tout entières dans une zone d'altitude supérieure à 2000 mètres, sont appelés par les gens de la plaine « pays à deux vies », « comme si tous ceux qui entrent dans cette terre heureuse, qui en respirent l'air salubre et en boivent les eaux pures, se trouvaient par cela même assurés de prolonger au double leur existence ». (E. Reclus).

VIII. -- *Turkestan afghan.*

Le Turkestan afghan appartient à la région du Pamir. C'est un pays montagneux où se retrouvent toutes les merveilles de la nature alpestre, où des pyramides rocheuses s'élancent dans le ciel, couronnées d'un éternel diadème de neiges, où les torrents dévalent bruyamment au sein des gorges profondes, où dorment les lacs bleus enchassés comme des saphirs dans la rude monture des granits.

Dans ces régions l'air est généralement très sec et d'une singulière transparence, excepté lorsque des brumes poudreuses sont apportées par le vent du désert. On a vu un thermomètre placé à l'ombre marquer 10 degrés au-dessous de zéro, tandis qu'au soleil il indiquait 70 degrés au-dessus de zéro. Le Pamir est en outre fréquemment parcouru par des vents d'une terrible puissance, qui descendent au sud-ouest dans les plaines aralo-caspiennes en faisant tourbillonner la neige et la poussière.

Cette région comprend : le khanat de Ouakhan, à peine habité, bien qu'il soit traversé par le chemin le plus accessible du Pamir; le khanat de Badakchan, une des contrées les plus favorisées de l'Asie centrale pour la salubrité du climat, la pureté des eaux, la beauté des ombrages, la fertilité des vallées, régions qui braveraient un immense été parce qu'elles ont un immense hiver sur les monts géants de l'horizon, et que de cet hiver jaillissent de grands torrents qui portent avec eux une fraîcheur éternelle ; le Khanat de Koundouz dont les basses vallées, sont des plus malsaines ; les khanats de Khoulm et de Balkh, au centre de l'ancienné Bactriane ; l'oasis de Saripoul, enfermée dans un cirque de montagnes où séjournent les ruisseaux ; les oasis d'Andkoï et de Maïmene où les eaux sont rares et saumâtres. « Eau de sel, sable brûlant, mouches venimeuses et scorpions, c'est Andkoï et c'est l'enfer », dit un poëte persan.

CHAPITRE V

L'Asie ottomane.

—

I. — *Asie mineure*.

L'Asie occidentale est une terre fertile en souvenirs; mais les peuples qui florissaient dans cette région sont rentrés dans la nuit des temps : « les troupeaux bondissent sur le tombeau d'Achille et sur celui d'Hector ; les trones de Mithridate et d'Antiochus ont disparu, comme les palais de Priam et de Crésus ; les marchands de Smyrne ne se demandent guère si ce fut dans leurs murs que naquit Homère ; le beau ciel de l'Ionie m'inspire plus ni peintres ni poëtes ; la même nuit couvre de ses ombres les bords du Jourdain et les rives de l'Euphrate ; la république de Moïse a disparu, les harpes de David et d'Isaïe sont muettes à jamais ; un pasteur arabe vient avec indifférence appuyer des tentes aux colonnes brisées de Palmyre ; Babylone aussi a succombé sous les coups d'un destin vengeur, et cette cité qui régnait sur l'Asie laisse à peine après elle une trace qui puisse indiquer où s'élevaient les remparts de Sémiramis ». (Malte-Brun). Pourtant la nature et les lieux sont restés essentiellement les mêmes : la côte pittoresque de l'Ionie avec ses îles riantes, les fertiles rivages du Pont-Euxin, ombragés de forêts, les chaînes du Taurus couronnées de plateaux, le Tigre et l'Euphrate portant les glaces de l'Arménie vers les plaines brûlantes de la Mésopotamie, le Liban couronné de cèdres et d'où l'on peut contempler les vergers de Damas. Mais les hommes ont changé : à l'éclat lumineux des civilisations occidentales a succédé le fanatisme et l'ignorance de l'Islam.

L'Asie mineure est de toutes les contrées du monde celle que baignent le plus de mers. Parmi ces mers celles du nord lui apportent des brises fraîches, celles du sud des vents de feu, celles de l'ouest des brises tempérées. Ce voisinage des mers adoucit l'intensité du froid tandis que les hautes montagnes modèrent des chaleurs de l'été. Cependant les côtes méridionales éprouvent des chaleurs accablantes tandis que les rivages de la mer Noire soufflent parfois de la trop grande humidité.

On peut dire en général que le climat de la plus grande partie des provinces de l'Asie mineure est malsain. La disposition topographique, l'incurie de l'administration turque qui n'a aucun souci de l'hygiène générale et laisse le champ libre aux influences délétères de toute sorte, rendent souvent impossible le séjour de localités habitées autrefois en permanence.

La malaria existe dans toute la presqu'île de l'Asie mineure, non seulement dans le plateau central, mais aussi sur les bords de la mer Noire et de la Méditerranée. Le plateau central est presque partout infesté par les émanations paludéennes qui développent les fièvres intermittentes et rémittentes dans la plupart des régions autrefois très peuplées et maintenant presque inhabitées.

Les bords marécageux des lacs qui se dessèchent partielle-
ment en été sont tout particulièrement insalubres. Le
Dr West, qui a séjourné neuf ans à Sivas et Césarée, les
a observées aussi bien sur les bords de la mer Noire que
dans les régions montueuses de l'intérieur jusqu'à l'altitude de douze à quatorze cents mètres, mais elle sont
plus graves et plus répandues dans les profondes vallées
où la chaleur est plus intense.

Les maladies bilieuses et la dysenterie sont également
très répandues en Asie mineure ainsi que la lèpre et
l'éléphantiasis.

Jetons maintenant un coup d'œil sur les villes principales de cette région.

D'abord sur le haut Kizil-Irmak, à 1250 mètres d'altitude, Sivas l'ancienne Sibaste où s'entrechoquèrent
Bayezid et Timour Lenk. Au point de rencontre des
routes de caravanes, c'est une ville assez importante et
fréquentée. La malaria n'y est pas inconnue en été. To-
kat, une des villes les plus commerçantes de l'Asie mineure, partage les mêmes avantages et les mêmes inconvénients que Sivas. Amasia ou Amasieh, la patrie de
Strabon, est également une ville commerçante.

C'est là l'ancienne Cappadoce. Entrons maintenant en
Bithynie dont la capitale actuelle est Kastamouni, industrieuse cité de 40.000 habitants. Boli, sur un affluent
du Filias, a des sources minérales fréquentées. Puis
ce sont des villes qui ne sont plus pour ainsi dire que
des souvenirs : Erekli, l'ancienne Héraclée ; Ouskoub,
l'ancienne Prusa ; Sinope ou Sinoub qui compte encore près de 6.000 habitants et occupe, au bord de la
mer Noire, une situation ravissante.

Dans l'ancienne Troade, Ismid est une ville pittoresque
qui occupe l'emplacement de l'ancienne Nicomédie.
Scutari qui compte plus de cent mille âmes n'est qu'un

faubourg de Constantinople. Sise sur le Bosphore oriental, au pied du mont Boulgourlou. c'est la nécropole de
Stamboul dont elle a le climat avec un peu plus de saleté.

La Troade est riche en eaux thermales. Homère cite
des sources qui se trouvaient dans le voisinage de Troie.
On a cru les retrouver près du village de Bounarbaschi.

La Galatie compte deux villes importantes : Angora
et Kaisarieh. Angora c'est l'ancienne Ancyre. Dans son
voisinage, dans le massif du mont Argée, les sources
thermales sont nombreuses. A Ipsili coule un petit ruisseau alimenté par mille jets bouillonnants. « Un jour
viendra, dit P. de Tchihatcheff, où les sources d'Ipsili
seront réunies dans des bassins de marbre, et entourées
d'édifices comme nos célèbres eaux thermales d'Europe, et alors, à l'aspect de cette mer qui reflète le beau
ciel de l'Ionie et les contours des îles enchanteresses de
l'archipel grec, on trouvera bien pâles, bien stériles tous
ces sites si riants de Bade, Kissingen, Gastein, Bagnères
et tant d'autres localités justement célèbres ».

Kaisarieh, l'antique Césarée, compte encore plus de
50.000 habitants dans ses murs : c'est un des marchés
les plus fréquentés de l'Asie mineure. L'hiver y est
très froid, le printemps pluvieux, l'été très chaud et
sec, l'automne très sec.

Après Afioum-Kara-Hissar, étape de la route de
Constantinople à Alep, Brousse, l'ancienne Prusium,
est la ville la plus importante de la Phrygie. C'en est
aussi la plus belle. « Nulle part, écrit P. Gebhart, la végétation et la lumière, l'harmonie des eaux courantes et
des collines ombreuses ne donnent au regard humain
une pareille fête. Au printemps, les bosquets d'arbres de
Judée abaissent leurs touffes de fleurs empourprées sur
le Bosphore qui roule comme un fleuve immense; les
cyprès mêlent leur verdure sombre et veloutée aux

teintes plus claires des sycomores, des marronniers et des platanes ; les buissons de roses sauvages croissent parmi les sources, les abeilles bourdonnent dans les hautes herbes ». La température moyenne annuelle de Brousse est de + 15°,1, celle de l'hiver de + 6°,3, celle du printemps, de + 14°. celle de l'automne de + 17°,3.

Il existe des sources thermales près de Hafioum-Kara-Hissar. Mais celles des environs de Brousse sont autrement célèbres et bien plus fréquentées, et particulièrement celles de Pambouk-Kalessi, au pied d'un des contreforts de l'Olympe. Au dire de Théophanes, Justinien et l'impératrice Théodora y venaient en grande pompe. « La hauteur du plateau de Pambouk-Kalessi est de 500 mètres. Il est formé de deux étages superposés l'un sur l'autre, en forme de deux gradins gigantesques. L'étage supérieur sur lequel se trouvent les sources thermales, ainsi que la magnifique nécropole de l'antique cité, peut avoir du nord au sud une largeur d'un demi-kilomètre. L'étage inférieur est plus large... Tout à côté du petit village Karahaïl, que l'on peut considérer comme placé sur la limite nord-ouest du plateau, se trouvent au pied des montagnes plusieurs sources dont la température est de 50 à 60 degrés. Elles se précipitent le long du flanc nord-ouest du plateau pour se jeter dans un petit ruisseau qui descend de la montagne et débouche dans le Tchérek-sou ». (P. de Tchihatcheff). Il y a également des sources ferrugineuses et surtout sulfureuses aux villages de Tchékirgué, d'Eski-Kapludja, de Bouyouk, de Koutchoukkükürkli.

Moudania, l'ancienne Apamée, est une jolie petite ville, propre, animée, située au milieu de jardins d'oliviers, au pied d'une longue chaine de collines qui borde le golfe du même nom. C'est le port de Brousse et aussi une station balnéaire assez fréquentée.

Non loin de Koutaieh, Eski-Cher qui s'élève sur l'emplacement de l'ancienne Dorylée, possède des eaux thermales recherchées.

Smyrne, l'Izmir des Turcs, est la ville la plus importante et la plus populeuse de l'Asie mineure. L'hiver et le printemps y sont beaucoup plus chauds que sur les bords de la mer Noire. Ainsi à Smyrne la moyenne de la température annuelle est de + 18°, celle de l'hiver de + 12°,5, celle du printemps de + 19°,2, celle de l'été de + 28°,3, celle de l'automne de + 18°,2.

La ville des jasmins est, comme toutes les villes turques, sale et malsaine. Son sanatorium et sa ville de plaisance est Bournabad. Il y a des eaux thermales à Tchesmeh et à Latzata.

La région d'Aïdin, dans la vallée du Méandre, est également très riche en eaux minérales.

Komieh et Adana sont encore de grandes villes, mais laissant beaucoup à désirer sous le rapport de la salubrité, Adana surtout.

II. — *Les îles.*

Lemnos est une île fertile où les sources sont abondantes et qui compte plus de 20.000 habitants. Dans certaines régions on peut marcher plus d'une heure sans rencontrer un arbre.

Mitylène, l'antique Lesbos, a un climat délicieux et tempéré. Presque partout croissent la vigne, l'olivier, le figuier, le mûrier, le lentisque et le térébinthe.

Chio, « l'île aux vins », jouit d'un climat généralement doux et salubre. Pourtant la température présente parfois des variations brusques et, dans certains districts, l'hiver a des rigueurs inattendues. La capitale

Chio, bâtie en briques et en pierres de taille, est une ville élégante et propre. Vue de la mer, elle m'a semblé charmante.

Samos, frangée de baies et creusée de golfes profonds, est également une île heureuse sous des cieux sereins et cléments.

Rhodes, sous un ciel pur, jouit d'un climat délicieux. Les fortes chaleurs de l'été, d'avril à octobre, y sont tempérées par des brises rafraîchissantes et ne sont accablantes que lorsque souffle le vent du midi qui abat et énerve. Les hivers y sont tièdes. La saison des pluies commence en novembre et dure jusqu'en avril ; la neige ne se montre que sur les cimes du Tayros.

La ville de Rhodes est admirablement située à la pointe septentrionale de l'île. L'atmosphère y est pure e diaphane ; le soleil y a un éclat incomparable.

Malheureusement la malaria n'est pas inconnue à Rhodes.

Chypre. — Le climat de l'île offre des contrastes très tranchés suivant les saisons : il est très pluvieux d'octobre à février ; de février à juin le printemps est délicieux ; de juin à octobre les chaleurs sont accablantes ; l'atmosphère embrasée tarit les ruisseaux et les sources ; dans la Mésorée, la sécheresse est terrible et plus élevée à Nicosie qu'au Caire.

« L'île de Chypre, écrit de Sassenay, est tour à tour, suivant les saisons et les lieux, un paradis et un enfer. S'il y pleut souvent l'hiver autant que dans les pays les plus humides du nord de l'Europe, il y fait l'été une chaleur lourde et accablante qu'on ne saurait comparer qu'à celle du Sahara. Par contre, le printemps y est délicieux. A ce moment-là les plaines de l'intérieur et les côtes du sud elles-mêmes sont couvertes de la végétation la plus riche et la plus variée. Quelques semaines plus tard, sous l'action d'un soleil dévorant, ces mêmes plaines et ces mêmes côtes, que l'imprévoyance et l'avidité des divers possesseurs de l'île ont complètement déboisées, offrent l'aspect le plus triste et le plus désolé. C'est le désert dans toute son horreur : on n'y aperçoit pas un arbre pendant des lieues entières ».

Le versant septentrional de la chaîne des Cérines est la partie la plus agréable de l'île. La brise, rafraîchie par les courants qui ont passé sur les neiges du Taurus, y entretient, même au cœur de l'été, un air pur et vivifiant. Grâce à des sources et à des ruisseaux sans nombre, les orangers, les oliviers, les caroubiers y croissent côte à côte avec les arbres de la zone tempérée, peupliers, noyers, poiriers, cerisiers, tandis que les pentes des montagnes sont vêtues d'arbustes odorants, de mélèzes et de lauriers-roses.

Chypre était autrefois l'île fortunée de Vénus, célèbre par son printemps perpétuel et son vin ; elle comptait plus de 3.000.000 d'habitants. On en trouverait aujourd'hui à peine 200.000 sur son sol dégradé, brûlé par le soleil et par les fièvres. Famagouste, Nicosie et Larnaca sont des villes fiévreuses et malsaines. L'aspect des habitants de Larnaca m'a paru une démonstration frappante de cet état d'insalubrité.

III. — *Pont.*

Trébizonde ou Trapezount était et est encore la capitale et la ville la plus importante de la région pontique. Le climat de Trébizonde est un climat maritime. En moyenne, les hivers et les automnes y sont plus chauds qu'à latitude égale dans la plupart des autres villes du continent ; les températures d'été et de printemps,

au contraire, sont celles qui correspondent d'ordinaire
à des latitudes plus élevées. La température moyenne
annuelle est exactement celle de Brousse : + 15°,1 ; la
moyenne de l'hiver est de + 8°,7, celle du printemps
de + 11°,4, celle de l'été de + 22°,5, et celle de l'automne de + 18°. L'hiver et l'été sont à Trébizonde les
saisons les plus pluvieuses. Je l'ai vu, en effet, en septembre, noyée sous les ondées et je me souviens d'une
nuit peu agréable passée dans la petite rade voisine de
Platana où les flots soulevés du Pont-Euxin avaient
obligé le navire à se réfugier.

Samsoum, bien que très chaude en été, m'a paru relativement propre pour une ville turque.

Quant à Kiresoun, la patrie originaire du cerisier, et
à Rizeh, ce sont les bourgades charmantes, sises au milieu de la verdure.

IV. — *Arménie turque.*

Le plateau arménien est plutôt froid : l'hiver y occupe les deux tiers de l'année : il dure d'octobre à mai.
Mais dès que le froid a cessé, la chaleur arrive si rapidement que les céréales mûrissent en deux mois.

Située à 1.960 mètres d'altitude, dans une plaine sans
ombrages et coupée de marais, Erzeroum, la ville la
plus importante de l'Arménie turque, a un climat particulièrement rigoureux. La moyenne de la température
de l'hiver est de — 5°,8, celle du mois de janvier de
— 9°,7 ; en février elle est encore de — 4°,6. En mars,
le thermomètre est au-dessus de zéro : 1°,4, et il y reste
jusqu'en novembre : 3°.2 ; mais dès le mois de décembre le froid est déjà très rigoureux : — 5°. La chaleur croît rapidement de mars en avril où elle atteint

+ 9°,2 ; le maximum est en août : + 22°,7. La moyenne du printemps est de + 7°,2, celle de l'été de + 21°,2, et de l'automne de + 10°,2. Enfin la moyenne annuelle est de + 8°,2.

Il existe des eaux thermales à Ilidja. Les sources thermales et sulfureuses abondent également au pied du Khori ou Tandourek. Les plus connues sont celles de Diyadin. La ville de Van est malsaine en été ; il y fait souvent une chaleur de 40 degrés.

V. — *Kourdistan.*

Le climat du Kourdistan se rapproche de celui de l'Arménie bien que moins âpre : il est froid dans les montagnes, chaud dans les plaines. Diarbékir, la ville la plus importante de la région, est située à 626 mètres au-dessus de la mer : c'est une ville sombre, triste, humide et insalubre, aux rues étroites et boueuses. Quant à Mardin, c'est une ville sainte, refuge peu accessible des Kourdes musulmans et autres fanatiques ; il n'est guère prudent de s'y aventurer ; on a à y redouter la fièvre et le poignard des illuminés.

VI. — *Mésopotamie.*

La chaleur est excessive en été sur les rives de l'Euphrate et du Tigre et dans les steppes qui les environnent. En hiver, par contre, le froid est parfois terrible. « On a vu, au souffle du nord, les chameaux, raidis par le froid, rendus incapables de marcher, et les cavaliers, saisis par la température, se laisser tomber de leurs montures » (L. Lanier).

La malaria est très répandue dans toute cette région, ainsi que la lèpre et l'éléphantiasis. Le choléra et la peste y sont autant dire à l'état endémique. La peste provient de deux sources : la première et la plus fréquente est son apparition spontanée dans les villages de la frontière persane, où la surveillance est difficile à exercer ; elle s'éteint généralement, faute d'aliment, par la disparition totale des habitants de l'endroit contaminé. Sa seconde cause est inhérente aux vallées du Tigre et l'Euphrate : toutes les fois qu'une forte crue de ces fleuves inonde la campagne, il se forme, au retrait des eaux, des marais pestilentiels qui, au printemps suivant, amènent infailliblement le fléau.

Mossoul, sur la rive droite du Tigre, dans le voisinage de l'ancienne Ninive, compte au moins 50.000 âmes. La moyenne de la température annuelle y est de + 20°, celle de l'hiver de + 8°, celle du printemps de + 17°, celle de l'été de + 32°, 6, et celle de l'automne de + 21°, 8. Mossoul, sans être salubre, est moins dangereuse à habiter que Bagdad et Bassorah. Khorsabad et Nimroud ne sont que de misérables bourgades qui ne doivent leur célébrité qu'aux ruines pulvérulentes sur lesquelles elles sont construites. Souleimanieh, au pied de l'Avroman, près de la frontière persane, est un marché des tribus Kourdes, dans un site presque inabordable. Kerkouk a des sources de naphte et des eaux thermales.

La grande ville de la Mésopotamie est Dar-es-Salam, la demeure de la paix, c'est-à-dire Bagdad, qui compte près de 200.000 habitants.

La moyenne de la température annuelle de Bagdad est de + 24°, celle du printemps de + 23°, 4, et celle de l'été de + 35°, 6. En somme, l'année de Bagdad se divise en deux saisons inégalement réparties entre l'été et l'hiver ; la température qui atteint parfois + 50° à l'ombre, descend rarement au-dessous de zéro. La chaleur est excessivement précoce et se fait sentir dès les premiers jours du printemps. Elle serait supportable si ce n'était sa continuité : elle se maintient souvent pendant plusieurs semaines à + 50° à l'ombre ; aussi, vers septembre, est-on absolument exténué et il devient nécessaire de changer d'air. « Les Bagdadins ont l'habitude d'aller passer un mois aux environs de la ville, le long du fleuve, parmi les plantations de palmiers dans la plaine ; et tandis que la famille jouit de la vie champêtre, le chef va et vient chaque jour vaquer à ses occupations ordinaires. La villégiature ainsi comprise est un pis aller : le peu d'herbe épargnée par les ardeurs du soleil est vite saccagée par les piétinements ; le sol prend une teinte grise en harmonie avec l'horizon poudreux, et la toile des tentes n'est jamais assez épaisse pour protéger efficacement contre la réverbération et les rayons du soleil » (L. Piat). Quant aux habitants de Bagdad qui sont obligés d'y passer l'été, il se réfugient, dès les premières chaleurs, dans les serdabs, sortes de caves avec prises d'air. La chaleur n'y dépasse pas 30 à 35 degrés, alors qu'elle monte au dehors à 40 et 50 degrés ; dans les caves les plus profondes, celles qui ont de quatre à cinq mètres de profondeur, la chaleur diminue jusqu'à 20 degrés. C'est là que se concentre la vie de chaque famille, car l'extérieur est inabordable, dangereux même. « Pas un souffle d'air pour apporter quelque fraîcheur. Par moments l'aile du siroco balaye l'espace, et c'est alors, quelquefois pendant dix ou quinze jours de suite, cinq à six degrés de plus qu'il a ramassés en passant sur les sables embrasés du désert. Tant qu'il dure, dans toutes les maisons, c'est une prostration universelle ; exténué, haletant, sans force, sans énergie, chacun est là, couvert de sueur bien qu'immobile, jusqu'à ce que la nuit, à défaut d'un soulagement plus efficace, jette enfin le voile de ses ombres au devant des rayons de feu qui tombent, implacables, d'en haut » (Denys de Rivoire).

L'hiver ramène la saison des pluies. L'eau du ciel tombe une quinzaine de jours par année, car ce climat est un des plus secs de notre planète. Les premières ondées se produisent à la fin de novembre ; à partir d'avril, le ciel revêt sa livrée d'argent qui ne sera plus ternie que par les tourbillons de sable soulevés par le vent d'Arabie. « Sauf à l'époque de la canicule, l'air se fait toujours sentir quelque peu, au moins au bord du Tigre ; le mois de juin est particulièrement adouci par le souffle du vent « barih », qui apporte de l'Yemen de vraies nuées de poussière ; le soleil en est obscurci pour toute la journée et, avec la tombée du vent, qui a lieu de nuit, le sable se dépose abondamment sur la ville entière, envahit les maisons et pénètre jusqu'à l'intérieur de la couche où, sur la terrasse, vous appelez en vain le sommeil » (L. Piat).

La population de Bagdad est décimée par la malaria quand elle n'est pas ravagée par la peste ou le choléra. Il existe en outre une maladie qui n'épargne personne : c'est le bouton de Bagdad. C'est une sorte de furoncle qui au début ressemble à une piqûre de mouche et s'attache à n'importe quelle partie du corps : il s'y maintient neuf mois environ. Il commence généralement vers la saison des dattes et se développe lentement jusqu'à maturité ; il se présente alors sous l'aspect d'une croûte tenace, qui ne cède qu'à l'approche des grosses chaleurs. Les Bagdadins le nomment « ukt Bagdad, la sœur de Bagdad », c'est-à-dire la compagne de cette ville, l'inévitable souvenir qu'on en emporte.

Parmi les autres cités importantes de la Mésopotamie on peut encore citer : Amara, sur le Tigre ; Kerbela, la ville sainte des Schiites, au milieu des marais du Hindieh ; Hilleh, sur l'Euphrate, en face du tertre de Babel où s'élevait Babylone ; Nedjef, lieu de pèlerinage et de sépulture sacrée, foyer de la peste ; et enfin, sur un canal du Chat-el-Arab, Bassorah, la ville la plus chaude et la plus malsaine de la Mésopotamie.

VII. — *Syrie.*

La Syrie présente trois climats différents : les neiges qui couvrent pendant une partie de l'année les cimes du Liban répandent une fraîcheur salubre dans l'intérieur, tandis que les parties maritimes plus basses éprouvent constamment une chaleur humide, et que les plaines voisines de l'Arabie sont exposées en été à une chaleur sèche. « Depuis les nombreuses calamités qui ont fondu sur ce pays et depuis la destruction des forêts, le climat est devenu plus sec, les rivières ont diminué de volume, les torrents se sont desséchés, en sorte qu'au lieu d'un pays découlant de lait et de miel, l'on n'a plus que de vastes étendues de rochers dénudés et de terres incultes. Les fleurs cependant sont restées : on les voit en grand nombre au milieu des frais gazons du printemps qui, eux-mêmes, disparaissent avec l'ardeur de l'été » (H. C. Lombard).

Il n'y a en réalité en Syrie que deux saisons : celle des pluies et celle de la sécheresse. Le printemps est la saison la plus agréable : il dure du milieu de mars au milieu de mai. Du commencement de mai à la fin d'octobre le ciel est presque constamment sans nuages. Au mois de mai, il se produit encore parfois des giboulées et des orages. A l'approche de l'été il s'élève encore quelques brouillards dans les montagnes, mais ils ne tardent pas à disparaître et alors l'atmosphère est d'une pureté admirable. Les vents d'ouest viennent quelquefois tempérer les ardeurs de l'été, par contre, les vents du sud et de l'est qui viennent de contrées brûlantes et arides, ont une influence pernicieuse. Le vent du sud que les Egyptiens appellent le « khamsin » parce qu'il souffle dans les cinquante jours qui suivent Pâques, est particulièrement désagréable : c'est une sorte de siroco.

Le vent de l'est prédomine surtout dans la seconde moitié de mai et avant la saison pluvieuse. Privé d'ozone, il absorbe toute humidité, énerve les habitants, provoque des maux de tête et de l'insomnie. Il dure souvent plusieurs jours de suite et élève le thermomètre jusqu'à quarante degrés.

Vers la fin d'octobre le ciel commence à se voiler de nuages, annonciateurs de la pluie qui ne tarde pas à tomber. Le mois de novembre est souvent fort agréable, mais la nature est entièrement morte. Le mois de décembre est orageux et ceux de janvier et février sont froids et pluvieux.

La malaria est de beaucoup l'endémie la plus répandue dans toutes les parties de la Syrie. La côte est plus particulièrement insalubre. L'intérieur des terres est moins gravement atteint. A mesure que l'on s'avance vers le nord, les fièvres diminuent, mais sans disparaître complètement des vallées du Liban et de l'Anti-Liban. La lèpre est également une maladie endémique en Syrie. L'éléphantiasis se montre aussi, mais beaucoup plus rarement que la lèpre. La phtisie existe, mais elle est peu fréquente.

Alep est, après Damas, la plus grande ville de la Syrie : elle compte, dit-on, 120.000 habitants dans ses murs. La ville, entourée de collines, se trouve dans une plaine basse, aux limites du désert. Les rues sont pavées de grandes dalles et plus propres que dans les autres villes de la Syrie. Le climat est assez froid en hiver et la glace et la neige n'y sont point rares : la moyenne de cette saison est de $+ 6°, 3$. Bien que tempéré par les brises de l'ouest, l'été est chaud : la moyenne de cette saison est de $+ 27°, 2$. Grâce à la sécheresse de son climat, la ville est saine et la fièvre intermittente s'y fait rarement sentir. L'hiver y est court, puisqu'il ne dure que du 12 décembre au 20 janvier ; la végétation commence dès février, mais déjà vers la fin de mai tout est brûlé et il ne pleut pas jusqu'en septembre où, après quelques averses, l'on jouit encore pendant plusieurs semaines du beau temps. On retrouve à Alep la même éruption tuberculeuse qu'à Bagdad ; elle prend ici le nom de bouton d'Alep. Elle atteint presque tous les habitants, principalement dans leur jeunesse : il est rare qu'un enfant né de parents alépins n'ait pas été atteint avant sa septième année. Willemin croit que la maladie n'est ni contagieuse ni inoculable. Le bouton se développe surtout au visage et à la face dorsale des extrémités ; il débute par un tubercule rougeâtre, auquel succède une exulcération et une croûte noirâtre qui tombe au bout de neuf à dix mois, laissant une cicatrice indélébile. Les étrangers en sont rarement atteints ; pourtant il est arrivé que la maladie se soit montrée chez des personnes qui avaient quitté Alep depuis un certain temps.

Antioche devenue Antakieh, dans la belle plaine de l'Oronte inférieur, est sale et peu salubre. En été la malaria décime ses habitants.

Alexandrette est encore plus malsaine. Pendant l'été une grande partie de sa population émigre au village de Béilan où les sources vives dévalent des collines. De même les habitants de Tarse se réfugient sur les versants orientaux du Taurus ou sur les versants occidentaux du Durban et de l'Aïman qui sont assez élevés pour être à l'abri des effets de l'impaludisme.

Orfa est une grande station de caravanes sur la route de Mossoul.

Latakieh, l'ancienne Laodicée, est une ville sordide et misérable. Taraboulous ou Tripoli, bien qu'heureusement située au milieu des vergers, n'est pourtant pas entièrement à l'abri des fièvres qui s'y montrent surtout en automne ; mais elles sont rarement dangereuses.

Beyrout jouit d'un climat très doux. Il y pleut beaucoup en hiver et alors le sol est couvert de fleurs, de crocus et de cyclamens. Voici la moyenne des températures et des jours de pluie pour chaque mois de l'année:

Janvier. . .	$+ 14°$	— 11 jours de pluie.
Février. . .	$+ 14°,8$	— 11	—
Mars . . .	$— 17°,4$	— 9	—
Avril . . .	$+ 19°$	— 5	—
Mai . . .	$+ 22°,9$	— 2	—
Juin . . .	$+ 25°$	— 1	—
Juillet. . .	$+ 28°,3$	— 0	—
Août . . .	$+ 28°,5$	— 1	—
Septembre .	$+ 27°,5$	— 1	—
Octobre. . .	$+ 25°,4$	— 3	—
Novembre .	$+ 19°,2$	— 7	—
Décembre .	$+ 16°,4$	— 12	—

La chaleur est supportable durant la majeure partie de l'année en raison de la proximité de la mer. Le mois de septembre est un des plus chauds et des plus désagréables par suite du calme qui règne alors. Les journées sont chaudes, claires, les nuits limpides, mais le sommeil est insupportablement troublé par les moustiques et les aboiements des chiens errants. J'ai conservé des nuits de Beyrout un souvenir presque douloureux. Aussi à cette époque beaucoup d'habitants quittent la ville et vont s'établir dans les premiers villages du Liban, à Beit-Meri, à Areya, à Aleih.

Traversons maintenant le Liban. « Sa tête, dit le poète arabe, est toujours coiffée de l'hiver, mais il a le printemps sur ses épaules, et porte l'automne dans son sein, pendant que l'été dort à ses pieds ». Après Chtora d'où part la route qui mène au frais et verdoyant village de Ba'albek et aux ruines grandioses d'Héliopolis, suivons la fente de la Bekâ'a, l'ancienne Célésyrie ou Syrie creuse et l'ouadi Barada qui va se perdre dans un réservoir lacustre, Bahr-el-Ateileh, vaste marécage que dessèchent les chaleurs estivales et d'où la malaria se répand sur tous les pays d'alentour.

Damas, Dimich-ech-châm des Arabes, la glorieuse partie des Omniades, est une des villes saintes de l'Islam. Pour les musulmans ech-Cham est l'œil de l'est, la joie de toute la terre, une copie ou un reflet du ciel, un paradis terrestre où coulent des ruisseaux d'eau vive et où les fruits sont à la portée de tous. En effet, les jardins de la Ghoutâ qui l'entourent sont magnifiques. Les noyers y portent de vigoureuses chevelures de feuilles vertes ; les vignes et les lianes sautent de branche en branche, formant des guirlandes gracieuses ; les grenadiers, les citronniers, les orangers, les abricotiers s'y couvrent de fruits dorés. Mais il ne faudrait pas entrer dans la ville. Damas, en effet, n'est qu'un amas de maisons lépreuses et sales, faites de boue et de paille hachée, un labyrinthe de ruelles infectes où s'entassent

200.000 habitants et où les chiens seuls sont chargés du service de la voirie.

Damas est raffraîchie par les neiges du Liban ; pourtant les chaleurs de l'été atteignent assez rarement 37° et même 40°. A cette époque la ville est malsaine : la dysenterie et la malaria y font leur apparition vers la fin de l'été et en automne, grâce sans doute aux effluves des trois lacs salés dont le principal est le Bahar-el-Mardji, et qui sont situés à l'est et au sud-est de Damas. Les jardins en particulier, en raison de leur humidité, sont fiévreux et malsains, et il faut se garder d'y camper et surtout d'y dormir la nuit.

A Damas, les pluies se mettent à tomber abondamment au milieu d'octobre, et ordinairement en novembre l'Hermon se recouvre de sa calotte de neige. En général, le ciel reste absolument bleu pendant neuf mois de l'année.

VIII. — *Palestine.*

On a vu quelquefois la neige tomber sur le plateau de Jérusalem. Mais la chaleur est excessive dans la vallée du Jourdain et de la mer Morte. Le climat y est le même qu'en Egypte, mais plus salubre. D'avril à novembre il ne tombe plus de pluie et la chaleur brûle tout. On y a vu aux premiers jours de mai le thermomètre monter à + 43° à l'ombre. Cette vallée encaissée, déserte, qu'on appelle el-Ghor, et où le Jourdain serpente entre les roseaux et les tamarisques, brave les vents, recueille les rayons du soleil, les multiplie en les concentrant et forme, au sein de la zone tempérée, une petite zone tropicale où la moyenne annuelle de la température atteint + 24°, tandis que la moyenne de Jérusalem n'est que de + 17°.

La malaria est une affection assez fréquente en Palestine. Quant à la lèpre, elle y est endémique depuis les temps les plus anciens. Elle se montre, aujourd'hui comme autrefois, dans les deux léproseries de Jérusalem, et dans celles de Naplous, de Hébron et de Ramleh. Le gouvernement turc tolérait le séjour des lépreux dans de misérables huttes près de la porte de Sion, à Jérusalem ; les huttes ont été détruites et il a été interdit aux lépreux de mendier dans les rues des villes.

Haïfa au Khaïfa, dans un beau site, au pied du Carmel, est le port ou l'on débarque pour se rendre à Nazareth (El-Nacirah) et à la mer de Tibériade dont les rivages chauds et humides sont fiévreux et insalubres.

Comme Khaïfa est le port de la Galilée, Jaffa est le port de la Judée. C'est une ville sale et poussiéreuse où la malaria sévit avec intensité. Pourtant les orangers, les limoniers, les cédratiers, les poivriers, les palmiers, les cactus remplissent de fleurs et de fruits les jardins de la ville. Au printemps les parfums qui s'exhalent de cette immense forêt verte et blanche sont tellement forts qu'ils embaument la mer et que les navires voguant vers l'antique Joppé la sentent bien avant de la voir.

Traversons la plaine de Sarona où l'œil cherche les lis, les roses, les narcisses et les giroflées du roi prophète, et où croit maintenant la vigne. On rencontre avant Jérusalem une bourgade importante : c'est Ramleh, au milieu de cactus où nichent les ramiers, avec un climat doux, plus agréable que celui de Jérusalem, plus sain que celui de Jaffa.

Bien qu'entourée d'un aride horizon, Jérusalem a un climat généralement bon. Les brises venues de la mer de Joppé y rendent la chaleur supportable même en été ;

la nuit la température se refroidit souvent beaucoup. L'eau de citerne qu'on y boit est bonne et nullement malsaine quand on tient les citernes propres. Voici la température moyenne de chaque mois de l'année pour Jérusalem : Janvier : 9°,3 ; février : 8°,5 ; mars :12°,8 ; avril : 14°,5 ; mai : 21° ; juin : 23° ; juillet : 23°,6 ; août : 24°,5 ; septembre : 22°,6 ; octobre : 20°,8 ; novembre : 15°,4 ; décembre : 10°,7. La température moyenne de l'année est de 17°,2. Il neige et il gèle temps à autre ; on compte 52 jours pluvieux par an.

La malaria et la lèpre sont endémiques à Jérusalem. La scrofule y est également très fréquente.

Quand on a franchi les sommets nus et désolés des monts de Galaad, on peut contempler la plaine où coule le Jourdain et où miroite la mer Morte. Voici le village d'Er-Riha, arrosé par le Nahr-el-Kelt, misérables huttes qui marquent l'emplacement de l'ancienne Jéricho. Là vivent une soixantaine de familles de Bédouins sédentaires minés par la fièvre, et les maladies de foie.

Un peu plus au sud, le miroir des eaux lourdes de la mer Morte, le Bahr-Loth ou mer de Loth des Arabes syricas, luit à 392 mètres au-dessous de la nappe générale des océans. Dans cette dépression la chaleur est si intense en été que les Européens ne peuvent s'y exposer sans courir les dangers les plus sérieux. Les Arabes eux-mêmes n'osent voyager sur ces rives brûlantes que pendant la nuit, en prenant les plus grandes précautions. « Ce bassin forme alors une véritable chaudière, et, lorsqu'on l'observe des hauteurs de Jérusalem ou de Béthléem, on voit pendant le jour d'immenses nappes de vapeurs blanchâtres s'en dégager continuellement et se dissoudre lorsqu'elles sont arrivées dans l'atmosphère sèche des régions supérieures » (Lortet).

En parcourant cette région désolée, les vers de

V. Hugo me sont revenus à la mémoire et la vérité
m'en a fait admirer davantage la beauté :

> Aujourd'hui le palmier qui croît sur le rocher,
> Sent sa feuille jaunir et sa tige se sécher
> A cet air qui brûle et qui pèse.
> Ces villes ne sont plus ; et, miroir du passé,
> Sur leurs débris éternels, s'étend un lac glacé,
> Qui fume comme une fournaise.

CHAPITRE VI

L'Arabie.

—

I. — *Climatologie générale.*

Le pays des Arabes est un pays de transition entre
l'Afrique et l'Asie, et tient des deux continents par son
climat, la direction de ses pentes, sa situation intermédiaire entre le Nil et l'Euphrate. L'Arabie est bornée par
trois mers chaudes ; les vents du nord ne l'atteignent
qu'après s'être desséchés sur les sables de Babylonie,
ceux de l'Afrique la frappent sans avoir été raffraîchis
par la mer Rouge et la mer des Indes. C'est, en somme,
une Afrique torride liée à l'Asie.

Pourtant le climat de l'Arabie n'est pas uniforme. Si
la chaleur est excessive sur la côte, dans la région
qu'on appelle le Tehama, elle est beaucoup plus modérée sur les plateaux de l'intérieur.

Au point de vue climatologique, on peut diviser
l'Arabie du sud en « deux régions bien différentes, l'une
qui reçoit les pluies tropicales, l'autre qui ne connaît
que les pluies d'hiver sur lesquelles on ne peut jamais
compter avec certitude, car elles font défaut quelquefois

pendant trois ans. A cette dernière région appartient tout le littoral » (De Maltzan).

Dans l'intérieur, l'été et la saison des pluies sont réguliers : si les indigènes étaient un peu industrieux, ils pourraient en faire un vaste jardin. Les plus fortes chaleurs ont lieu en juillet ; c'est alors que les rayons solaires tombant d'aplomb sont vraiment brûlants et causent souvent des coups de soleil mortels.

A Sana la température est de 29° à 30° à l'ombre en juillet ; cependant il y gèle l'hiver. Dans le désert, en toute saison, la température oscille entre 38° et 45°. A Djeddah elle atteint souvent 50° pour tomber à 28° pendant la nuit. Sur le littoral du golfe Persique, la chaleur est aussi intense, mais l'atmosphère est tellement chargée d'humidité que le corps est constamment couvert de sueur.

Quand le simoun souffle du désert, soulevant des tourbillons de sable, la chaleur devient excessive, atteint et même dépase 50° ; elle fait éclater la pierre et tue les Européens.

II. — *Pathologie.*

La malaria se fait sentir dans toute la péninsule arabique, mais avec une intensité sans égale sur tout le littoral de la mer Rouge, du Golfe Persique et de la mer des Indes, tandis que le haut plateau central en est presque complètement préservé. Aubert-Roche admet, en effet, trois terrasses superposées au-dessus du littoral : la première, la plus basse, est exposée aux inondations, alternativement découverte ou couverte par la mer à la suite des pluies : c'est la plus insalubre et celle où la malaria se manifeste avec le plus d'intensité. La seconde terrasse est formée par des collines qui ne sont jamais submergées et d'où il ne s'élève par conséquent que fort peu d'effluves pestilentiels. Enfin la troisième terrasse est constituée par des collines qui s'élèvent à une grande hauteur et qui sont ainsi complètement à l'abri des fièvres; elles servent de refuge et de sanatorium aux habitants des régions inférieures qui reviennent y passer la saison des fièvres après les pluies et les grandes chaleurs.

La dysenterie est une maladie très répandue, aussi bien dans l'intérieur que sur le littoral, frappant les indigènes comme les colons étrangers. Les hémorrhoïdes sont également très fréquentes chez les Arabes, ainsi que la syphilis, la scrofule, la lèpre, l'eléphantiasis, les ophtalmies. Palgrave affirme qu'un Arabe sur cinq devient aveugle ou du moins a les yeux fortement affectés avant d'arriver à l'âge adulte.

Inutile de rappeler que le choléra et la peste ont fait de fréquentes apparitions en Arabie, apportés le plus souvent par les pèlerins se rendant à Médine ou à La Mecque. Le dragonneau ou ver de Médine est fréquent. En outre, il existe une maladie spéciale au littoral de la mer Rouge : la plaie de l'Yemen, qui consiste en ulcérations serpigineuses et quelquefois assez profondes pour nécroser les os de la jambe et du pied. Cette affection frappe surtout les nègres du Sennaar, du Kordofan et du Darfour, puis les Arabes indigènes qui appartiennent à la classe misérable; les Egyptiens et les Turcs en sont rarement atteints ; elle épargne entièrement les Européens.

En Arabie, « les colons étrangers subissent, comme les indigènes si ce n'est plus qu'eux, l'influence de la malaria ; ils succombent en grand nombre sur le littoral des deux golfes et principalement de la mer Rouge.

Les races caucasiques en sont plus maltraitées que les races indo-éthiopiennes qui n'en sont pourtant pas complètement préservées. Les méningites ou coups de soleil atteignent surtout les étrangers imprudents, tandis que les indigènes peuvent recevoir sur leur tête nue ou coiffée d'un simple fez les rayons directes d'un soleil tropical. Enfin, si les colons prudents peuvent échapper aux premiers effets du climat, il est rare qu'à la longue la débilitation et l'anémie ne soient pas assez intenses pour qu'ils ne soient pas obligés de retourner dans leur patrie. Les femmes supportent mieux que les hommes le climat du littoral de l'Arabie » (Lombard).

III. — *Arabie indépendante.*

Une bonne partie de cette région est occupée par des sables stériles qui brûlent toute l'année sous des cieux d'airain. Les Arabes eux-mêmes n'osent s'y aventurer.

La partie la plus salubre et la plus peuplée de l'Arabie indépendante est le Nedjed. Sans croire, comme l'affirme Palgrave, que son climat est un des plus salubres du monde, on peut dire que c'est le plus sain de toute l'Arabie. « L'atmosphère est pure, le climat sec, la température modérée. Aussi les habitants portent-ils, dans leur teint coloré et dans tout leur développement physique, la double marque de la force et de la santé » (Palgrave). La grande ville de la contrée est Riad qui « dresse ses murailles et ses tours au milieu d'un paradis de verdure ».

La plaine de l'Arabistan qui descend en pente douce du pied des montagnes jusqu'au golfe persique, est inhabitable pour les Européens pendant la saison d'été ;

les indigènes eux-mêmes sont obligés de se réfugier dans des caves profondes. Au mois de mai il n'est pas rare de voir le thermomètre monter à cinquante degrés. Les moustiques et les mouches alors pullulent, ainsi que les scorpions, les arachnides, les tarentules, les souris et les rats, et, non les moins gênants, les insectes aptères. Tel est l'Hadramaout et le territoire d'Oman avec la ville de Mascate aux maisons entassées au bord de la mer.

IV. — *Arabie turque.*

Le Hedjaz, insalubre sur les côtes, s'assainit à mesure qu'on s'éloigne du rivage vers les montagnes dont certaines cimes atteignent 2.500 mètres. « Sur ces monts élevés, dit E. Reclus, on se croirait transporté dans les Apennins ou sur les Balkans. Des eaux courantes murmurent dans les ravins, entre les blocs de granit ; un gazon frais, émaillé de fleurs, tapisse les rochers ; des arbres fruitiers ombragent les maisonnettes ; on s'étonne de voir passer sur les chemins poudreux les Bédouins hâlés au milieu de ces paysages gracieux qui semblent faits pour les bergers et les troupeaux d'Arcadie. »

Outre la misérable et insalubre Medinet-en-Nebi, c'est-à-dire Médine, la ville sainte qui garde le tombeau du prophète, le Hedjaz compte deux cités célèbres dans le monde musulman : Djeddah et La Mecque. Djeddah, sur la mer Rouge, est le point de départ des pèlerins venus de l'Afrique centrale et occidentale, d'Algérie, de Tunisie, du Maroc, de la Tripolitaine. Ces pèlerins, exposés aux changements de climat et de température, soumis à un régime débilitant, sont souvent décimés par le typhus, le choléra et la peste. La commission sanitaire internationale a dû prendre des mesures rigoureuses pour barrer la route à la contagion. La Mecque que les Musulmans appellent El Mecherafa (la noble), Om-el-Kora (la mère des villes), Belad-el-Amein (la patrie des fidèles), est située dans une vallée étroite, aride et sablonneuse. Entourée d'un groupe de montagnes et de collines arides et desséchées, elle se trouve resserrée dans une sorte de cuvette où l'on étouffe de juillet à octobre, et où tombent en décembre des pluies diluviennes. Les moustiques y pullulent en toute saison. La malaria y est aussi fréquente qu'à Médine et à Djeddah.

Le climat de l'Assyr est, comme celui du Hedjaz, malsain et brûlant sur le littoral, tempéré et salubre sur les montagnes de l'intérieur où il neige tous les ans. Ainsi Epha a été choisi comme résidence par les fonctionnaires turcs en raison de sa salubrité.

l'Yemen ou Arabie heureuse est avec le Nedjed la partie la plus saine de la péninsule arabique. Dans cette région favorisée par le climat, les pentes sont cultivées et verdoyantes, les plateaux gazonnés et couverts d'arbustes, les habitants sédentaires. Sana, bâtie à 2.180 mètres d'altitude, est une ville propre et salubre où la malaria est à peu près inconnue.

V. — *Arabie anglaise.*

L'Arabie anglaise se résume dans la ville d'Aden encaissée entre le djebel Hassan à l'ouest et le Chamcham à l'est. Rarement rafraîchie par les brises de la mer d'Arabie, à peine désaltérée par l'eau de ses citernes artificielles, elle brûle toute l'année sous une atmosphère de feu.

Dans le détroit de Bab-el-Mandeb, l'îlot de Périm n'est qu'un « amas de scories rougeâtres disposées en demi-cercle autour d'un cratère d'éruption ». Je l'ai vu en automne et en hiver : pas un brin d'herbe n'y verdoyait.

CHAPITRE VII

La Perse.

—

I. — *Climatologie générale.*

Il est impossible de définir dans une synthèse unifiée le climat persan, tellement les variations de la température défient les règles ordinaires de l'appréciation. Presque partout, à quelques heures de distance, de profondes modifications s'accusent dans l'état de l'atmosphère. Un seul fait subsiste qui a frappé tous les voyageurs : la siccité de l'air. En effet, les monts très élevés qui entourent le plateau de l'Eran, lui enlèvent également les nuées de la mer Caspienne et du golfe Persique. L'horizon est limpide et les cieux sereins presque toute l'année. « Des vents fougueux tombent souvent des hautes cimes, mais, au lieu de nues bienfaisantes, ils amènent en hiver un air glacé, quelquefois des tourmentes de neige, et en été des tourbillons de poussière » (O. Reclus).

« Le climat de la Perse, écrit L. Lanier, est extrême : brûlant dans la région du golfe Persique et de la mer des Indes, tour à tour chaud et glacé sur les plateaux du centre et dans les montagnes de la Caspienne, il est presque partout insalubre. Les vents qui soufflent de l'équateur et du pôle dessèchent le plateau de l'Irân; il est peu de contrées au monde où la siccité de l'air soit aussi grande que dans le désert de Lout et les régions voisines. D'après M. de Khanikoff, à Khabis, près de Kerman, dans le Khorassan méridional, personne ne peut s'exposer impunément en été au vent qui souffle du désert; l'homme qui respire cet air absolument sec éprouve un vertige, perd connaissance et meurt suffoqué, s'il n'est pas immédiatement soustrait à l'influence destructive de ce vent pestilentiel. L'atmosphère de la Perse, en été et en automne, est tellement privée de toute vapeur d'eau, que des objets en métal exposés nuit et jour en plein air, pendant des mois entiers, gardent tout leur éclat, et qu'on a vu, la nuit, des gerbes d'étincelles jaillir de la queue des chevaux en marbre. »

C'est aussi au manque de vapeur dans l'atmosphère qu'il faut attribuer les écarts extrêmes de température observés entre le jour et la nuit. Au mois de juillet, on a vu le thermomètre marquer seulement 13° avant le lever de l'aurore et monter à 62°, au soleil, à huit heures du matin.

En Perse, la siccité de l'atmosphère produit des brouillards secs qui obscurcissent l'atmosphère et interceptent la rosée, ou bien des trombes de poussière qui montent du sol et restent suspendues comme des nuages ou bien se dressent comme de gigantesques murailles. On y voit aussi ce curieux phénomène : les pluies se vaporisant dans les airs et n'arrivant pas à la surface de la terre.

En somme, ce qui caractérise le climat de la Perse c'est son extrême siccité et son inégalité. « L'empire de mon père, disait le jeune Cyrus à Xénophon, est si grand que l'on y meurt de froid à une extrémité, tandis qu'on y étouffe de chaleur à l'autre ». Ce portrait convient encore aujourd'hui à la Perse. En effet, on y ressent toute la rigueur du climat des altitudes sur les sommets et dans les hautes vallées de la grande chaîne occidentale, tandis qu'au midi la chaleur est intense dans le voisinage des déserts, et sur les bords du golfe Persique et de la mer d'Oman.

Malte-Brun distingue en Perse trois climats principaux. Les côtes de la mer Caspienne éprouvent en été des chaleurs plus fortes et plus durables que celles des Indes. L'hiver y est très doux, grâce aux vents tempérés qui viennent de la mer Caspienne. Mais l'humidité y est permanente à cause du voisinage de la mer et des nombreux marécages qui couvrent le Mazandéran.

Le plateau central qu'entourent de hauts sommets couronnés de neige, éprouve, de Kandahar à Ispahan, des étés brûlants et des hivers extrêmement rigoureux. De mars jusqu'en mai, les grands vents y sont fréquents; mais, depuis ce moment jusqu'en septembre, l'air est serein et rafraîchi par la brise de la nuit. « La sérénité des nuits permet de lire un livre ou une lettre à la seule clarté des étoiles » (Malte-Brun). Depuis septembre jusqu'en novembre, les vents dominent encore; l'air est généralement d'une siccité extrême ; les montagnes du Kourdistan et de l'Adzerbaïdjan ont une température plus modérée en raison de l'humidité des épaisses forêts qui recouvrent leurs flancs.

Quand on descend du plateau central vers le golfe Persique, le climat change à nouveau. Le simoun dessèche l'air et fait souvent périr les voyageurs comme dans le Sahara. La chaleur est excessive.

II. — *Pathologie.*

La malaria se fait sentir dans presque toute la Perse. Les bords de la mer, en raison des lagunes et des marécages, sont particulièrement insalubres. Certaines régions de la côte occidentale du golfe Persique sont absolument inhabitables. Le delta du Chat-el-Arab, où règne une chaleur tropicale, est également très malsain. Les parties occidentales, limitrophes de l'Afghanistan, sont moins visitées par la malaria ; mais elle est encore fréquente à Téhéran et à Ispahan.

Les diarrhées et les dysenteries règnent dans les villes persanes durant toute l'année et ne deviennent épidémiques que depuis le milieu d'août jusqu'en novembre. Les hémorrhoïdes sont très fréquentes. Le ténia et d'autres entozoaires sont également très répandus.

Le bouton d'Alep est si répandu à Ispahan, Téhéran, Kachan, et quelques autres villes, que personne n'y échappe ; il est rare, au contraire, à Tauris et Hamadan. Le ver de Médine atteint surtout les habitants du littoral du golfe Persique.

La lèpre est endémique dans le nord, principalement dans la province Chamseh, entre Tauris et Kasvin. L'éléphantiasis est rare.

Le choléra et la peste ne sont que des hôtes occasionnels de la Perse.

« Les insectes parasites pullulent avec une grande intensité, d'autant plus que les principes religieux des Persans ne leur permettent pas de les tuer » (Lombard).

III. — *Azerbaïdjan.*

Les vases épaisses, limoneuses, infectes du lac d'Ourmiah occupent une assez grande partie de la province d'Azerbaïdjan. Les eaux de ce lac sont plus salées que celles de la mer Morte et ses rivages sont presque inaccessibles. Pourtant Ourmiah qui élève ses maisons sur sa rive occidentale, compte environ 25.000 habitants.

Quant à la capitale, Tabriz ou Tauris, elle se signale par l'extrême saleté de ses rues et de ses maisons humides et entassées où ne circule ni l'air ni la lumière.

En été, tous les habitants aisés de la ville vont se reposer dans les villages ombreux du Sehend, au bord des eaux minérales qui jaillissent en abondance des roches volcaniques. Les bains de Lala, près du bourg prospère de Sirdarroud, sont très fréquentés. L'une des vallées voisines est un des trois paradis de l'Iran chanté par les poètes.

IV. — *Littoral Caspien.*

Cette ligne de sables qui s'étend comme un ruban jaune entre le vert foncé des bois et le bleu terne des eaux, est humide, chaude et malsaine.

« Si tu veux mourir, va dans le Ghilan », dit un proverbe persan.

Pourtant, la végétation est admirable.

« Vu des hauteurs, l'aspect du Ghilan est délicieux, écrit Guilliny. La plaine paraît comme un océan de verdure. Les champs semés de riz sont en outre couverts d'arbres de toute sorte : mûriers, figuiers, pêchers, poiriers, orangers, rosiers. Près des habitations, des hêtres élancés soutiennent d'énormes vignes, dont les rameaux sauvages, retombant en épais festons, couvrent presque entièrement l'arbre qui leur sert d'appui. Dans les parties basses et inondées, les acacias épineux forment, au printemps, dés fonds parés de belles grappes blanches et rouges ». Mais cette végétation humide et les eaux stagnantes engendrent la fièvre. « L'extrême humidité de l'air introduit la rouille même dans l'intérieur des montres » (Malte-Brun). Il pleut ordinairement beaucoup en octobre, novembre et décembre. Le printemps dure plusieurs mois : c'est la saison la plus saine de l'année.

Près de Recht, la baie d'Enzeli n'est qu'un vaste lac d'eau douce très poissonneux et très malsain. Quant à Recht, elle a des pluies torrentielles en hiver, des chaleurs tropicales en été, des fièvres paludéennes en toute saison. Le badi-gherm ou vent chaud en fait, à des époques périodiques, un vestibule de l'enfer. « Les puces et les moustiques de Recht sont célèbres à vingt lieues à la ronde » (J. Patenôtre). Ajoutez à cela que les chacals pullulent dans les environs et qu'ils entrent jusque dans les jardins et même dans les maisons.

La province de Mazandéran, qu'on a appelée le jardin de la Perse, est, comme le Ghilan, empestée par la fièvre, ravagée par les bêtes féroces, désolée par les moustiques.

Astrabad, la « ville de l'étoile », est plus saine que celles de la même région et surtout mieux bâtie.

V. — *Plateau central.*

« Les monts du Kourdistan et du Louristan sont égayés par les ébats de charmants ruisseaux ; ils fournissent des eaux intarissables, d'un côté au Tigre et au Chat-el-Arab, de l'autre au plateau d'Eran avec lequel ils contrastent par la grandeur de leurs gorges, la grâce de leurs vallons et la fraîcheur de leurs sommets » (O. Reclus).

En descendant des montagnes, on trouve d'abord à la base de l'Elvend, Hamadan, l'ancienne Ectabane, qui fut la somptueuse capitale de la Médie et l'une des quatre métropoles de l'empire des Perses. Elle est mal bâtie, à environ 1.500 mètres d'altitude, mais admirablement arrosée par ses sources et ses fontaines. Les hivers sont quelquefois rigoureux, mais la fraîcheur de ses étés en fait un séjour des plus agréables.

Kasvin ou Kaslein, au contraire, mérite peu son titre de Djemal-abad (ville de beauté). La chaleur y est insupportable en été : une poussière suffocante y remplit l'atmosphère.

Téhéran ou Tihran (la pure), est bâtie au milieu de jardins délicieux au pied de l'Elbours. En été, la plupart des habitants fuient la ville, ses fièvres intermittentes, ses chaleurs malsaines, ses punaises venimeuses, et vont s'installer sous la tente à l'entrée des fraîches vallées de l'Elbours.

Kachan est une ville bien arrosée et bien entretenue ; mais les voyageurs affirment que les scorpions y pullulent.

Ispahan est célèbre aussi par la beauté de ses jardins et de ses campagnes.

Yezd n'est plus qu'une oasis entourée de solitudes pierreuses et désertes.

Toute la partie orientale de cette région est occupée par le grand désert salé, morne solitude d'où les Guèbres, les misérables descendants des Perses, de Cyrus et de Chosroës, espèrent voir sortir un jour le conquérant divin qui les délivrera du joug mahométan.

VI. — *Khorassan.*

Cette région appartient encore presque entièrement au désert de Lout. Ce Sahara persan, dont l'altitude varie de 120 à 380 mètres, est le plus redoutable, le plus morne et le plus aride de tous ceux qui sont soumis à l'Islam. Suivant Khanikof, il ressemble de loin à une masse de métal incandescent d'un rouge pâle ; aucune ombre ne raie l'immense surface éclairée d'une lumière intense depuis le lever jusqu'au coucher du soleil. En avril, la température moyenne y est de + 38°.

La grande ville du Khorassan est Méched, ville sainte que visitent chaque année plus de cent mille pèlerins. Située à 930 mètres d'altitude, en hiver on a vu la température y tomber à — 18° et — 19° et, par contre, monter en été à + 62°.

VII. — *Littoral du golfe Persique.*

Les côtes du golfe Persique ne sont que sables, rochers, terre sans eau, marécages infects ; baignées par une mer sans profondeur, la fièvre y règne une bonne partie de l'année et le choléra y fait de fréquentes visites.

Les Européens ne peuvent y vivre en été, et dès le mois de mai le thermomètre monte à + 50°. Dès le mois d'avril toute la végétation est brûlée. Alors, « la chaleur du jour est suffocante, les moustiques troublent le repos des nuits ; le pays est devenu inhabitable même pour ceux qui ont le moins de souci du confort » (F. Houssay).

Telles sont les plaines de l'Arabistan qui descendent en pentes douces du pied des montagnes vers la mer. Le climat du Farsistan est déjà meilleur. Sa ville principale, Chiraz, l'ancienne Persepolis, l'Athènes persane, est l'un des quatre paradis des orientaux. Les poètes Hafiz et Sadi ont exalté son climat, ses vins, la senteur de ses roses, le chant de ses rossignols, l'esprit de ses habitants, la beauté de ses femmes. Chiraz jouit en effet d'un des meilleurs climats de la Perse. Elle est bâtie au-dessus d'une plaine fertile et toute fleurie au printemps.

Malgré ses roses blanches parfumées, le Kirman est un pays insalubre, à températures extrêmes : le froid est vif dans les régions montagneuses, la chaleur excessive dans les plaines voisines de la côte.

Enfin les rivages de la mer d'Oman sont aussi malsains et aussi brûlants que les rivages du golfe Persique.

CHAPITRE VIII

L'Afghanistan.

—

I. — *Climatologie générale.*

Séparé de la mer par quelques-unes des plus hautes
aspérités de l'Asie, l'Afghanistan souffre également des
extrêmes du froid et des extrêmes du chaud. Autant
l'hiver y est barbare, autant les étés y sont lourds. En
effet, les vents alizés du sud-ouest, venus de l'Arabie et
du haut Nil africain, n'arrivent pas à rafraîchir le plateau afghan où aux sécheresses excessives, aux chaleurs
étouffantes succèdent des froids terribles. Du jour à la
nuit on peut passer des températures de la Sibérie à
celles du Bengale. La température peut monter à 55° à
l'ombre et souvent souffle l'haleine enflammée et pestilentielle du simoun. Par contre, la neige tombe quelquefois à Kandahar et à Ghazni. Pourtant ce pays au climat
dur et désagréable est sain, sauf dans les plaines mé-
phitiques de l'Hamoun.

II. — *Kaboulistan.*

Le Kaboulistan comprend deux régions bien distinctes : « la première, où est la ville de Kaboul, est un plateau montagneux d'une élévation considérable, où la température rappelle successivement, selon les saisons, les étés brûlants de la Calabre, les tièdes et doux printemps de la Toscane, les froids rigoureux des Alpes et de la Norvège ; la seconde, qui comprend les provinces de Djalalabad et Péchaver, est une suite de plaines chaudes et basses dont le climat et la végétation ressemblent à ceux de l'Inde » (Vivien de Saint-Martin).

« Sa verdure et ses fleurs rendent Kaboul, au printemps un lieu céleste », écrivait l'empereur Baber. La ville est en effet située, à près de deux mille mètres d'altitude, au milieu de campagnes fraîches et fertiles. Le climat y est très agréable. La moyenne de la température est de + 17°,5. Les nuits sont fraîches, à l'exception de celles du mois d'août. En hiver. la neige persiste pendant cinq mois. Il n'y a pas de saison pluvieuse, mais l'on observe en toute saison d'abondantes averses. « Ce climat est si salubre qu'un médecin anglais qui avait cru y trouver beaucoup de malades à soigner, a dû quitter Kaboul où il n'avait pas d'occupation » (Lombard).

Istalif est la ville « la plus agréable de tout l'Afghanistan par la douceur du climat, la fraîcheur des eaux courantes, la magnificence des platanes, la richesse des jardins et des vergers » (E. Reclus).

Les autres villes de la région sont beaucoup moins favorisées sous le rapport du climat : il fait trop chaud à Djalalabad, trop froid à Ghazni.

En effet, Djalalabad, situé à 556 mètres d'altitude, a déjà le climat de l'Inde. Aussi la chaleur est souvent accablante dans ce « vestibule de l'Iran », surtout au pied des rochers sur lesquels se reflète la chaleur du soleil ; par contre, le sol fertile de la plaine est fréquemment ombragé d'arbres touffus.

Privée d'eaux abondantes, Ghazni est bâtie à 2.356 mètres d'altitude, dans une région que parcourent des vents redoutables et qui n'a pas même la beauté des horizons. « Je me suis toujours demandé, dit le sultan Baber, comment les princes qui régnaient sur l'Hindoustan et le Khorassan ont pu établir le siège de leur gouvernement dans un si misérable pays ».

III. — *Kandahar.*

En franchissant les monts de Ghazni, on descend à l'ouest dans le bassin de l'Helmend, qui occupe la plus grande partie de l'Afghanistan, et qui coule à travers le grand plateau de la Perse.

Au milieu de ce bassin se trouve Kandahar. C'est une ville peu agréable à habiter et où il fait une chaleur excessive en été.

IV. — *Hérat.*

La province de Hérat occupe le nord-ouest de l'Afghanistan. La ville de Hérat est une agglomération de rues sales, étroites, tortueuses. Son altitude est d'environ 800 mètres. Les hivers y sont très froids ; mais la chaleur y est extrême pendant deux mois d'été. On vante la pureté de ses eaux, l'excellence de son pain et de son beurre.

Les campagnes qui environnent Hérat ont en Orient la réputation d'être baignées par l'atmosphère la plus salubre, grâce au vent du nord qui souffle pendant l'été : « Si la terre d'Ispahan, l'air de Hérat, et l'eau du Kharezms étaient réunis au même endroit, l'homme y serait immortel », dit un proverbe de l'Iran.

Non loin de Hérat, sur la route de Maïmeneh, il existe des sources thermales nombreuses à Kouroukh et à Obeh.

V. — *Séistan*.

Le Séistan est une contrée plate, sablonneuse et déserte vers ses lisières, marécageuse et fertile à l'intérieur. La chaleur y est extrême et quelquefois insupportable. L'air est malsain ; des vents violents et brûlants s'y font sentir, soulevant des nuages de sable fin et de poussière saline.

Les lagunes marécageuses du Hamoun sont malsaines : des nuées de moustiques en rendent le séjour intolérable et dangereux. C'est la partie la moins salubre de tout l'Afghanistan.

CHAPITRE IX

Le Baloutchistan.

« Sur le golfe d'Oman, une côte incendiée, étouffante,
stérile, déserte ; derrière cette côte des montagnes grillées,
à pic ou très escarpées ; quand on les a gravies, un plateau, roches, cailloux, dunes, pâtures sèches, qui va se
joindre aux plaines hautes de la Perse et de l'Afghanistan : c'est là le Baloutchistan, terre d'airain, montagne
osseuse, air de flamme » (O. Reclus).

Dans cette région, le froid et le chaud sont excessifs.
Sur les rives de l'Indus le climat est brûlant ; sur les
plateaux de l'intérieur, il est tempéré pendant l'été et
glacé pendant l'hiver. Entre Kélat et Kandahar la neige
se maintient pendant plusieurs mois sur le sol et les sommets en restent éternellement couronnés. Il pleut de juin
à septembre, en février et en mars.

Peu de grandes villes élèvent leurs maisons dans le
Baloutchistan. La métropole, Kélat, ne compte guère
plus de dix mille habitants entassés dans des ruelles
sales, bordées de maisons branlantes. Elle s'élève à plus
de deux mille mètres au-dessus du niveau des mers,

sous un « ciel brusque et gélide ». En effet, Kélat est exposée à toute la violence des vents du nord et la neige y recouvre le sol pendant plus de deux mois.

Kwatah, à 1.700 mètres d'altitude, sert de sanatorium aux Anglais ; des prairies herbeuses s'étendent à perte de vue aux alentours ; son climat correspond à celui de l'Europe occidentale.

CHAPITRE X

L'Inde.

—

1. — *Climatologie générale.*

L'Inde a tous les climats : elle est à la fois une des plus chaudes et des plus froides contrées du globe ; elle a le climat du pôle dans le haut Himalaya, celui du ciel chaud ou tempéré dans les monts moyens, celui du tropique dans le Bengale, le long du Gange, au bord de l'Indus et sur les littoraux.

« Tandis que, dans certaines régions de la péninsule, l'air que l'on respire paraît embrasé, il en est d'autres où l'homme ne peut séjourner ou qu'il ne saurait même atteindre, à cause du froid et de la raréfaction de l'atmosphère ». Les sommets de l'Himalaya gardent éternellement leur couronne de neige ; sur ses pentes, la température se rapproche de celles de la France ou de l'Italie ; et les plaines qui s'étendent à ses pieds sont brûlées des ardeurs des tropiques.

Sur les avant-monts, à 1.000, 2.000 et même 3.000 mètres d'altitude, règne un climat tempéré. Les Anglais s'y réfugient pendant les chaleurs de l'été et y ont bâti leurs sanatoria (Simla, Masouri, Darjiling). Ils ont également établi une maison de santé dans le massif des montagnes Bleues, des Nilghiris, à Outacamound, où règne une température délicieuse.

Les monts, et en particulier l'Himalaya, jouent un grand rôle dans la climatologie de l'Inde. « L'Himalaya fait l'Inde, écrit O. Reclus ; sans lui, les vents du nord glaceraient l'air de la presqu'île, et, dès lors, plus de végétations touffues, de plaines exubérantes, de jardins magnifiques, si bien que par ses latitudes, la moitié de ce grand pays serait une région tempérée au lieu d'une région tropicale. Mais les flancs noirs de forêts, les cimes d'argent de l'Himalaya arrêtent les nuages emportés vers le septentrion et les forcent à se verser sur les gorges qui vont arroser la plaine. Que l'Himalaya et les monts aussi puissants qui se dressent derrière lui disparaissent avec les plateaux qu'ils suspendent et l'Inde perdra ses journées de feu, son soleil et son eau ».

Les Aryas du nord de l'Inde avaient divisé l'année en six saisons : ce sont les « six jeunes hommes » des mythes anciens qui font tourner la roue de l'année, entraînant perpétuellement le cercle des êtres et des mondes. « Le printemps ou vasanta qui correspond aux mois de mars et d'avril, est la saison de l'amour et du plaisir chantée par les poètes : l'air est serein, le ciel est pur, les brises du midi murmurent doucement dans le feuillage et portent dans les cabanes l'odeur enivrante des feuilles du manguier ; les grands travaux de la culture sont terminés ; le temps est venu pour les mariages et les fêtes en l'honneur des dieux. Mais la grichma, la saison des sueurs, vient bientôt avec ses nuées de poussière qui s'élèvent des chemins et des champs, avec ses fréquents incendies qui naissent parmi les herbes et les bambous froissés : ce sont les mois brûlants de mai et de juin. L'air est calme, mais déjà se préparent les orages, les nuées s'amassent et la foudre éclate annonçant la mousson, qui commence avec la varcha, la saison des pluies : les fleuves arrosent les campagnes ; la nature se renouvelle, la semence germe dans les champs labourés. A ces deux mois, juillet et août, succède la quatrième saison, le charad, l'automne de septembre et d'octobre qui mûrit les fruits sous sa chaleur encore moite des pluies de la période précédente. L'himanta ou l'hiver, qui répond aux derniers mois de l'année européenne, a des nuits et des matinées fraîches, mais des journées éclatantes, pendant lesquelles le cultivateur moissonne les champs, bat et recueille son grain. Puis vient le sasi ou sisira, la dernière saison, la période des rosées et des brouillards, qui finit avec le mois de février des occidentaux. Ensuite le cycle de l'année recommence » (E. Reclus).

En réalité, il n'y a aux Indes que trois saisons, celles de la chaleur, de la pluie et du froid. L'arrivée de la mousson pluvieuse, le grand drame de la nature que racontent les poèmes hindous, est la saison par excellence.

« Les grandes chaleurs qui accompagnent la marche du soleil, dardant verticalement ses rayons au-dessus de l'Hindoustan, dilatent l'atmosphère de la contrée et la font monter en colonnes dans les régions supérieures ; l'Inde entière se change en fournaise d'appel ; les masses aériennes qui reposent sur l'océan, saturées de vapeurs, s'ébranlent et se portent sur la péninsule » (E. Reclus).

Pendant les mois d'avril et de mai la chaleur est accablante et les indigènes eux-mêmes en souffrent. « Pendant celle saison, écrit V. Jacquemont, les maisons des Européens ne sont ouvertes que pendant la nuit ; dès que le soleil se lève, on les ferme aussi exactement qu'on le peut. Chacun, dans son appartement, fait faire du vent tout le jour au-dessus de sa tête, avec cet air frais dont il a empli sa maison durant la nuit. Un serviteur met en branle un énorme et massif écran suspendu au plafond, le panka ».

La chaleur est telle qu'elle dessèche les grands fleuves et flétrit la végétation. « Les yeux se lèvent vers le ciel implacablement pur et ce ciel lui-même s'altère à la fin comme tout le reste de la nature, il se voile d'un ardent brouillard fait d'une fine et dévorante poussière, à travers laquelle le soleil apparaît comme un disque sinistre de métal rouge et sans rayons. L'impatience gagne alors le cœur de tous, car la délivrance de ce supplice est proche, et on en guette avec anxiété les premiers signes à l'horizon du côté sud. C'est la mousson pluvieuse qui l'apporte. Elle arrive enfin, impétueuse, effrayante et bénie » (G. Le Bon).

Vers la fin de mai, la mousson est ordinairement établie sur l'extrémité sud-ouest de l'Inde, et avant la fin de juin elle s'est étendue à la plus grande partie des provinces du nord.

« Du 6 au 18 juin, suivant les années, s'amassent les premiers nuages de tempête, avant-coureurs de la mousson. Sur un côté de l'horizon les vapeurs cuivrées s'empilent en tours, se groupent en éléphants, suivant l'expression locale, puis s'avancent lentement vers la terre ; la nue s'épaissit, elle recouvre une moitié du ciel, tandis que l'autre moitié n'a pas une tache dans son azur. D'un côté, les ténèbres enveloppent bientôt les montagnes et les vallées, tandis qu'au loin le tracé des nuages apparaît avec une netteté merveilleuse, et que la mer, les rivières pareilles à des plaques d'acier, les campagnes, les vignes éparses, semblent briller d'un éclat surnaturel. Le tonnerre commence à gronder, les nuages se heurtent contre les escarpements des Ghat et la tempête se déchaîne, les éclairs se succèdent sans interruption ; la foudre roule incessamment dans l'espace, la pluie s'abat en torrent. Puis une déchirure se fait dans l'épaisseur des nuées, la clarté revient peu à peu, la nature s'illumine de nouveau sous le soleil couchant, et de toutes ces masses écroulées du ciel, il ne reste plus que de légers brouillards remontant les vallées, ou s'effrangeant aux sommets des arbres. Tel est ordinairement le premier orage de la mousson, précédant les pluies régulières ; mais il arrive aussi que les mois pluvieux se présentent sans accompagnement de tonnerre ; l'obscurité s'empare soudain de l'espace et l'averse commence. Parfois les nuages défilent, pendant un ou deux jours, le long des promontoires, comme des vaisseaux de guerre passant au large d'une forteresse ; en doublant le cap, chaque nuage envoie son éclair et sa foudre : on dirait que le ciel est en guerre avec les montagnes » (E. Reclus).

II. — *Pathologie.*

La malaria est très fréquente dans l'empire Indien aussi bien chez les Européens que chez les natifs. Ou l'observe dans toutes les régions de l'empire, mais elle prédomine surtout dans les régions marécageuses des grands deltas des principaux fleuves, comme l'Indus, la Godavery, le Gangé, l'Irawady.

Dans le delta du Gange, dans les dépressions marécageuses des Sanderban, naît la fièvre du Bengale ou fièvre des jungles qui attaque les hommes de toute race, indigènes comme Européens. A Calcutta, la fièvre choisit le plus souvent ceux qui vivent en partie sur la rivière : bateliers, marins, portefaix, douaniers, etc. Au mois de septembre principalement, quand les marais commencent à baisser, et laissent à découvert des plages vaseuses, les cas de fièvre sont fréquents et graves.

La malaria est particulièrement redoutable à Peshaver, à Gwalior, à Lahore.

En somme, on rencontre la malaria aussi bien au pied de l'Himalaya et dans les vallées qui en descendent que dans les vastes plaines des provinces centrales du Bengale et du Deccan et dans les deltas des grands fleuves.

Les maladies des organes de la digestion sont, après la malaria, les plus fréquentes aux Indes : la dyspepsie, la dysenterie, l'hépatite, les splénites et les entozoaires (ces dernières surtout fréquents chez les natifs.)

Aux Indes la syphilis peut être considérée comme universelle ; elle se présente sous les formes les plus graves chez les natifs. La lèpre et l'éléphantiasis sont fréquentes.

On désigne sous le nom d' « ulcère de Delhi » une affection caractérisée par le développement dans le tissu cutané de germes ou cellules spéciales qui ne sont pas criptogamiques et qui, après un certain temps de développement, prennent la forme de petites excroissances de teinte rougeâtre et finissent par former un ulcère très douloureux.

La gale est si fréquente aux Indes que presque tous les habitants de la classe inférieure en sont atteints sans chercher à s'en débarrasser.

On observe encore aux Indes : la dengue ; le béri-

béri ; la nakra, sorte de coryza très intense : le pied de
Madura ou de Cochin, cette dernière affection caractérisée par le développement de tubercules cutanés qui
s'ulcèrent et s'étendent des parties superficielles aux régions profondes, détruisant les muscles, les tendons et
les os, et amènent le marasme consécutif aux suppura-
tions prolongées.

La peste est endémique à Bombay et le choléra dans
le bas Bengale. C'est de là qu'il se répandit dans la première moitié du siècle sur le reste de l'Hindoustan et
dans le monde entier.

Le manque d'hygiène des Hindous contribue puissamment à la dissémination des maladies contagieuses.
Ils voient dans le Gange qui arrose et fertilise leurs
champs un dieu et une mère. Lorsque son courant
s'épancha du ciel, un dieu, le robuste Siva, qui a pour
tête et pour épaules les rochers de l'Himalaya, soutint
le poids de la rivière « qui tombe de son front comme
un collier de perles dont le fil est brisé ». Quand on se
plonge dans le fleuve sacré, ses eaux lustrales effacent
les péchés commis pendant une ou plusieurs existences.
Aussi les Hindous confiaient les cadavres de leurs parents au courant du fleuve qui les rejetait par milliers
sur ses rives, augmentant ainsi l'insalubrité de ces régions. Depuis que les Anglais sont les maîtres de l'Inde,
le Gange n'emporte plus les cadavres des pieux Hindous
qui vivaient sur ses rives ; il en est encore cependant
qui réussissent à éluder les prescriptions sanitaires
pour assurer à leurs morts le lieu de repos le plus
sacré. J'ai vu, un matin, à Mouttra, à l'heure des ablutions, un cadavre, emporté par les eaux troubles de la
Jumna, passer au milieu des baigneurs indifférents.
J'ai vu également, à Bénarès, jeter dans les eaux du
Gange les débris calcinés et les cendres à peine refroi-

dies des cadavres brûlés sur les ghats (quais ou escaliers descendant au fleuve). A Calcutta le Nimtollah-burning n'est guère mieux installé. Sur la rive gauche de l'Hougli, à quelques centaines de mètres du pont de bateaux qui réunit Calcutta à Hougli, on voit une construction à ciel ouvert, fermée par un mur du côté du quai et regardant le fleuve par des arcades ouvertes. Là sont alignés, à quelques mètres de distance, des âtres formés par une légère dépression du sol. On dispose sur ces âtres des bûches superposées jusqu'à une hauteur de cinquante centimètres, puis on apporte le cadavre qui attend dans un coin, étendu sur une natte. On le place sur le bûcher les jambes repliées sous les cuisses et dépassant quelquefois le bûcher de trente à quarante centimètres. Par-dessus, on dispose d'autres bûches, puis on y met le feu en glissant dans l'âtre des bottes de roseaux. La graisse, en fondant, attise le feu. Des parias, chargés de cette lugubre besogne, armés de longues perches, rassemblent dans le foyer les tisons et les membres au fur et à mesure qu'ils se consument. Quand la cérémonie est terminée et que les dernières bûches ont flambé, cendres et débris sont ramassés et jetés dans le fleuve. Un peu plus bas, hommes et femmes font leurs ablutions, buvant même de l'eau fangeuse de l'Hougli qui roule des débris humains à moitié carbonisés. Du reste, il n'y a pas bien longtemps encore, la compagnie des messageries maritimes entretenait à son service, à Calcutta, une femme dont l'occupation était de pousser au large, à l'aide d'une longue perche, les cadavres qui auraient pu s'engager dans les pilotis du débarcadère ou dans l'hélice des bateaux.

A Bombay, c'est autre chose. Les Parsis abandonnent leurs morts en pâture aux oiseaux de proie ; ils les exposent au sommet de hautes tours qu'on appelle les Tours du Silence. J'admirais un jour du haut de la terrasse du magnifique jardin où elles sont encloses, le panorama de Bombay se déroulant à mes pieds avec les anses qui l'entourent. Une bande de vautours passa, se disputant et se poursuivant en poussant des cris aigus. Dans la dispute ils lâchèrent leur proie et un œil humain tomba à deux pas de moi.

Ajoutons à ces diverses causes de léthalité les nombreuses victimes que font les serpents venimeux et les bêtes fauves et que les statistiques officielles évaluent à vingt mille en moyenne par an. Les reptiles pullulent dans les marigots, les rivières et les jungles. On compte, en effet, plus de deux cents espèces de serpents de terre ou d'eau douce dont une trentaine au moins sont venimeux. Le cobra capello ou naja (serpent à lunettes), qui atteint jusqu'à deux mètres de long, est le plus redoutable ; sa morsure est souvent mortelle. Le serpent minute (minute snake) n'est qu'un ver de terre noir, tacheté de jaune, de quinze à vingt centimètres de longueur et de trois à quatre millimètres de diamètre. Pourtant sa morsure peut tuer en quelques minutes.

« Si les serpents attaquaient délibérément l'homme, ils dépeupleraient la contrée en quelques jours ; heureusement qu'ils fuient de tous leurs anneaux au moindre frisson des herbes et qu'ils ne mordent que surpris, froissés, irrités » (O. Reclus). Le tigre, le mangeur d'hommes, que les Hindous vénèrent comme une divinité malfaisante, dépèce environ six mille hommes par année.

« Pourtant, écrit le Dr G. le Bon, on ne peut pas dire que l'Inde, d'une façon générale, soit un pays malsain. Les Européens eux-mêmes peuvent y résider sans dangers, surtout s'ils se soumettent à un régime prudent, et s'ils profitent des ressources infinies qu'offre cette magnifique contrée pour changer, suivant les saisons,

de séjour, d'air, de température, et modifier complètement par conséquent leurs conditions d'existence. Ils
peuvent y séjourner, mais ils ne sauraient s'y perpé-
tuer ; et, l'expérience leur ayant prouvé que l'acclimatement est impossible pour eux, ils ont pris le parti d'envoyer leurs enfants en Angleterre pour y être élevés.
Ceux qui restent dans l'Inde forment une race chétive,
profondément dégénérée, et fatalement destinée à bientôt
disparaître. C'est avec raison qu'on a pu dire que, dans
l'Inde, la première génération de blancs se distingue
par sa faiblesse de corps et d'esprit, la seconde ne produit plus guère que des rachitiques et des idiots ; quant
à la troisième, on n'en a jamais entendu parler. »

Il est vrai que, sous ce climat brûlant, la lutte pour
l'existence n'exige pas de grands efforts. Il s'en suit que
l'initiative individuelle et l'énergie font défaut. Aussi
« les races soumises à ce régime sont marquées d'avance
pour la servitude. Elles sont inévitablement la proie de
tous les conquérants. Toujours prêtes à se résigner, elles
ne le sont jamais à agir ».

Sur cette terre de promission, dit Michelet, « l'homme
est couché, prosterné sous la toute-puissance de la nature. C'est un faible enfant sur le sein de sa mère, faible
et dépendante créature, gâté et battu tour à tour, moins
nourri qu'enivré d'un lait trop fort pour lui. Elle le
tient languissant et baigné d'un air humide et brûlant,
parfumé de puissants aromates. Sa force, sa vie, sa
pensée y succombent. Pour être multiplié à l'excès et
comme dédaigneusement prodigué, l'homme n'en est
pas le plus fort ; la puissance de vie et de mort est égale
dans ces climats. A Bénarès, la terre donne trois moissons par an ; une pluie d'orage fait d'une lande une
prairie. Le roseau du pays, c'est le bambou, de soixante
pieds de haut ; l'arbre, c'est le figuier indien, le baobab,

qui d'une seule racine donne une forêt. Sous ces immenses végétaux vivent des monstres. Le tigre y
veille au bord du fleuve, guettant l'hippopotame qu'il
atteint d'un bond de dix toises ; ou bien un troupeau
d'éléphants sauvages vient en fureur à travers la forêt,
pliant, coupant les arbres à droite et à gauche. Cependant des orages épouvantables déplacent des montagnes,
et le choléra morbus décime les hommes par millions.

« Ainsi, rencontrant partout des forces dispropor-
tionnées, l'homme accablé par la nature, n'essaye pas
de lutter ; il se livre à elle sans condition. Il prend et
reprend encore cette coupe enivrante où Çiva verse à
pleins bords la mort et la vie ; il boit à longs traits, il
s'y plonge, s'y perd : il laisse aller son être, et il avance
avec une volupté sombre et désespérée, que Dieu est
tout, que tout est Dieu, qu'il n'est rien lui-même
qu'un accident, un phénomène de cette unique subs-
tance. Ou bien, dans cette patiente et fière immobilité,
il conteste l'existence à cette nature ennemie, et se
venge par la logique de la réalité qui l'écrase ».

III. — *Bengale.*

Le Bengale est un des plus beaux pays du monde.
Quoiqu'on n'y jouisse pas de l'admirable hiver du nord
de l'Inde, les chaleurs de l'été y sont tempérées par une
humidité considérable et par le voisinage de la mer. Des
températures aussi élevées que celles du mois de juin à
Lahore et à Agra y sont inconnues, et, pendant trois
ou quatre mois. de décembre à février, le climat est très
agréable.

Calcutta, la capitale du Bengale et de toute l'Inde anglaise, compte près d'un million d'habitants. Je ne sais

pourquoi certains écrivains ont voulu faire de Calcutta une ville particulièrement malsaine et pernicieuse pour les Européens où des soleils terribles et des eaux impures « engraissent la mort ». Un vieux mage d'Occident, étonné des sourires des petites bengali, en a fait « la ville au vice monstrueux ». Calcutta n'est pas plus malsaine que la plupart des autres villes de l'Inde. Il fait meilleur y vivre qu'à Bombay, par exemple. La moyenne annuelle de la température est de 26°,8, celle de l'hiver de 21°,6, celle du printemps de 29°,7, celle de l'été de 29°,1, celle de l'automne de 27°. Les mois extrêmes sont mai avec 30°,7 et décembre avec 20°,7.

Non loin de Mourchidabad, ville de somptueux palais, ombragée par les arbres et les fourrés de bambous, Barhampour est renommée pour ses édifices et sa salubrité. Mais le principal sanatorium de l'Inde est Darjiling, à 500 kilomètres de Calcutta, sur les pentes de l'Himalaya, à 3.960 mètres d'altitude. Pendant la saison des chaleurs, Darjiling devient la résidence du lieutenant gouverneur du Bengale qui, l'hiver, siège à Calcutta. Il y a quarante ans environ, Darjiling ne se composait encore que d'un monastère bouddhiste enfoui au centre des forêts du Sikkim. C'est en 1828 que le capitaine Lhoyd, frappé de la beauté du site et des avantages qu'il y aurait à en tirer au point de vue sanitaire, suggéra aux autorités l'idée d'en faire l'acquisition. Actuellement la colonie compte dix mille âmes.

A Darjiling la moyenne annuelle du la température est de 13°,7, celle de l'hiver de 7°,5, celle du printemps de 14°,5, celle de l'été de 13°,8, celle de l'automne de 14°,8. Pourtant Darjiling a le désavantage d'un climat trop humide et se sent du voininage de Sikkim, un des pays les plus humides du monde. Dans les fonds de cette région, entre 1.500 et 2.500 mètres d'altitude, d'innombrables sangsues, pareilles à de petits filaments, tombent de tous les arbres. La phosphorescence des bois est un phénomène très commun et, pendant la saison pluvieuse, une lueur pâle rayonne des forets. Darjiling, bien que trop souvent mouillée par les averses, n'a pas cet excès d'humidité. Quand les nuages ne voilent pas son ciel, on y jouit d'un panorama splendide de l'Himalaya, depuis la silhouette lointaine de Gaourisankar jusqu'aux massifs puissants de Donkiak et de Tchalamari.

Midnapour est un des endroits du Bengale où règne tout particulièrement la fièvre et le choléra endémique.

Les épidémies ont en partie dépeuplé Bardwan, située près des marais malsains de la Damoudah ; les bêtes féroces et les reptiles continuent à éclaircir la population de Sooree ; la jungle envahit la grande cité déchue de Dacca qui compte pourtant encore plus de 80.000 habitants entre les débris dispersés de ses temples et de ses palais. Dans la province de Behar, on trouve la grande ville de Patalipoutra ou Patna. La ville est située à 52 mètres d'altitude. La moyenne annuelle de la température y est de 28°,3, celle de l'hiver de 17°,2, celle du printemps de 28°,3, celle de l'été de 29°,7, celle de l'automne de 25°,8.

A l'est de Manghyr, vaste et pittoresque cité qui élève ses palais sur la rive droite du Gange, sont les eaux thermales et gazeuses de Sita Khound.

Cattak est la grande ville de la province d'Orissa où les habitants ont à craindre la sécheresse autant que les inondations. Mais la ville la plus célèbre de la province est Pouri où les pèlerins accourent en foule dans les temples de Djagernath.

Pouri est comprise entre deux plages marécageuses du littoral océanique. Le temple fameux de Djagernath y est visité chaque année par des milliers de pèlerins qui en font encore souvent un foyer d'infection. Autrefois on rencontrait souvent dans les rues de Pouri des cadavres déchirés par les chiens. Les Anglais ont pris des mesures d'hygiène qui diminuent le danger d'épidémie.

IV. — *Assam*.

Dans l'Assam, particulièrement dans les monts Khasia, la quantité de pluie qui tombe chaque année est considérable, car la saison pluvieuse y est plus longue que dans les autres parties de l'Inde ; elle commence en mars et ne finit que vers le milieu de novembre. Dans le voisinage des rivières les plaines peuvent rester huit mois sous l'eau. Une atmosphère lourde, humide, chargée de miasmes, pèse sur ces régions et, même pendant la saison des sécheresses et des froidures, de novembre en février, un épais brouillard s'élève vers minuit des régions basses et durant toute la matinée sa masse insalubre pèse sur les campagnes.

Gaohati, ancienne capitale de l'Assam, a été abandonnée par les Anglais en raison de son insalubrité, et remplacée par Chillong, dans les montagnes de Khasia, à 1.493 mètres d'altitude.

Un sanatorium a été établi à l'ouest sur le mont Toura. Par contre, Saïlhet est très insalubre.

La région du Manipour a une température moyenne de 28° en été, et de 18° en hiver. La vallée est parfois enveloppée de froids brouillards, et il gèle blanc, la nuit, pendant la saison froide.

V. — *Provinces du nord-ouest.*

Cette région comprend un grand nombre de villes importantes ou célèbres. Voici d'abord, au confluent du Gange et de la Jumna, Allahabad qui compte près de deux cent mille habitants. La moyenne annuelle de la température y est de 27°,2, celle du mois de juillet de 36°,4 et celle de janvier de 17°,9.

Dans une courbe de la rive gauche du Gange, Bénarès, la cité sainte, élève ses palais et ses temples. Plus de deux cent mille habitants grouillent dans ses rues où partout se dresse le lingham. La moyenne de sa température annuelle est de 25°,4, celle de l'hiver de 16°,5, celle du printemps de 30°, celle de l'été de 29°,6, celle de l'automne de 24°,1. Les mois extrêmes sont mai avec une moyenne de 33°,4, et décembre avec une moyenne de 15°,2.

Mirzapour, sur la rive droite du Gange, est une autre grande ville de près de cent mille âmes. Son climat diffère peu de celui des deux villes précédentes à mi-chemin desquelles se trouve Agra, la ville aux palais et aux tombeaux de marbre ajouré. Agra qui est avec juste raison aussi fière du Taj mahal que Grenade de l'Alhambra et Venise de Saint-Marc, a une température moyenne annuelle de 25°,6, qui descend à 14°,2 en janvier et monte à 34°,9 en juillet. Les villes voisines, les saintes cités de Mouttra et de Brindaban où pullulent les singes, ont des moyennes thermométriques peu dissemblables.

Plus au nord, la Mésopotamie gangétique, entre le Gange et la Jumna, jouit d'un climat presque européen. Par contre, dans le Rohilkand, le Teraï n'est qu'une plaine marécageuse et pestilentielle, recouverte de jungles.

Massouri offre de grands avantages pour l'égalité de sa température ; mais pendant la saison des pluies la ville est exposée à toute la violence de la mousson ; on y a vu pleuvoir pendant 85 jours consécutifs. Aussi nombre d'Anglais préfèrent le séjour de Dehra qui n'est plus qu'à 700 mètres d'altitude, où il fait plus chaud, mais où on est protégé contre les vents et les pluies. A Almora, à 1.650 mètres d'altitude, on respire un air pur et frais.

Ranikhet, 165 mètres plus haut, a un air salubre et des eaux en abondance. A Naïni-tal, à 1.945 mètres d'altitude, les sites ressemblent à ceux de l'Europe tempérée.

VI. — *Aoudh.*

Le climat de la province d'Aoudh est un des meilleurs de l'Inde. La pluie, le froid et la chaleur y déterminent trois saisons : la première de juin à fin septembre, la seconde d'octobre à mars, la troisième de mars à juin. Le maximum observé a été de $+ 47°,7$ à l'ombre et le minimum $+ 3°,9$.

Lucknow, la capitale de la province, est une des plus belles villes de l'Inde. Ses bayadères sont parmi les plus gracieuses de la péninsule. La température moyenne de l'année y est de $24°,3$, celle de janvier de $15°,6$, celle de juillet de $32°,5$.

Sur la Gogra, Faïzabad, la « cité de Rama », a un climat à peu près identique.

VII. — *Pandjab.*

Le Pandjab est très divers d'aspect, depuis les hauteurs boisées et salubres de l'Himalaya où se tiennent les stations d'été de Mari, Dalhousie et Simla, jusqu'aux plaines dénudées et malsaines à l'automne et où les canaux sont venus apporter la fièvre en même temps que la fertilité.

Aux portes de l'Afghanistan, Pechaver a une température moyenne annuelle de 22°,7. La moyenne de janvier est de 11°,3 et celle de juillet de 33°,2. La ville voisine de Kohat jouit d'un excellent climat.

La petite ville de Mari, dans le Rawal-Pindi, a des vues splendides sur les montagnes de Kachmir. Les Anglais en ont fait un sanatorium pour leurs troupes et leurs fonctionnaires.

Le Pandjab comprend quelques grandes agglomérations humaines : Moultan, sur le Ravi, l'ancienne capitale des Malliens; Amritsar où, sur le lac de l'immortalité, s'élève le temple de marbre et d'or des Sikhs; Lahore, l'ancienne capitale des grands Mogols ; Djallandar, dans une riche plaine, entre le Rio et la Satledj, Delhi au milieu d'une plaine où s'éparpillent les splendeurs de l'art hindou.

A Lahore la moyenne annuelle de la température est est de 23°,9, celle de janvier de 11°,3, et celle de juillet de 33°,4; à Delhi la moyenne annuelle est de 23°,2, celle de janvier de 12°,8, celle de juillet de 32°,8.

Dans le district d'Ambala, Simla, sur les plateaux de l'Himalaya, est la capitale d'été de l'Hindoustan. La moyenne annuelle de la température est de 14°,3, celle de l'hiver de 8°,3, celle du printemps de 15°,1, celle de l'été de 19°,3, celle de l'automne de 14°,7. Kasauli est une station de convalescents en pleine montagne.

VIII. — *Kachmir*.

Le climat du Kachmir ressemble bien moins à celui de l'Inde qu'à celui de l'Europe occidentale. L'arrivée du printemps se fait brusquement, avec des retours fréquents de giboulées et de vent. La saison la plus heureuse est de mai à septembre. Même quand l'Inde, au moment de la mousson, est assombrie par les nuages et noyée par les pluies, le ciel reste pur au-dessus du Kachmir. La température moyenne d'été est un peu plus élevée que celle de la France atlantique, et les moustiques pullulent dans le voisinage des lacs et des marais. La neige tombe fréquemment en décembre, en janvier, et même en février. « Le calme ordinaire de l'air est un des phénomènes les plus remarquables du climat de Kachmir : de là cette merveilleuse tranquillité des eaux dans lesquelles se reflète presque toujours avec une netteté parfaite le tableau des arbres, des montagnes et du ciel » (E. Reclus).

Srinagar, « la cité du soleil », la « Venise indienne », bâtie sur les deux rives du Djhilam, est célèbre par ses sources jaillissantes et les branchages touffus de ses platanes. C'est la ville la plus populeuse de la région himalayenne.

« Dans la campagne, des platanes gigantesques ombragent des palais d'où la vue est sublime quand on regarde en haut les géants de la terre, ravissante quand on contemple en bas les vallées que les poètes hindous, persans et arabes, ont nommées le chef-d'œuvre de la nature » (O. Reclus).

Les fontaines thermales de Djamnotri sont les plus chaudes de tout l'Himalaya : leur température est de + 89°, moins de deux degrés au-dessous du point d'ébullition à cette altitude. C'est dans ces sources, dit la légende, que le dieu-singe Hanouman éteignit un jour sa queue en feu.

Dans le pays de Koulou, sur les bords du Bias, des flammes s'échappent d'une fissure de roches, et des vapeurs, jaillissant en abondance, forment un petit lac d'eau minérale. Cinquante mille pèlerins accourent chaque année pour se purifier dans l'eau Djawalamouki ou de la « Flamme-Dieu ».

IX. — *Provinces centrales.*

Dans le district de la Narbadah, sur les monts Mahado, le plateau de Patchmardi porte le sanatorium le plus gracieux, le plus verdoyant et le plus sain de l'Inde. Tchindwara, dans les monts Satpoura, est également une résidence d'été et un sanatorium pour les Anglais de Nagpour.

Avec ses lacs naturels et artificiels, les eaux claires de la Narbadah, ses collines, ses bosquets et ses massifs de bambou, Djahalpour est une des villes préférées des Anglais. La moyenne annuelle de la température y est de 24°,6, celle de juillet de 32°,9 et celle de janvier de 16°.

A Nagpour, qui a 100.000 habitants, la moyenne annuelle de la température est de 27°,5, celle de l'hiver de 22°,7, celle du printemps de 22°,9, celle de l'été de 28°,2, celle de l'automne de 26°, 4. Les mois extrêmes sont janvier avec une moyenne 21°,9 et mai avec une moyenne de 35°,7.

X. — *Présidence de Madras.*

Cette région appartient déjà à l'Inde méridionale, au triangle baigné de flots qui s'étale sous les tropiques et même se rapproche beaucoup de l'équateur par sa pointe terminale.

Grâce à ce voisinage de l'équateur, et à la présence des brises marines, les régions de l'Inde méridionale ont une grande égalité de température. A Colombo, les variations de température oscillent entre 26° et 28°. Au Malabar, entre Mangalore et Cochin, la variation du thermomètre n'atteint même pas 4 degrés. Mais, si on s'éloigne de la mer, la température devient inégale avec les saisons.

Dans la région nord de la présidence de Madras, nous trouvons d'abord, au milieu d'une plaine rocailleuse et stérile, Barhampour qui a remplacé l'ancienne capitale Grandjam abandonnée en raison de son insalubrité.

Vizagapatam, sur le golfe du Bengale, au fond d'une petite baie, est plus saine. La moyenne annuelle de la température y est de 28°,3, celle de juillet de 34°,1 et celle de janvier de 22°,4.

Les provinces de Godaveri et de Kista sont aussi des régions brûlantes et l'ancien comptoir de Masoulipatam est un séjour peu enviable. Les environs de Karnoul sont infestés de bêtes fauves et de serpents venimeux. Bellari a un des climats les plus redoutables de l'Inde. La moyenne annuelle de la température y est de 26°,8, celle de juillet de 30°,8 et celle de janvier de 23°,1.

Mais la grande ville de la région, c'est Madras sur la côte de Coromandel. Le choléra, la variole et la lèpre y règnent à l'état endémique, comme d'ailleurs sur toute la côte. Cependant, grâce aux brises de mer et à la sécheresse du sol, le climat est relativement salubre.

Pendant toute l'année, la température oscille entre 28° et 30°, sans s'abaisser jamais au-dessous de 23° et sans s'élever au-dessus de 40°. La moyenne annuelle de la température est de 27°,7, celle de l'hiver de 25°, celle du printemps de 28°,3, celle de l'été de 30°,1, celle de l'automne de 27°,4. Mai et juin sont les mois les plus chauds, janvier et février les plus frais (moyenne de janvier : 24°).

Dans la province de Tchingalpat, les Anglais ont établi un sanatorium pour leurs militaires convalescents à Founamallou, dont le climat est très salubre. La station n'est qu'à 20 kilomètres du golfe du Bengale.

Dans la province d'Arkot les villes de Vellore et d'Arkot, quoique très chaudes, sont relativement salubres. La moyenne annuelle de la température à Arkot est de 27°,5, celle de juillet de 31°,1, et celle de janvier de 22°,8.

A nord de la province de South-Arkot se trouve l'établissement français de Pondichéry et au sud celui de Karikal.

La région sud de la présidence de Madras compte un certain nombre de villes importantes : Tandjore, Negapatam, Tritchinapoli, Madura que les Anglais ont embellie et assainie ; Tinnevelli, Tuticorin, Coïmbatour. Tritchinapoli a une température moyenne annuelle de 24°,8, avec 27°,6 en juillet et 22°,6, en janvier. Coïmbatour qui est située à 452 mètres d'altitude, dans un district salubre, sur le versant méridional des Nilghiris, a une moyenne thermique identique.

Le district des Nilghiris appartient aussi à la présidence de Madras.

Sur le Nil-Ghiri ou « montagne bleue », les écarts de la saison chaude à la saison froide n'atteignent pas trois degrés. Sur ces hauteurs, le printemps est éternel. On ne distingue qu'une période de sécheresse et une période d'humidité : de la fin d'octobre au commencement de mai, le ciel est presque toujours sans nuages ; mais, pendant la saison des pluies, les brouillards rampent souvent sur le plateau.

Le massif des Nilghiris est donc un asile de fraîcheur où le tempéramment, énervé par les chaleurs excessives de la plaine, se retrempe. Il y « règne une température délicieuse, plus égale même que celle des pentes himalayennes; on y trouve un véritable printemps éternel avec tous les fruits de l'été. Les oiseaux d'Europe, la fauvette, le rossignol y gazouillent dans les buissons ; les Anglais y ont même apporté des moineaux qui s'y sont multipliés et pullulent avec une familiarité hardie à l'entour des demeures des hommes » (G. Le Bon).

La ville de santé la plus importante des Nilghiris est Outacamund. La température moyenne annuelle y est de 14°,2, celle de l'hiver de 11°,8, celle du printemps de 16°,2, celle de l'été de 16°,2, celle de l'automne de 14°,3. Les mois extrêmes sont décembre avec 10°,2 et avril avec 17°. En somme, la température ne varie guère que de cinq à six degrés de l'hiver à l'été : c'est le climat des automnes de l'Europe.

« Parmi les divers centres de population groupés à des hauteurs variables sur les Nilghiris, écrit E. Cotteau, Outacamund occupe à la fois le point le plus central et le plus élevé. C'est aussi la seule agglomération qui mérite le nom de ville. Elle est chef-lieu de district et renferme 10.000 habitants. Les maisons, construites sans alignement ni plan conçu à l'avance, sont disséminées sur les versants de plusieurs collines, chaque propriétaire ayant bâti, selon sa fantaisie, dans le site qui lui paraissait le plus agréable. Partout de jolies routes circulent entre les vallons ou gravissent les monticules, reliant entre elles de coquettes habitations. Il existe aussi des bazars et un village de natifs. De beaux bois d'eucalyptus se mirent dans les eaux tranquilles d'un lac de six kilomètres de tour. Une large chaussée, tracée le long de ses rives, invite à la promenade. »

Salem, Yerkad, Dodabetta sont également utilisés comme sanatoria. A Dodabetta la moyenne annuelle de la température est de 12°,6, celle de l'hiver de 10°,4, celle du printemps de 13°,1, celle de l'été de 16°, celle de l'automne de 10°,8. Les mois extrêmes sont décembre avec une moyenne de 9°,7 et avril avec une moyenne de 16°,4.

Quant à la plaine qui s'étend au pied des Nilghiris, bien qu'éblouissante de verdure et de fleurs, c'est la terre classique des fièvres paludéennes. Pour E. Cotteau, « l'Européen qui passerait une seule nuit sous ses perfides ombrages s'exposerait à une mort presque certaine, et, même dans la journée, il n'est pas prudent de s'y attarder ».

Le district de Malabar forme la région ouest de la présidence de Madras. On y trouve d'abord Calicut dont la température est très égale : moyenne annuelle : 27°,4 ; moyenne de janvier, 25°,9 ; moyenne de juillet : 29°,7.

Cochin, jadis opulente sous la domination portugaise, est maintenant un port malsain qui compte moins de 20.000 habitants qu'éclaircissent chaque jour la dysenterie et l'éléphantiasis. Cette insalubrité tient en grande partie au mélange d'eaux douces et d'eaux salées qui se fait dans ses marigots. La moyenne annuelle de la température y est de 26°,9, celle de juillet de 29°,3, celle de janvier de 25°,1. Mangalore, la capitale du Canara sud, a une température moyenne annuelle de 27°,2; la moyenne de l'hiver est de 26°,9, celle du printemps de 29°,4, celle de l'été de 25°,8, celle de l'automne de 26°,7.

Enfin l'état de Travancor est tributaire de la présidence de Madras. Sa capitale Trivandram est bâtie dans une plaine sablonneuse, bordée de marais, à huit kilomètres de la mer, avec une ceinture de palmiers, de cocotiers et d'aréquiers. C'est une ville relativement saine.

XI. — *Dekkan.*

« L'Inde triangulaire, le Dekkan, sur ses plateaux élevés de six cent cinquante à huit cents mètres, et même à mille mètres vers le sud, diminue le danger de ses latitudes tropicales par la salubrité de ses altitudes. L'Européen qu'affaiblit jusqu'à presque en mourir l'humide chaleur de la côte, peut fuir facilement de l'étuve où il ne sait comment respirer; il n'a qu'à cheminer pendant quelques heures sur le flanc bienfaisant des monts du littoral, et, dès qu'il en a franchi l'arête, il revit à l'air revigorant, frais et très sec du plateau » (O. Reclus). C'est dans cette région que sont les sanatoriums de Deolali et de Mahablechwar. Deolali est une bourgade très salubre où l'on acclimate les soldats récemment débarqués à Bombay. Mahablechwar, près de la source de la Kistna, est le sanatorium le plus fréquenté des ghats par les habitants de Bombay. Le climat y très agréable au printemps et à l'automne, mais pendant la saison des pluies la ville est absolument inhabitable.

La grande cité de Pounah, à 563 mètres d'altitude, au

milieu des villes et des jardins, est la capitale d'été de la présidence de Bombay. La moyenne annuelle de la température y est de 24°,9, celle de l'hiver de 21°,1, celle du printemps de 26°,6, celle de l'été de 26°,7, celle de l'automne de 25°,2 ; les mois extrêmes sont décembre avec 20°,8 et mai avec 27°,9.

XII. — *Konkan.*

Cette contrée est une des plus arrosées du globe ; les nuages arrêtés par la haute barrière des ghats, s'y résolvent en pluies torrentielles ; la chute d'eau arrive à 7 mètres par an.

La grande ville de la région est Bombay qui compte plus de 800.000 habitants. A l'exception de quelques collines rocheuses, telles que Malabar-Hill et Parell, la ville est généralement bâtie sur un terrain plat et si peu élevé au-dessus du niveau de la mer que pendant la saison des pluies il est souvent inondé ; malgré ces conditions défavorables, la ville, ouverte à toutes les brises du large, n'est pas malsaine. La moyenne annuelle de la température y est de 26°,5, celle de l'hiver de 24°,7, celle du printemps de 28°,4, celle de l'été de 28°,2, celle de l'automne de 27°,4. Les mois extrêmes sont janvier avec 23° et mai avec 29°,5.

XIII. — *Goudjérate.*

Les deux grandes villes de la province, Surate et Ahmedhabad, bien qu'elles comptent respectivement plus de 100.000 et 150.000 habitants, sont des villes déchues de leur primitive splendeur qu'attestent leurs ruines et leurs édifices. Elles ont le climat de Bombay, mais avec des écarts de température plus prononcés. Les nuits sont généralement plus fraîches.

XIV. — *Shind.*

Le climat de Shind est sec et d'une chaleur excessive; la pluie y est presque inconnue. Dans le Shind supérieur il ne pleut guère que tous les trois ans. Quand la pluie tombe, c'est avec violence et les fièvres ne tardent pas à apparaître.

La grande ville de la région est Karatchi qui compte plus de cent mille âmes. C'est une ville toute moderne, de création anglaise. Le climat est humide et chaud, mais il est rendu supportable par les brises de la mer. Le plus grand inconvénient de la ville est, pour les Européens, le manque absolu d'eau vive. Clifton, au delà de la baie, au sud, est la résidence des Anglais.

La seconde grande ville de la région est Haïderabad qui compte plus de 50.000 habitants. La moyenne annuelle de la température y est de 27°,5, celle de l'hiver de 28°,9, celle du printemps de 31°,9, celle de l'été de 28°,3, celle de l'automne de 25°,8. Les mois extrêmes sont janvier avec 21°,9 et mai avec 35°,7.

XV. — *Etat d'Adjimir.*

Le pays est situé sur un vaste plateau, à 600 mètres d'altitude, sur les pentes orientales des monts Aravalli.

Malgré des chaleurs brûlantes, le climat est tempéré et salubre grâce à son élévation. La ville principale Adjimir a une moyenne thermique annuelle de 26°,4 ; la moyenne de juillet est de 34°,6, celle de janvier de 16°,5. « Elle a la beauté que lui donnent les coteaux environnants, son lac bordé de pavillons et de terrasses, ses bosquets, ses champs de rosiers, le « Jardin de la splendeur » où les empereurs Mogols avaient élevé leur château, devenu maintenant la résidence du gouverneur britannique. »

XVI. — *État de Mhaïrwara.*

Cet État occupe une bande de territoire pittoresque sur les flancs des monts Aravalli, et constituant une ligne de partage entre la mer d'Oman et le golfe du Bengale. Le climat est analogue à celui de l'Adjimir.

XVII. — *État de Bérar.*

Le sol est fertile, le climat relativement tempéré, grâce à l'altitude du plateau des Satpoura d'où descendent les sources de la Pranhita et de la Pourna.

XVIII. — *État de Mysore.*

L'état de Maïssour ou Mysore est constitué par un plateau haut de 700 à 800 mètres sillonné par des arêtes rocheuses.

La grande ville de la région est Bangalore. Assise à 900 mètres d'altitude, elle a les cieux les plus sains et les plus agréables de l'Inde.

La moyenne annuelle de la température y est de 23°,4, celle de l'hiver de 21°,2, celle du printemps de 26°,4, celle de l'été de 23°,5, celle de l'automne de 22°,7. Les mois extrêmes sont décembre avec une moyenne de 20° et mai avec une moyenne de 27°.

Toumkom se cache dans la verdure, au pied des montagnes. Nandidroug, où jaillissent des sources intarissables, est aussi un sanatorium d'été.

Seringapatam, dans l'île du même nom, est une ville déchue. L'insalubrité du climat en a chassé les habitants. La moyenne annuelle de la température y est de 25°,1, la moyenne de l'hiver de 21°,9, celle du printemps de 28°,5, celle de l'été de 24°,5, celle de l'automne de 24°,4. Les mois extrêmes sont janvier avec une moyenne de 21°,6, et mai avec une moyenne de 29°,4.

XIX. — *Etats indigènes demi-indépendants.*

La principauté de Djessalmir s'étend sur la partie méridionale du Thar ou grand désert indien. Le climat y est extrême : à un hiver presque rigoureux succède un été torride où le thermomètre dépasse souvent, à l'ombre, 40°.

Le Marvar ou Djodpour ou « pays de la mort » n'est formé que de dunes, de salines et de broussailles. C'est, en somme, une région stérile et désolée, semée de rares oasis, livrée aux violences des ouragans et à une implacable sécheresse.

L'agence de Djaïpour est formée d'un pays peu accidenté, formant en quelque sorte la continuation du grand désert indien, surtout aux environs de Samber, grand lac salé, où le sol est recouvert d'une couche de sable qui empêche toute espèce de culture.

Ces sables mouvants arrivent jusqu'au seuil même de la capitale Djaïpour ou Jeypore : là une chaîne de collines les arrête. Dans cette région l'hiver et assez rigoureux ; mais, vers le mois de mai, les vents chauds commencent à souffler et rendent la température accablante.

L'agence comprend deux grandes villes : Bikanir au milieu des plaines sablonneuses du Thar, et Djaïpour ou Jeypore, une ville peinte tout en rose et qui se vante d'être le paradis de l'Inde. Si son climat n'est pas très agréable, on vante au moins sa salubrité.

L'agence des États orientaux comprend un grand nombre de principautés minuscules avec quelques grandes villes, comme Bhartpour et Oudéïpour. Dans l'agence de Sirohi s'élève le plateau d'Abou sur lequel est bâti le village qui sert de quartier général, de résidence et de sanatorium aux fonctionnaires anglais.

« Les quelques maisons dites Mont-Abou, écrit de Hubner, sont situées à quatre mille pieds au-dessus de la mer. Les pics qui les entourent atteignent une élévation de cinq à six mille pieds. C'est un petit plateau ou plutôt une vasque grossièrement taillée dans la pierre noire. Les sommets de la montagne en forment la bordure. La résidence de l'agent général, les habitations anglaises, une caserne et une maison de santé destinée aux soldats malades et à leurs familles, sont nichées sur des blocs isolés, séparés les uns des autres par de petits précipices. On dirait des cuvettes noires couvertes d'un drap vert. Les sentiers qui les traversent forment les rues de la ville ». A propos du climat, le même auteur ajoute : « L'air est trop froid, le soleil trop chaud, et les nouveaux arrivés, surtout ceux qui viennent des terres chaudes de la plaine, prennent facilement la fièvre. Pendant mes trois jours de Mont-Abou, je grelottais de froid dans l'intérieur de la maison. Mais, à peine sorti dans le jardin, le soleil me faisait aussitôt rentrer et rechercher le feu de ma cheminée ».

La principauté de Scindia, sans être absolument malsaine, souffre de fortes chaleurs pendant l'été ; mais les pluies amènent avec elles les fièvres qui sévissent violemment, surtout vers le nord. La grande ville est Gwalior, assise au sommet d'un roc escarpé, haut de 125 mètres.

La principauté d'Indore a également un climat chaud et humide, et, dans beaucoup de régions, malsain. La ville d'Indore elle-même est relativement saine.

Le Bundelund ne comprend qu'une grande ville : Duttiah, pittoresquement assise au milieu d'une ceinture de lacs et de forêts. C'est une ville coquette et très propre. Au contraire, la capitale du Bogelund, Rewah, est d'aspect misérable et a l'air abandonnée malgré ses 40.000 habitants.

Le Nizamat (Etats de Nizam) forme un vaste plateau d'une altitude moyenne de 400 mètres. Le climat est généralement sain. La moyenne de la température annuelle est de 27° ; le maximum de chaleur est de 41°,3, le minimum de 11°,1.

La grande ville du Nizamat, Aurangabad est située dans un fond marécageux et insalubre.

Enfin l'État de Guicovar a pour capitale la grande ville de Baroda. La moyenne annuelle de la température y est de 26°,9, celle de juillet de 34°,8, celle de janvier de 20°,7.

XX. — *Népal*.

Le Népal est situé dans une des régions les plus pittoresques et les plus grandioses du monde. Il s'étend de la zone basse, étouffante, fiévreuse du Téraï jusqu'aux sommets des pics les plus élevés de l'univers. Il a donc, dans son étroitesse, tous les climats, toutes les végétations, tous les contrastes du monde. En effet, le Népal est la région où les saillies de l'écorce terrestre sont le plus prononcées : entre les points les plus bas et les sommets les plus élevés, la distance verticale dépasse huit kilomètres.

Le Gourisankar ou Tchingopamari porte sa cime à 8.845 mètres. C'est « le mont superbe du Népal de l'est, consacré ou coupe divin, à Siva, le dieu de la force, à Parvatti, la déesse de la beauté ». Dans le groupe des monts où se cachent les sources du Gange, l'Ibi-Gamin, « grande mère des neiges », élève son dôme à 7.781 mètres. C'est la Sibérie assise sur l'Inde. Sur les coupoles neigeuses de ces cimes l'air n'a pas même la moitié du poids de l'atmosphère qui baigne les campagnes inférieures.

Le climat est rigoureux sur les hauteurs ; mais dans la dépression lacustre qui forme la vallée de Katmandou, il est tempéré. D'après G. Le Bon. « en raison de son altitude et des montagnes qui l'abritent, la vallée jouit d'un climat tempéré excellent, et possède une végétation fort belle. La douceur de la température, la beauté des sites, l'aspect pittoresque des cités, font du Népal une des régions les plus séduisantes de l'Inde. On n'y observe pas ces écarts de température, ces alternatives de chaleur, de pluie et de sécheresse qui rendent le séjour des autres pays de l'Inde si pénible aux Européens. L'été n'est pas bien chaud et l'hiver n'est jamais très froid ».

Aussi les rhododendrons, les orchidées, les bégonias s'épanouissent de tous côtés et on peut y voir des roses fleurir en janvier. La capitale Katmandou a une moyenne annuelle de 16°,9 ; celle de l'hiver est de 9°,3, celle du printemps de 17°,1, celle de l'été de 22°,9, celle de l'automne de 18°,2. Les mois extrêmes sont juillet et janvier avec une moyenne de 23°,8 et 7°,9. La ville est sale et ses rues sont des ruelles. Patan, malgré ses 40.000 habitants, tombe en ruine. A Monktinath, à 3.439 mètres d'altitude, sur les pentes des hautes montagnes neigeuses, jaillissent des eaux thermales sulfureuses que les indigènes disent être quelquefois accompagnées de flammes.

XXI. — *Bhoutan.*

Le Bhoutan est situé tout entier sur le versant nord-est de l'Himalaya. Il renferme des pics géants qui dépassent 6.000 et 7.000 mètres. Le climat est rigoureux dans les hautes vallées, tempéré dans le centre, brûlant et malsain dans les vallées basses.

XXII. — *Inde française.*

Pondichéry, qui dépend de la présidence de Madras, est la grande ville française de l'Inde, puisqu'elle compte encore plus de 50.000 habitants. Elle est régulièrement bâtie et tranche par sa propreté sur la plupart des établissements anglo-indiens. La température moyenne pendant la saison sèche, de janvier à octobre, est de 31° à 42° le jour et de 27° à 29° la nuit ; pendant l'hivernage, d'octobre à janvier, elle est de 25° à 30° le jour et de 13° à 20° la nuit. La moyenne de janvier est de 25°,4 et celle de juin de 31°,2.

Karikal a une température analogue à celle de Pondichéry, avec une moyenne d'été de 31° et une moyenne d'hiver de 24°.

Yanaon, dans la province de Golconde, se compose d'une étroite bande de terre chaude, humide et malsaine. La température varie de 20° à 26° de novembre à janvier, de 27° à 36° de février à avril, de 36° à 42° de mai à juin, de 28° à 34° de juillet à octobre.

Sur la côte de Malabar, Mahé, sous sa voûte ininterrompue de palmes, jouit d'un climat sain, à température assez régulière : de 22° à 26° de janvier à avril, de 25° à 30 d'avril à septembre, de 23° à 27° d'octobre à décembre.

Situé dans la province de Bengale, à sept lieues au nord de Calcutta, le territoire français de Chandernagor, encadré d'étangs et de bois, a un climat beaucoup plus frais que celui des pays voisins ; mais la température est variable. C'est ainsi que le thermomètre peut tomber en février jusqu'à 7° ou 8°, s'élever à 43° en mai, et varier entre 22° et 25° d'octobre à mars.

XXIII. — *Inde portugaise.*

Le territoire de Goa est enclavé dans la présidence de Bombay. Tout le littoral est marécageux et malsain. La ville de Goa elle-même est très insalubre et elle se dépeuple de jour en jour,

Daman, également dans la province de Bombay, et Diu, dans une petite île, à l'extrémité méridionale de la péninsule de Goudjerate, sont des misérables bourgades, sales, et d'un séjour peu enviable. Le climat diffère peu de celui des régions environnantes que nous avons étudiées.

XXIV. — *Iles indiennes.*

En dehors de la grande île de Ceylan que nous étudierons dans un chapitre spécial, la mer des Indes ne comprend que deux groupes d'îles : les Laquedives, à 200 kilomètres de la côte de Malabar ; au nord la traînée des îles Maldives et Tchagos, formées de récifs et de rochers stériles.

Le climat des Maldives est très doux et agréable, rafraîchi par les brises océaniques, mais souvent rendu insalubre par les marais et les lagunes.

CHAPITRE XI

Ceylan.

—

1. — *Le climat de Ceylan.*

Ceylan participe du climat marin. Aussi son climat
est plus régulier que celui de la côte de Coromandel ; il
ne présente de changements que deux fois par an, lors
du renversement des moussons. La mousson du nord-
ouest amène quelques légères ondées en novembre et
en décembre, suivies de chaleurs brûlantes ; de janvier
à mars les chaleurs vont en augmentant, en avril elles
deviennent intolérables et s'accompagnent d'une grande
sécheresse.

Dans les parties basses de l'île la température s'élève
à 32° et ne descend guère au-dessous de 26°.

En somme, le climat de Ceylan ressemble à celui de
l'Inde méridionale, mais avec de moindres écarts, grâce
à l'atmosphère marine qui baigne l'île de toutes parts et
aux brises marines qui suivent les mouvements du soleil. Pourtant les chaleurs de l'été y sont encore plus
vives que dans l'Inde méridionale en raison de l'éloigne-

ment des montagnes, de la nature sablonneuse du sol et du voisinage des côtes de Coromandel d'où viennent les vents secs.

Mais si, dans les basses terres, le climat cynghalais est énervant, à partir de mille ou quinze cents mètres d'altitude, dans les montagnes, on trouve le printemps perpétuel.

II. — *Pathologie cynghalaise.*

Comme dans l'Inde, ce sont la malaria, la dysenterie et l'hépatite qui dominent à Ceylan, principalement dans les régions côtières et sur les bords des lagunes.

La lèpre, l'éléphantiasis, le béribéri, le choléra existent à Ceylan.

De plus, l'île est infestée de sangsues terrestres, de moustiques et de mouches à dard. Excepté sur la côte et dans les hautes régions des montagnes, les sangsues sont répandues partout, sur les bords des fleuves, dans les jungles marécageuses. dans tous les fourés et les bois. Elles mettent en sang les jambes des voyageurs qui ne sont pas solidement guêtrés. Enfin il est des hôtes plus dangereux : les scorpions et les mille-pieds qui sont également très communs.

III. — *Les villes.*

Colombo, la capitale de l'île, a une température moyenne annuelle de 26°,8. La température moyenne de l'hiver est de 26°,1, celle du printemps de 28°,5, celle de l'été de 27°, celle de l'automne de 26°,2.

Les Anglais habitent en général hors de la ville, soit

dans le délicieux faubourg de Calpetty, soit à l'abri des cocotiers qui dominent la côte, ou bien dans les plantations de cinnamome.

« Kandy occupe, à 518 mètres d'altitude, une situation charmante au bord d'un petit lac entouré d'allées ombreuses, dans une péninsule formée par un méandre de la Mahavelli-Ganga. Des collines aux pentes douces, parsemées de villas, développent leur amphithéâtre autour du lac, et par de là cette première rangée apparaissent au loin les sommets bleuâtres des montagnes ». (E. Reclus). J'y ai trouvé le printemps en janvier.

La température moyenne de l'année à Kandy est de 22°,7.

A Péradénia, près Kandy, la température moyenne de l'hiver est de 23°,7, celle du printemps de 25°,4, celle de l'été de 24°,4, celle de l'automne de 24°. On ne saurait rêver température plus uniforme.

Nouvara-Ellia, « la royale cité de lumière », à 1.900 mètres d'altitude, est aujourd'hui le principal sanatorium de l'île ; hôtels, villages et châlets se multiplient sur cette montagne boisée où le climat est délicieux et le printemps perpétuel.

Pointe-de-Galle a une température moyenne annuelle de 27°.

Djaffnapatam, « la ville du joueur de lyre », se cache dans une forêt de cocotiers et de palmiers.

Trincomali, le meilleur port de l'île, a une température moyenne annuelle de 27°,4 ; la température moyenne de l'hiver est de 25°,3, celle du printemps de 26°,6, celle de l'été de 27°, celle de l'automne 26°,2.

CHAPITRE XII

La Birmanie.

—

I. — *Le climat birman.*

La Birmanie a un climat humide, chaud et uniforme, car les mois extrêmes ne diffèrent que de 6 à 8 degrés. La moyenne annuelle de la température oscille entre 25° et 27°. Le mois de janvier peut descendre à 20° ; les mois de juin, mai et avril qui sont les plus chauds peuvent avoir une température de 30°. En hiver, la température est aux environs de 21° à 22°, en été, entre 27° et 28°, le printemps étant presque toujours plus chaud que l'automne.

En somme, la Birmanie est située dans la zone tropicale ; elle a les deux saisons tropicales : la saison sèche et l'hivernage avec les pluies chaudes et torrentielles qui alimentent l'énorme débit de ses fleuves. Mais, pays de plateaux et de montagnes élevées, elle offre aussi des régions tempérées et même froides, comme les hautes vallées qui sont sur la frontière chinoise.

II. — *Pathologie birmane.*

La malaria, la dysenterie et l'hépatite tiennent le premier rang dans la pathologique birmane. Le choléra est endémique comme dans l'Inde.

Il y a actuellement plus de trente mille lépreux en Birmanie et presque tous sont sans asile. On en rencontre partout, sur les chemins, dans les rues des villages, aux portes des pagodes, au milieu des marchés, pleurant, se lamentant, tendant vers les passants des bras éplorés.

Ils sont particulièrement nombreux dans la Birmanie septentrionale, mais on en rencontre aussi dans la Birmanie méridionale, dans tous les environs de Rangoun et à Rangoun même.

Il y a seulement quelques années, personne ne se préoccupait de ces malheureux, pas plus le gouvernement anglais que le gouvernement birman. C'est aux prêtres des missions étrangères françaises que revient l'honneur d'avoir tenté quelque chose pour leur soulagement et empêcher la propagation de la lèpre. La léproserie de Mandalay est très bien aménagée et contenait, lors de ma visite, plus de deux cents lépreux. Celle de Rangoun, construite en bois de teck et en bambou, est également très propre et presque élégante.

III. — *L'isthme de Kra.*

L'isthme de Kra qui soude la Birmanie à la péninsule malaise a un climat brûlant, malsain dans les terrains bas et les vallées forestières où la fièvre, les bronchites et la dysenterie sont redoutables ; il est salubre,

au contraire, dans les montagnes du nord et du
centre.

IV. — *Les îles birmanes.*

Un certain nombre de groupes insulaires importants
dépendent de la Birmanie.

D'abord les îles Nicobar qui sont des plus insalubres.
Dans les forêts et les jungles les rayons du soleil ne pénètrent jamais à travers les massifs. Aussi la malaria
exerce de terribles ravages sur les Européens qui osent
s'y hasarder. De plus, les rats, les serpents, les scorpions,
les fourmis blanches y pullulent.

Les îles Andaman ne sont guère mieux partagées au
point de vue du climat. On a dû abandonner Port-Corn-
wallis en raison de son insalubrité. Les Anglais se sont
transportés à Port–Blair, sur une des plus vastes rades
du monde. Ils y ont établi un immense pénitencier qui
renferme environ 12.000 condamnés.

L'île de Ramri renferme plus de trente volcans de
boue. Pourtant sa principale ville, Ramri, compte près
de dix mille habitants.

L'archipel de Mergui est composé de plus de deux
cents îles ou îlots, couverts de broussailles impénétrables, repaire de tigres, de serpents et de rhinocéros.

V. — *Birmanie méridionale.*

La grande ville de la Birmanie méridionale ou brita-
nique est Rangoun, sur la rive droite du Hlaing, bras
de l'Irraouaddi. Elle s'étale largement au pied de la

pente verdoyante qui porte à son sommet la pagode Shive-Dagooun dont le dôme éblouissant d'or émerge au-dessus des arbres. La partie de la ville qui s'étend le long du fleuve est plutôt moderne : les rues, tirées au cordeau, sont larges, rectilignes, plantées d'arbres. Les habitations des Européens sont spacieusement disséminées le long de larges avenues, entourées de jardins où fleurissent à profusion les hibiscus. Un parc magnifique est aux portes de la ville et constitue avec son lac, ses pelouses, ses arbres splendides, ses fleurs éclatantes, un lieu de promenade d'une incomparable beauté.

La moyenne annuelle de la température y est de 26°,3 ; la moyenne de l'hiver est de 24°,2, celle du printemps de 27°,1, celle de l'été de 26°,7, celle de l'automne de 27°,2. Les mois extrèmes sont janvier avec une moyenne de 23°,1 et avril avec une moyenne de 28°,2.

Dalhousie, grâce à la salubrité de son climat, est recherchée par les Anglais comme un lieu de villégiature.

La seconde grande ville de la région est Moulmeïn, sur la rive gauche de la Salouen, en face de l'île Belon. Son climat est sensiblement le même que celui de Rangoun.

VI. — *Haute Birmanie.*

La grande ville de la haute Birmanie est Mandalay qui compte 100.000 habitants et qui est une ville relativement saine. Je l'ai vue en janvier sous un soleil éclatant ; les nuits étaient alors délicieusement fraîches. Elle s'étale largement dans une plaine encadrée par le fleuve qui coule à quatre kilomètres à l'ouest et par une suite de montagnes peu élevées au sud et à l'est. Les rues sont larges, droites, et leur ensemble occupe un espace considérable : plus de quarante kilomètres carrés.

Ava, « la ville des pierres précieuses », Amara-poura, « la ville de l'immortalité », ne sont plus que des ruines. « Les vaches broutent l'herbe entre les pierres descellées et descendent les escaliers royaux pour s'abreuver au flot rapide qui baigne les marches inégales ».

CHAPITRE XIII

Le Siam.

—

I. — *Climatologie générale.*

Le dessin général du relief étant le même au Siam qu'en Birmanie, le climat des deux pays est à peu près le même.

La mousson du sud-ouest débute en avril et se prolonge jusqu'en novembre où elle fait place à celle du nord-est. Les pluies commencent en avril et augmentent en juillet où l'on a tous les jours de violents orages; à la fin de la mousson du sud-ouest commence la saison sèche qui est divisée en deux périodes, la chaude, de novembre à février, et la froide aux mois de mars et avril. Pendant cette dernière les nuits sont très fraîches. C'est le na-nao ou saison froide; la température descend la nuit à + 12° pour remonter le jour à + 30. « Les Siamois, peu habitués au froid, tremblent, font claquer leurs dents noircies par le bétel, se drapent dans le phaphuë et allument dans les cours et sur les rivages de grands feux autour desquels ils s'accroupissent comme des Bohémiens au bivouac ».

Pendant le na-leng ou saison chaude, le thermomètre monte à 30° et 35°.

II. — *Pathologie siamoise.*

D'après Ch. Rasch, parmi les maladies les plus fréquentes au Siam, il faut citer : la pierre due à la présence du distoma hœmatobium dans les rivières, le goître, la furonculose, l'hydrocèle liée à la filiarose. Le rachitisme, le scorbut, le carcinome sont, au contraire, très rares.

Le Siam serait-il la terre de prédilection des monstruosités? Ehlers parle d'un hermaphrodisme endémique, et la patrie des frères siamois fut aussi celle de l'homme-singe exhibé en Australie.

Les Européens vivant au Siam ont surtout à redouter la dysenterie et la malaria, particulièrement en avril, mai et août.

III. — *Bang-Kok.*

La capitale du Siam, Bang-Kok, compte plus d'un demi million d'habitants. On l'appelle la Venise de l'Asie, car elle est entièrement bâtie sur pilotis et sur flotteurs. Les canaux forment les voies transversales qui, presque toutes, viennent aboutir à la grande artère, le fleuve Më-nam, la « mère des cœurs ».

« Si Bang-Kok est privée de ces belles rues qui font l'orgueil de nos cités européennes, qu'elle ne se plaigne pas, car l'aspect de la Më-nam est grandiose et pittoresque à la fois ; c'est un coup d'œil qui a le mérite de l'originalité et ne ressemble à rien au monde. Sur une longueur d'environ trois lieues et sur une courbe insensible à cause de son étendue, ressemblant à un immense fer à cheval, on aperçoit deux rangées de maisons flottantes où se fait presque tout le commerce de la ville ». (S. Chevillard).

A Bang-Kok la température moyenne annuelle est de 27°,3, la moyenne de l'hiver et de 25°,8, celle du printemps de 28°,8, celle de l'été de 27°,9, celle de l'automne de 27°,2. Le mois d'avril est le plus chaud de l'année avec 29°,1, et janvier le plus froid avec 25°,4. Les extrêmes de température constatés ont été de 12° et 36°,25.

CHAPITRE XIV

La Péninsule Malaise.

—

I. — *Climatologie générale.*

Le climat est brûlant, humide et malsain sur les côtes qui sont basses et marécageuses ; sur les hauteurs où la température varie entre 20° et 30°, il est plus salubre. Il y pleut souvent quelle que soit l'époque de l'année.

Les moussons soufflent alternativement du nord-ouest et du sud-ouest et entretiennent une humidité constante. Aussi la presqu'île est presque en tout temps enveloppée de vapeurs.

II. — *Etablissements du détroit.*

(*Straits Settlements*).

C'est d'abord la grande île de Singapour, dont la capitale, Singapour, compte près de 200.000 habitants. Son climat est suffisamment salubre pour les Européens et si égal qu'il ne subit que deux degrés de différence

entre la moyenne du mois le plus chaud et la moyenne
du mois le plus froid. En effet, la température moyenne
annuelle y est de 27° ; la moyenne de l'hiver est de
26°,2, celle du printemps de 27°,2, celle de l'été de 27°,4,
celle de l'automne de 26°,9. Les mois extrêmes sont
juillet avec une température moyenne de 27°,6 et janvier avec une température moyenne de 25°7.

Poulo-Pinang, « l'île des Aréquiers », est appréciée
par les anglais comme sanatorium. Sur la montagne
boisée qui s'étend dans la partie septentrionale de l'île
et s'élève à 830 mètres d'altitude, on respire un air pur
et suffisamment rafraîchi.

La province de Wellesley qui s'étend en une longue
et étroite zone côtière en face de Pinang, est basse et
malsaine.

La province de Malacca, plate sur la côte, montueuse à
l'intérieur, devient plus salubre à mesure que l'altitude
augmente. La capitale, Malacca, n'est plus qu'une ville
déchue.

III. — *États protégés.*

Le Pérak, avec ses forêts épaisses, est un pays d'une
prodigieuse fertilité. Son climat est celui de la penin-
sule en général. Les marigots et les détroits sont infestés
de rhinocéros, de crocodiles, de serpents. Dans les forêts
on a à redouter les petites sangsues terrestres. « Elles
sont excessivement minces, filiformes, et ont de deux à
trois centimètres de long, mais, en raison de leur té-
nuité, elles pénètrent plus facilement sous les vêtements
et souvent passent tout simplement à travers l'étoffe.
Lorsqu'elles sont gorgées de sang, elles deviennent aussi
grosses que nos sangsues ordinaires ; la blessure qu'elles

font s'envenime facilement et est souvent très longue à guérir. Ces sangsues des bois doivent avoir des sens de perception très développés, car, au moindre bruit ou à l'approche d'un être quelconque, on les voit se mettre en mouvement et se placer en observation sur les herbes ou les feuilles basse des arbrisseaux. » (E. de La Croix).

La capitale Kouala-Kangsa s'élève dans la plaine au fond de la longue bande d'alluvions plates qui s'étendent au nord entre la mer et la première chaîne de montagnes. La ville est bien bâtie avec de larges rues bordées d'arbres et de maisons en briques.

IV. — *Etats indépendants.*

Ces états qui comprennent le Pahang, le Djohore, le Negri-Sembilan, n'ont pas encore fait l'objet d'observations climatériques et médicales sérieuses.

CHAPITRE XV

L'Indo-Chine française

—

I. — *Climatologie générale.*

Une aussi grande étendue de territoires ne saurait avoir l'uniformité de climat qu'on est habitué à rencontrer dans nos pays tempérés d'Europe. En effet, couvrant plus de 15° de longitude, comprenant des plaines basses, des plateaux, des montagnes élevées et des forêts, l'Indo-Chine offre, selon les altitudes et la nature du sol, les variations les plus marquées de température. Si l'on voulait cependant donner une indication générale, on pourrait dire qu'il y fait très chaud et très humide, dans le sud spécialement. L'année se divise en deux parties : la saison sèche et la saison pluvieuse. Dans le nord il y a deux saisons intermédiaires qui n'existent pas dans le nord.

Dans la région méridionale (Cochinchine et Cambodge) pendant la saison sèche, du 15 octobre au 15 avril, la pluie est rare et la brise de mer rafraîchit le littoral ; la température oscille entre 20° et 30°. Pendant la saison pluvieuse, d'octobre à avril, la température surtout redoutable en avril et en mai se maintient entre 30° et 34°. Au Cambodge, où ne souffle pas la brise de mer, la chaleur est alors intolérable.

Dans l'Annam central, les pluies tombent surtout de septembre à décembre ; elles sont irrégulières dans les autres mois. Les mois les plus chauds sont juin, juillet, août et septembre, puis la température se maintient alors entre 28° et 34°. Toutefois les brises de mer tempèrent la nuit la chaleur du jour.

Au Tong-King, l'été va d'avril à octobre et l'hiver d'octobre à mars. De mai à fin septembre, c'est un pays tropical, très pluvieux. En juin, la température est de 37° pendant le jour, de 35° à 36° pendant la nuit.

II. — *Pathologie.*

Trois maladies caractérisent la pathologie indo-chinoise : la malaria, la dysenterie et l'ulcère de la Cochinchine. Cette dernière affection frappe surtout les Annamites, mais les Européens n'en sont pas entièrement exempts. Elle débute ordinairement par une piqûre de mouche ou une pustule d'ecthyma qui devient le point de départ d'une ulcération qui devient pulpeuse et grisâtre ; celle-ci s'étend en surface et en profondeur, atteignant jusqu'aux os. L'aspect de la plaie a la plus grande ressemblance avec celui de la pourriture d'hôpital. L'humidité, la chaleur et la malpropreté favorisent son développement.

Les entozoaires sont très fréquents chez les indigènes.

Le choléra fait de fréquentes apparitions.

L'endémie lépreuse sévit dans toutes les parties de l'Indo-Chine française. Elle se cantonne de préférence dans les régions surpeuplées qui avoisinent l'estuaire des grands fleuves. Elle occupe deux foyers principaux : le méridional couvre toute la superfice de la Cochinchine, terrain d'alluvion sillonné par les bras multiples du Bas-Mékong et de la rivière de Saïgon ; le foyer septentrional ou tonkinois a pour limites le delta du fleuve Rouge.

Le long de la côte d'Annam, sur l'étroite bande fertile comprise entre la ligne de partage des eaux et le littoral, la population est nombreuse et la lèpre très commune. Ce foyer accessoire, de forme rubannée, établit la continuité entre le foyer du nord et le foyer du sud.

Le Cambodge, région basse et marécageuse, en majeure partie couverte de forêt, est fort peu peuplé. Les marges de cultures ne dépassent guère les rives du Mékong et de ses affluents. Si l'on excepte les centres importants, la lèpre y fait beaucoup moins de victimes que dans la Cochinchine, l'Annam et le Tonkin.

Dans le Laos français, où 800.000 hommes tout au plus sont disséminés sur un immense territoire, la lèpre ne forme que des îlots insignifiants.

Les moustiques et les scorpions pullulent dans presque toutes les régions et ils ne comptent pas parmi les moindres inconvénients du pays. Ils mettent les habitants, et surtout les Européens, à la torture.

Les montagnes de l'Indo-Chine où l'on avait d'abord songé à établir des stations de convalescents, sont plus insalubres que les régions maritimes, bien cultivées, épurées et rafraîchies par les brises de la mer. L'insalubrité des montagnes est surtout due à l'accumulation des détritus animaux et végétaux, résultat de la densité excessive de la végétation. « Dans les grands bois sauvages et déserts qui couvrent la chaîne annamiti, on est tantôt enveloppé de vapeurs chaudes et amollissantes, tantôt pénétré d'une humidité si fraîche qu'elle donne le frisson ; en même temps on est en quelque sorte grisé par les odeurs âcres qui se dégagent du sol, des feuilles mortes, des innombrables herbes, arbustes ou arbres, au milieu desquels serpentent les étroits sentiers des indigènes ou les tracés des éléphants. » (De Lanessan).

III. — *Cochinchine.*

La Cochinchine qui se trouve comprise dans la zone tropicale est un pays de chaleurs. A Saïgon, le thermomètre descend rarement plus bas que + 18° ou + 17°. Les oscillations thermométriques sont peu étendues sur le littoral, mais plus prononcées dans l'intérieur. L'année se divise en deux saisons : celle des pluies et celles des sécheresses, mais l'air est toujours humide.

Les moussons règnent du 15 octobre au 15 avril du nord-est, et du sud-est pendant le reste de l'année. Pendant la mousson du nord-est il ne tombe pour ainsi dire pas une goutte d'eau. C'est ce qu'on appelle la saison sèche. Pendant l'autre mousson, au contraire, les pluies tombent régulièrement chaque jour. Tous les soirs se forment des amas de nuages où mugit la foudre et d'où s'abattent des torrents de pluie, mêlés parfois d'un peu de grêle. « Le ciel tombe », disent alors les indigènes ; l'averse est tellement abondante et continue qu'on dirait « une mer s'écoulant des espaces aériens à travers un crible immense ».

La période qui s'écoule entre le 15 avril et le 15 juin est la plus mauvaise de l'année : le thermomètre monte souvent jusqu'à 34° et ne descend pas au-dessous de 30°, même pendant la nuit. En général, et dans les années ordinaires, les orages qui précèdent la saison des pluies s'établissent au mois de mai, et la pluie qui vient après rafraîchit l'atmosphère. Les pluies tombent alors régulièrement jusqu'à la fin de juillet, où elles cessent ordinairement pendant quelques jours ; c'est ce qu'on appelle la petite saison sèche : elles recommencent à tomber en août et le mois de septembre est le plus pluvieux de l'année. En octobre, elles diminuent progressivement ; elles cessent tout à fait à la fin de novembre ; les orages sont moins violents. A la fin de novembre, la température baisse sensiblement, la chaleur est supportable, le thermomètre descend parfois à 19° le matin pendant le mois de décembre ou au commencement de janvier.

Le climat de la basse Cochinchine, à la fois chaud est humide, est éminemment dangereux pour les Européens qui ont à redouter : la lèpre, les ulcères annamites, la diarrhée de Cochinchine, la malaria. En général, ils ne peuvent y séjourner plus de deux années consécutives sans danger.

La ville principale de la Cochinchine est Saïgon qui, avec sa banlieue, compte près de 100.000 habitants.

Le climat de Saïgon est chaud et humide et par conséquent très insalubre. La ville est entourée de flaques marécageuses qui sont recouvertes à marées hautes et découvertes à marées basses. Ce sont des terrains formés de boue humide et par conséquent des foyers d'intoxication palustre. Pourtant le gouvernement français a comblé une partie des marais, assaini et consolidé le sol, ouvert de larges rues et des boulevards là où autrefois les moustiques pullulaient au-dessus des marécages.

La seconde grande ville est Cholon qui participe du climat de Saïgon, dont elle peut être considérée comme un faubourg.

Le promontoire montueux du cap Saint-Jacques, à quelques kilomètres de Saïgon, a été transformé en une station balnéaire où les fonctionnaires viennent se remettre.

IV. — *Cambodge*

Le climat du Cambodge a beaucoup d'analogies avec celui de la Cochinchine. Le thermomètre, pendant l'été, ne dépasse pas 40° et descend souvent à 20°. La température est assez uniforme pendant neuf mois de l'année, de février à novembre. La saison sèche commence en novembre et finit en mai ; la période des pluies commence en mai ; les orages sont fréquents pendant cette saison.

En somme, ce climat est plus facilement supporté par l'Européen que celui de la Cochinchine ; les maladies y sont moins fréquentes, mais à la condition, bien entendu, que les règles de l'hygiène y soient scrupuleusement observées.

La capitale, Pnom-Penh, malgré ses 45.000 habitants, n'est qu'une ville de paillottes, entourée de jardins bien entretenus.

Kompong-Chuang, bâtie sur les eaux, est une véritable île flottante, changeant tous les jours de position, s'éloignant ou se rapprochant de la terre ferme et des montagnes.

V. — *Annam.*

L'Annam n'est pas malsain pour les Européens. L'été est chaud, avec une moyenne de + 35° ; mais, l'hiver, malgré les pluies désagréables et persistantes

(septembre à décembre) répare les mauvais effets de
l'été. Le passage de la saison sèche à la saison humide
est particulièrement dangereux ; la dysenterie est à
craindre.

Les hautes régions et les parties basses sont peut-être
moins saines, principalement pour les Européens, mais
la zone intermédiaire qui est la plus riche et la plus peuplée, est très habitable.

Les mois les plus chauds sont juin, juillet et août,
pendant lesquels la température monte souvent à 36°.
Les nuits sont pénibles.

Outre la dysenterie, la malaria est à redouter, principalement aux bords des marécages et les fleuves.
Ainsi, sur les bords du Mé-Kong « mille pygmées
guettent l'homme à tous les coins des sentiers, plus redoutables que le tigre ou la panthère : les fourmis à la
piqûre brûlante, les sangsues minces et agiles qui s'élancent des feuilles mortes ou dégringolent des rameaux
humides, les moustiques, dont le bruissement ne laisse
aucun repos à l'oreille, dont l'aiguillon barbelé torture
la peau, empoisonne le sang et chasse le sommeil, et,
dans le silence des grandes forêts vierges, les menaces
qu'adressent aux voyageurs les odeurs âcres et grisantes
d'un sol où pourrissent sous les herbes et les fleurs
rieuses, d'innombrables cadavres d'animaux et de
plantes ». (De Lanessan).

La capitale, Hué, qui compte environ 30.000 habitants, est une des villes les plus ravissantes qu'on puisse
voir. Mais elle est aussi dangereuse que malsaine. « Hué,
écrit J. Chailley, est le fléau du travail ; la chaleur en
mai est intolérable. La rivière est chaude, nuit et jour,
à 30°. C'est elle qui fournit l'eau qu'on boit. Vous la
rafraîchissez artificiellement ; jouissez bien de votre
jouissance au moins, car elle vous coûtera vraisembla-

blement quelque indisposition. Vous êtes en mauresque, dans ce costume de soirée qu'on adopte ici l'après-dîner, veste et pantalon flottants ; vous aurez, dans votre maison convenablement orientée, les deux portes ouvertes qui vous donneront un délicieux courant d'air : roulez-vous bien vite dans la flanelle, ou vous payerez cher cette volupté d'une minute. Et tout est à l'avenant. La nature ou l'industrie de l'homme vous prodiguent des biens de toutes sortes : la raison vous défend d'en profiter.

« Et cependant Hué est si belle qu'on tenterait volontiers d'y vivre contre fièvre et marais, si l'on avait en même temps les moyens de lutter. Il n'est pas de régions éternellement insalubres. Pas un pays civilisé qui n'ait été anxieusement la proie des fièvres et autres fléaux. Défrichez quelques montagnes, captez les sources, desséchez et comblez ces marais, assainissez les demeures, et là, comme ailleurs, vous aurez un jour un pays habitable ; et la nature, quittant cette allure de marâtre, qui prend plaisir à nos peines et nous envie nos joies, sera ce qu'elle est partout, l'alma mater, auteur de tous biens, source de toutes jouissances ».

Nha-Trang est une petite station maritime où les ardeurs du soleil sont tempérées par une brise de mer toujours fraîche. La plage, très belle, est abritée par de nombreuses petites îles rocheuses dont les arêtes vives se dessinent élégamment sur le ciel bleu. Du côté opposé à la mer, une chaîne de montagnes forme une immense crique qui domine et enveloppe le village indigène et les constructions européennes. Sur ces hauteurs, l'air est sain et vif. On a vu le thermomètre descendre au-dessous de zéro et de la neige tomber.

VI. — *Tong-King.*

Le Tong-King, malgré sa situation dans la zone tropicale, possède les saisons bien marquées des zones tempérées, c'est-à-dire un hiver et un été avec les périodes transitoires de l'automne et du printemps. L'hiver commence en novembre et dure cinq mois. Très humide, surtout les deux derniers mois, il est cependant réconfortant pour l'Européen à qui il offre une température moyenne de 19° environ, avec des nuits fraîches, et un minimum de 6°. Le printemps est court et dure le mois d'avril. A partir de mai, il fait une chaleur accablante, variant de 28° à 40°, légèrement atténuée par les pluies fréquentes de juillet et d'août, et qui ne prend fin qu'en octobre où se dessine une brève saison qui rappelle l'automne.

En somme la température, au Tong-King, varie de 5° à 15° en hiver, et de 28° à 40° en été.

« Tout l'été, l'exercice physique est impossible, le travail intellectuel difficile. On est assoupi, accablé par les chaleurs humides, inondé d'une sueur que nulle évaporation ne diminue. Le panka est nécessaire ; on ne goûte quelque repos qu'à l'aide des ablutions fraîches souvent répétées. Il ne faut pas sortir, si ce n'est de cinq à sept heures du soir ou dans les premières heures de la matinée.

« Pendant la première quinzaine d'août, la température est encore très élevée. A la fin du mois, les matinées sont relativement fraîches et les nuits supportables.

« En général, dans le courant de septembre, un coup de vent tournant annonce la fin de la saison chaude. Les matinées, dès lors, se rafraîchissent d'un degré, différence minime sans doute, mais agréablement appréciée par celui qui vient de supporter les ardeurs de l'été.

« En octobre, le nord et le nord-est donnent de véritables journées d'automne, température tonique, ciel ensoleillé, d'un bleu sévère, montagnes d'un violet foncé ; l'intelligence assoupie depuis cinq mois, se réveille ; on peut s'adonner avec plaisir à quelques travaux. Aux derniers jours de mai, il est possible de reprendre les travaux physiques interrompus par l'été.

« Dès novembre, l'hiver se dessine ; on chasse, on monte à cheval et l'on fait de longues courses ; la température baisse jusqu'au 16° ; un beau soleil réjouit les yeux. Les averses ont fait leur temps ; ce qui caractérise ce mois c'est la sécheresse ; il n'y a plus, en effet, que des pluies fines et des brumes qui flottent à mi-hauteur des collines. Comme les vents du nord et du nord-est dominent en décembre et les jours toniques avec eux, l'économie reprend sa vigueur et l'estomac son appétit d'Europe. Vers le milieu du mois, par 14°, on commence à voir son haleine, surprise agréable en pays tropical. On peut alors aller à la chasse et courir la campagne au beau milieu du jour. Vers la fin du mois, par des journées de ciel couvert et de pluies fines, on voit la température descendre à 10° et l'on fait volontiers du feu dans les appartements.

« Janvier est le mois le plus froid de l'année. On allume son feu presque tous les jours ; les vêtements de drap sont nécessaires, car, au milieu des jours froids, les vents du sud se montrent rares. Ils soufflent cependant quelquefois, et il se produit alors des écarts très étendus de température contre lesquels il importe de se prémunir.

« Février est caractérisé par une brume constante et

une humidité pénétrante. L'eau suinte sur les murs des appartements ; du jour au lendemain les chaussures et tous les objets de cuir se couvrent de moississure.

« En mars, la température ne varie plus d'une heure à l'autre comme en février, mais donne deux séries froides de cinq à six jours intercalées dans des jours relativement chauds. Le soleil commence à reparaître à certains jours du mois. Un exercice un peu violent devient pénible et amène la sueur.

« Le mois d'avril est aussi très humide, et la chaleur s'annonce déjà, bien que le soleil paraisse peu souvent. Au commencement du mois on peut sortir encore pendant les heures méridiennes ; mais, à la fin, les journées deviennent étouffantes, et l'on reporte la promenade aux heures qui précèdent le coucher du soleil. A partir du 25, le vent du sud-est est parfaitement établi et l'on retombe dans les brûlantes monotonies tropicales.

« En résumé, l'Européen trouvera au Tong-King : 1° cinq mois bons, de novembre à fin mars ; 2° cinq mois mauvais, de mai à fin septembre ; 3° deux mois passables, avril et octobre » (Rey).

La malaria est à redouter au Tong-King, mais la théorie qui attribue aux marais l'étiologie de la fièvre paludéenne, y reçoit, d'après le D' Robert, une énergique démenti. « Le delta, dit-il, n'est, au sens géographique du mot, qu'un immense marais, c'est-à-dire une plaine alternativement inondée et desséchée. Le haut Tong-King, au contraire, présente une configuration très tourmentée, avec de hautes montagnes couvertes de bois impénétrables. Or, le delta est relativement sain, tandis que la région montagneuse est infestée au maximum par la malaria. La raison en est connue. Les vastes plaines du delta ont bien en effet l'aspect d'un marécage, mais elles sont admirablement cultivées. Cette culture intense absorbe à son bénéfice la plus grande quantité des matières organiques qui, livrées à elles-mêmes, constitueraient une puissante source d'infection. Les hautes régions, à peu près désertes et incultes, n'offrent que d'épaisses forêts, où une excessive abondance de détritus végétaux fournit, sous l'influence du soleil et de l'humidité distribuées largement, les éléments exclusivement profitables aux organismes telluriques inférieurs d'une vie extrêmement active. Le nom de fièvre des bois a été alors substitué justement à l'étiquette fièvre paludéenne, mais les deux appellations désignent une seule et unique intoxication ». Aussi, au Tong-King, il ne faut jamais boire d'eau sans l'avoir fait bouillir ou encore la filtrer au charbon et au sable. Pendant quelques mois de l'année, elle est si trouble partout qu'il faut la battre avec de l'alun pour la rendre potable. Elle devient ainsi légèrement laxative mais peu dangereuse.

Hanoï, la capitale, devient une ville agréable, avec presque toutes les ressources d'une cité européenne. De jour en jour les marais se comblent et sur leur emplacement s'élèvent des constructions européennes, sinon bien appropriées au climat, du moins agréables à la vue.

Haïphong est également surgie comme par enchantement des marais.

VII. — *Laos.*

Le Laos passe pour avoir un climat très sain. La température varie entre 5° et 35°. Il existe deux saisons régulières coïncidant avec les moussons : la saison sèche et la saison des pluies. La saison sèche commence vers le milieu d'octobre ; la température ne dépasse guère 25° à 26° ; les nuits sont fraîches et agréables. A la fin du mois d'avril commence la saison des pluies. Le thermomètre monte alors jusqu'à 35° ; la chaleur est suffocante ; les nuits sont insupportables par suite de l'absence complète de toute brise. A partir du milieu de mai, des pluies très abondantes commencent à tomber, elles redoublent au mois de juillet et d'août, puis décroissent régulièrement au commencement de septembre et finissent en octobre.

La capitale, Luang-Prabang, est bâtie au pied de collines pittoresques et compte plus de 10.000 habitants.

VIII. — *Yun-Nan*.

Le climat du Yun-Nan est tout à fait spécial. Le nom de la province signifie qu'elle se trouve au sud du rideau de nuages qui couvre, pendant l'hiver, la partie centrale du Se-Tchouan. Le même temps couvert règne pendant cinq ou six mois d'hiver dans les régions basses du haut Tong-King. On traverse ce rideau de nuages dès qu'on s'élève à 1.000 mètres d'altitude, soit dans le haut Tong-King, soit pour monter au Yun-Nan ; pendant que le soleil disparaît pour les régions inférieures, il brille, au contraire, continuellement sur les plateaux élevés. On y voit à peine quelques nuages isolés qui disparaissent rapidement. Tous les jours s'élève, vers huit heures du matin, un vent tiède et sec du sud-ouest ; son intensité augmente jusque vers deux heures de l'après-midi ; elle devient alors souvent tout à fait exceptionnelle et s'accompagne parfois d'un transport d'une poussière jaune excessivement fine dont la teinte remplit toute l'atmosphère. Le vent diminue vers le soir et laisse le ciel s'éclaircir. En février, il dure souvent jusqu'au milieu de la nuit. Ainsi, au point de vue de la température, pendant huit mois de l'année, le climat du Yun-Nan ne peut se comparer qu'à celui des bords de la Méditerranée, mais avec un air à la fois tiède et complètement sec. A 2.000 mètres, on observe à peine le matin quelques traces de gelée blanche.

A partir du 25 mai commence la saison des pluies. Elles se propagent depuis les côtes jusqu'au Yun-Nan, où elles ne s'établissent franchement qu'un mois plus tard. Les orages torrentiels des régions tropicales ravinent alors les plateaux des terres rouges et les flancs des collines calcaires.

CHAPITRE XVI

La Chine.

—

I. — Situation géographique et climatologique.

« La Chine, adossée à de hautes montagnes qui lui versent à profusion des rivières superbes, développe 800 lieues de côtes sur l'Océan Pacifique dont elle aspire par tous ses pores les fécondantes vapeurs. Protégée des vents du Grand Plateau par les innombrables aspérités de ses monts, elle est baignée vers son milieu d'une voluptueuse atmosphère ; elle est fraîche et même froide au nord, mais sans excès, tiède au sud, mais non torride ; elle réunit ainsi tous les climats intermédiaires entre le trop chaud et le trop froid, et, par une conséquence toute naturelle, elle nourrit toutes les plantes correspondantes, puisque la végétation est la fille des forces du sol et des puissances de l'air. Les chinois ont calomnié leur patrie quand ils l'ont appelée l'empire des fleurs ; ils n'ont dit que la moitié de la vérité : c'est aussi l'empire des fruits. » (O. Reclus).

II. — *Mongolie.*

En Mongolie, la sécheresse est extrême, la température est sujette à des variations énormes d'une saison à l'autre et même d'un jour et d'une heure à l'autre. Les versants du nord et du nord-ouest, soumis aux courants glacés qui soufflent du pôle en hiver, sont glacés et sans humidité ; en été dominent sur les plateaux les vents chauds du sud et du sud-est.

Les nuits sont fraîches en été ; en hiver, les voyageurs portent des masques de feutre pour empêcher la peau de se fendre.

A Ourga la température varie, de l'extrême chaud à l'extrême froid, de $+ 34°$ à $— 48°,2$; à Si-van-tsé de $+ 32°,8$ à $— 31°,5$; à Ouliassoutaï de $+ 33°$ à $— 47°,3$. On a ainsi des écarts de température qui dépassent 80°. Dans le désert de Gobi ou Chamo, l'été la chaleur est tropicale ; en hiver, au contraire, la température s'abaisse au point d'atteindre le froid des contrées polaires. Le Gobi appartient à la Sibérie par ses froidures ; par ses chaleurs il ressemble aux Indes. Un intervalle d'une demi-journée suffit pour que le thermomètre monte en décembre de quarante degrés.

« Le désert mongol, même en été, écrit A. Ular, ne ressemble guère à celui d'Afrique. La chaleur est plus brûlante, mais n'accable point ; le vent plus aigu, mais moins étouffant. Le sol, constellé au printemps, par ci et par là, de rares graminées aussitôt jaunies, est, dans la plaine, dur et uni ; il luit en véritable terre-cuite. Seules les pentes des interminables rangées de collines qui sillonnent ce fonds d'une mer antédiluvienne, forment d'affreuses barrières sablonneuses, qui,

de leur blancheur aveuglante, font détourner déjà à distance la tête de ceux qui approchent. Le ciel, immense
miroir parabolique, transparent et bleuâtre comme de
l'or étendu à l'extrême, semble faire rejaillir sur la terre
la splendeur rieuse de l'astre. C'est comme si le soleil,
placé au foyer du miroir céleste, envoyait par pitié de la
terre tous ses rayons vers ce ciel scintillant qui les ren-
voie vers le sol, tout aussi forts, mais dispersés. »

Le désert d'Alà-Chan qui en réalité fait partie du Gobi, présente les mêmes alternatives de froidure et de chaleur. En été, alors que le soleil darde ses plus chauds
rayons, « pas un arbre, pas un arbuste ne vous offre un
ombrage protecteur, ne fut-ce que pour quelques minutes. Aucun souffle ne vient rafraîchir le front du
voyageur. L'inexorable soleil brûle jusqu'à son déclin ;
le sol, fortement échauffé, vous rend cette chaleur jusqu'au matin suivant, et alors apparait le disque rouge
sang de l'astre du jour qui brûle de nouveau tout
ce qui a pu s'attiédir pendant la nuit. En hiver, l'aspect du désert est le même ; il n'y a de changé que les
conditions climatériques. L'insupportable chaleur fait
place à des froids insupportables ». (Prjévalski).

Les grandes villes sont : Ourga, au pied des monts
Gountou ; Ouliassoutaï, dans la vallée venteuse de la
rivière Dzaghistaï ; Tchen-te-fou, à 180 kilomètres de
Peking et résidence d'été de l'empereur ; Tchouen-
Tcheou, au milieu des jardins et des vergers ; et, dans
la province de Chan-si ou Mongolie du sud, Koukou-
koto, la « ville bleue », qui compte, dit-on, 200.000 habitants.

III. — *Dzoungarie.*

Le pays Dzoungare diffère peu, comme aspect et et comme climat, de la Mongolie.

La grande ville est Tchougoutchak dans la Dzoungarie du nord ; elle est bien construite, entourée de jardins et de riches cultures. Mais la province d'Ili est la région la plus salubre et la plus peuplée. Heureusement située dans la zone tempérée, elle est à l'abri des vents polaires, et des eaux thermales jaillissent en abondance dans ses vallées.

IV. — *Turkestan chinois.*

Dans le Turkestan chinois la siccité de l'air est extrême. La pluie ne mouille que bien rarement ses sables stériles et les neiges tombent au plus une ou deux fois par hiver.

Kholan est la capitale de la plus riche des oasis ; Yarkand, aux rues tortueuses et étroites, est sans cesse encombrée de marchands venus de toutes les parties de l'Asie ; Kachgar est entourée d'une muraille de terre.

Dans les oasis du Khansou Mongol on compte deux villes de plus de cent mille âmes : Liang-Chéou, au milieu d'une plaine fertile, et Kan-Tchéou qui cache ses maisons sous les peupliers.

V. — *Thibet.*

Les habitants des plaines voisines appellent le Thibet « la neige du Nord », « le royaume des neiges ». Pourtant, malgré les crêtes blanches de ses monts, la neige ne tombe pas en grande abondance au Thibet où le vent l'emporte dans les ravins, où le soleil la fond si c'est en été. La zone des neiges persistantes ne commence qu'à plus de cinq mille mètres d'altitude.

Pourtant le climat du Thibet est très rude et la sécheresse de l'air y est extrême. En hiver, tous les lacs, tous les cours d'eau sont gelés. Pendant les mois de juillet et août, les caravanes trouvent souvent les eaux gelées au passage des cols, et sont obligées, pour boire, de faire fondre la neige. Un coup de vent suffit pour refroidir subitement l'atmosphère et congeler les rivières et les lacs. Huc raconte qu'en traversant sur la glace le Mourou, dans la partie supérieure de son cours, il aperçut de loin une cinquantaine d'objets informes et noirâtres, rangés en file à travers le fleuve. En s'approchant, il reconnut des bœufs sauvages qui, ayant voulu franchir le courant, avaient été brusquement saisis par la glace ; la position des corps dans l'attitude de la nage était parfaitement visible sous le cristal transparent ; leurs belles têtes, surmontées de grandes cornes, étaient restées à découvert ; mais les aigles et les corbeaux leur avaient arraché les yeux.

« Le rayonnement de la chaleur vers les espaces, à travers le ciel clair, contribue singulièrement à refroidir la région des plateaux, et, pour les voyageurs, les froids sont d'autant plus redoutables que le combustible manque presque complètement : à grand peine trouve-t-on çà et là quelques broussailles, si ce n'est dans les campements privilégiés ; il faut parfois faire provision de bouse de yak, le « kicoua » des Thibétains. Heureusement, les nuits sont presque toujours calmes ; le froid étant uniforme, aucun foyer d'appel n'attire alors les courants atmosphériques ; mais, pendant le jour, lorsque le soleil éclaire les plateaux et que les dépressions restent dans l'ombre et dans le froid, des vents formidables balayent la surface du sol en soulevant des tourbillons de poussière ; tous les voyageurs parlent avec effroi de ces tourmentes ». (E. Reclus).

En somme le climat du Thibet est sec et rigoureux, avec de grands écarts de chaud et de froid, une faible quantité de neiges et de pluies. La force des moussons du sud s'épuise en averses et en tourbillons dans les vallons de l'Himalaya. « Toutefois, la région du Thibet oriental, vers laquelle s'avance en demi cercle le vaste golfe du Bengale, participe déjà du climat des Indes : les vents pénètrent dans ces contrées par les brèches des monts, là bien inférieurs en altitude à ceux de l'ouest, et déversent leurs pluies en abondance, surtout pendant la saison de « yirrh », c'est-à-dire de la pluie, qui comprend les trois mois d'août, de septembre et d'octobre ». (E. Reclus).

Les inconvénients principaux du climat du Thibet sont dans le froid extrême, car le thermomètre descend souvent à — 30° ; la grande sécheresse de l'air et sa raréfaction. On y souffre facilement du mal des montagnes. Pour empêcher la peau de se fendre et de se gercer, les habitants sont obligés d'enduire leur visage de graisse.

Dans beaucoup de hautes vallées thibétaines les crétins sont nombreux ; la lèpre aussi est commune sur le plateau.

Lhassa, la capitale du Thibet, le « séjour de la divinité », compte environ 50.000 individus qui journellement murmurent la formule sacrée : Om mani padmé haun (Dieu ! Le joyau dans le lotus ! Amen !). La ville élève ses temples et ses maisons à 3566 mètres d'altitude. Elle est entourée d'une ceinture de feuillage et de fleurs. Les rues sont larges et bien alignées ; les maisons sont construites en briques ou en terre, la plupart blanchies à la chaux ; dans les faubourgs il existe tout un quartier dont les maisons sont entièrement bâties en cornes de bœufs et de moutons.

Tchigatze est à 3621 mètres d'altitude. Gartok, à l'issue de la haute passe de l'Ibi-Gamin, n'est habitée qu'en août et septembre.

Le couvent de Hanlé est à 4565 mètres d'altitude. C'est l'habitation la plus élevée de la terre.

A la base méridionale des monts Tanla jaillissent un grand nombre de sources thermales qui finissent par former un ruisseau roulant sur des cailloux jaunâtres et au-dessus duquel s'élèvent des vapeurs épaisses et blanchâtres qu'emporte le vent.

VI. — *Mandchourie.*

Les poëtes mandchous ont chanté les vertes prairies, les terrasses boisées, les sources d'eau vive de leur pays et la beauté de son ciel. Pourtant la région qui s'étend entre Tsitsikar et Charamouren est sèche et sujette à des froids extrêmes. Dans le bassin du Soungari les hivers sont rigoureux et les étés brûlants. A Moukden le thermomètre descend à — 22° et monte à + 32°.

Tsitsikar, séjour peu enviable, est un lieu d'exil pour les condamnés politiques. Ghirin que les Chinois appellent Tchouan-Tchang, est mieux située, sur la rive droite du Soungari : aussi elle compte plus de 100.000 habitants. Sansing n'en a que 25.000 : elle est exposée à toute la force des vents du nord, et les moussons d'été lui versent d'énormes quantités de pluie qui changent les bords du Soungari en marécages.

Moukden, la capitale, malgré ses extrêmes de froid et de chaud, est une ville habitable, propre et bien bâtie, très animée.

Haïtchoung, dans le Tchaouling, au centre de plantations de cotonniers, est fréquentée à cause de ses eaux thermales.

A l'extrémité sud de la presqu'île de Liao-Toung, à l'entrée du golfe de Pé-tchi-li, Port-Arthur n'est guère qu'un vaste arsenal.

VII. — *Chine proprement dite.*

1. — CLIMATOLOGIE.

« Dans l'ancien monde, la Chine correspond à l'Europe occidentale par son climat, ses productions et par le développement historique. Il est vrai que la Chine, du golfe de Liao-Toung à l'île de Haïnan, est dans son ensemble beaucoup plus rapprochée de l'équateur, puisque la partie la plus septentrionale du royaume proprement dit, c'est-à-dire l'extrémité maritime de la Grande-Muraille, se trouve sous le 40e degré de latitude comme le mont Athos, Minorque et Coïmbre, et qu'au sud de l'estuaire de Canton tout le littoral chinois est dans la zone tropicale ; mais la cambrure des lignes isothermiques ramène, pour ainsi dire, le territoire chinois dans la direction du nord et lui donne un climat relativement froid. Ainsi la température moyenne de l'Angleterre méridionale et de la France du nord, qui est de dix degrés centigrades, est également celle de Péking et de la vallée du Péï-ho ; Chang-haï correspond, pour la moyenne du climat à Marseille et à Gênes, et l'isotherme de 20 degrés qui passe sur les côtes de la Chine méridionale, effleure aussi l'Algarve portugais et l'Andalousie. » (E. Reclus).

Ainsi la Chine, grâce au développement de ses territoires, a des climats semblables à ceux de l'Ecosse, de la Provence ; ses étés sont plus chauds, ses hivers plus rigoureux que ceux de l'Europe occidentale. Les saisons se succèdent avec beaucoup de régularité. L'ensemble du climat est tempéré et salubre. A Chang-Haï la température moyenne est à $+ 15°$, elle s'élève à $+ 28°$ en juillet et août et descend à zéro en janvier. A Canton il neige quelquefois ; le thermomètre descend rarement au-dessous de $+ 5°$ et monte rarement au-dessus de $+ 30°$. A Péking on a souvent les températures extrêmes de Moscou et de Saint-Pétersbourg.

2. — PATHOLOGIE.

La malaria existe dans toute la Chine et cela avec d'autant plus d'intensité que l'on s'avance des régions montueuses vers les plaines que traversent les grands fleuves, ou en se rapprochant de leur embouchure. Les régions côtières sont les plus maltraitées.

La dysenterie et la variole exercent également de grands ravages en Chine. La phtisie est assez fréquente à Péking et à Canton. Les ophtalmies sont une des plaies du pays et elles font des légions d'aveugles. La lèpre et l'éléphantiasis sont très répandues. La syphilis est partout très répandue.

3. — CHINE SEPTENTRIONALE.

Dans le nord de la Chine, les saisons sont nettement tranchées : les pluies commencent en juin pour se terminer en octobre. C'est la saison des vents du sud avec des températures très élevées. On note pendant cette saison 28°, 32° et plus, en juillet et en août ; en septembre, des températures de 18°, 20° et 22°. Dès octobre, la température s'abaisse brusquement à 10° et à 12°, et novembre, décembre et janvier offrent un froid très rigoureux. C'est la saison des vents du nord et du nord-est, avec des tempêtes de poussière glacée et des températures moyennes de 6° à 12°.

La climatologie du nord de la Chine peut se traduire par la formule suivante : température très élevée et chaleur presque tropicale en été ; pluies abondantes et vent du sud de juin à octobre ; froid très vif en hiver, avec vent du nord et tempêtes de poussière.

Pendant la saison des pluies, les cours d'eau débordent, les terrains sont inondés, et les routes, en tout temps fort mal entretenues, deviennent tout à fait impraticables.

Pendant l'hiver, le sol est recouvert d'une épaisse couche de poussière dans laquelle les véhicules s'enfoncent jusqu'au moyeu des roues et n'avancent qu'au prix des plus grandes difficultés.

Péking, « la résidence du nord », la capitale, est, d'après Whyde, « la ville la plus sale, la plus pauvre et la plus misérable de toute la Chine et par conséquent du monde entier. Elle jouit d'un climat à températures extrêmes, offrant de grandes analogies avec celui de la côte orientale de l'Amérique du nord. De novembre à mars le froid domine ; en janvier et février le thermomètre descend à — 20°. Avril est chaud. En mai on a souvent + 35°. En juin il fait souvent beau. Les pluies commencent en juillet et finissent en septembre. A la fin de septembre et en octobre Péking a un ciel toujours sans nuages, des chaleurs tempérées dans la journée et des nuits fraîches qui commencent à devenir froides à la fin d'octobre.

La température moyenne annuelle de Péking est de 14°. Les mois extrêmes sont décembre et juillet.

A la base septentrionale du massif de collines auquel s'adossent les palais d'été de Péking, jaillissent des eaux sulfureuses depuis longtemps fréquentées par les Chinois et maintenant utilisées par les malades européens.

A Tien-Tsin la température est encore plus froide et plus chaude qu'à Péking. La température moyenne annuelle est de 23°,8, celle de l'hiver de — 3°, celle du printemps de 16°, celle de l'été de 30° et celle de l'automne de 11°,9. Les mois extrêmes sont juillet avec 32°,4 et janvier avec — 4°,3.

Le bassin du Peï-Ho compte encore une autre grande ville : Toung-tchéou qui est le port de Péking sur le Peï-Ho. Dans le bassin du Hoang-Ho, les grandes villes sont : Lantchéou-Fou, très proprement tenue ; Tsing-tchéou sur un affluent du Weï-Ho ; Sining-Fou, dans la région du Koukou-Nor ; Pigliang-fo, dans la vallée du King-Ho ; Koun-tchéou-fou, dans la vallée du Weï-Ho ; Kou-tchéou, à la frontière de l'Ala-Chan et comme une oasis à l'entrée du désert ; Singan-Fou, une des villes les plus populeuses de la Chine ; Taiyouan, au pied des terrasses orientales du Chan-Si ; Fen-tchéou, au pied des collines du Houki-Chan, et possédant des sources thermales fréquentées ; Hiéou-Kao, Yuen-Tching, Kaifoug-fou, grandes villes de commerce.

Comme tout le nord de la Chine, le Chang-Toung a un climat extrême : chaud en été, très froid en hiver ; parfois même la mer se recouvre de glace le long des côtes septentrionales. Néanmoins les oscillations du froid au chaud et du chaud au froid ne se font pas brusquement, mais graduellement et régulièrement, grâce au voisinage des eaux marines et à la barrière qu'opposent aux vents les hautes terres de la Mandtchourie et de la Corée.

Les grandes villes du Chang-Toung sont : Tsinam, dont le périmètre dépasse celui de Paris ; Toung-tchang, une des plus anciennes et des plus populeuses ruches de l'empire ; l'industrieuse Tsing-tchéou-fou ; Teng-tchéou, port ouvert aux Européens, et sa voisine Tché-Fou, plus salubre et mieux abritée, et dont les colonies étrangères de l'empire chinois ont fait leur Trouville.

Tché-fou participe du climat maritime. Sa température moyenne annuelle est de 15°,7, celle de l'hiver de + 1°,9, celle du printemps de 13°,9, celle de l'été de 29°,8, celle de l'automne de 17°,4. Les mois extrêmes sont janvier avec — 1°,4 et juillet avec 27°,8. La sécheresse y est moindre qu'à Péking.

4. — Chine méridionale.

Si la Chine méridionale subit des extrêmes de chaleur, elle ne connaît plus les extrêmes du froid. Sa température est plus uniforme, avec des écarts bien moins accentués.

Tchingtou-fou, la capitale du Setchouen, est le Paris de la Chine, la cité la plus élégante et la plus belle de l'empire. Les rues sont larges, droites, régulières, bien pavées et pourvues de rigoles.

Dans le Houpé les grandes villes sont : Outchang-fou, Hanyang-fou et Hankéou où les Européens habitent une concession vaste et bien bâtie.

Les grandes villes du Hounan sont : Tchangcha, une ville de lettrés, et Siang-Tan, une des métropoles de la Chine.

La capitale du Kiang-si, Nan-tchang est une ville bien bâtie et bien tenue.

Dans le Kiang-sou les villes populeuses ou illustres sont nombreuses. C'est d'abord Nan-King, la « résidence du sud », la ville des lettres et des arts; puis Tching-Kiang, au point de croisement du Fleuve Bleu et du grand canal, « une des clefs de Péking »; ensuite Sou-tchéou-fou et Chang-Haï.

Sou-tchéou-fou, « la Venise chinoise », bâtie au milieu de rizières, passe pour la reine du bon ton, la ville du luxe, de l'élégance, des amusements raffinés, des meilleurs théâtres, du plus fin langage, du plus pur accent, des dames au plus petit pied. « Le ciel là-haut, sur terre Sou-tchéou-fou », disent ses habitants.

Les Anglais ont fait de l'insalubre Chang-Haï une ville habitable et presque saine. La moyenne annuelle de la température y est de 14°,5, la moyenne de l'hiver de 4°,7, celle du printemps de 13°,7, celle de l'été de 27°,2, celle de l'automne de 18°,2. Les mois extrêmes sont juillet avec une moyenne de 28° et janvier avec une moyenne de 3°,5.

Sur un bras mort du Fleuve Bleu, Hang-tchéou qui compte peut-être près d'un million d'habitants, est une ville de plaisirs et d'élégance, renommée dans toute la Chine pour la beauté de ses sites, la facilité de ses mœurs. C'est la grande ville du Tché-Kiang; après on peut citer : Chaohing, au milieu de polders, Lanki qui a un aspect presque britannique, Wentchéou célèbre par la corruption de ses habitants et ses fumeries d'opium ; et Ning-Po, la « cité des vagues pacifiques ». Ning-Po est l'une des villes du Tche-Kiang les plus remarquables pour la beauté des sites et les plus favorisées par le climat et par la fertilité du sol. Les montagnes bleues que l'on aperçoit au sud-ouest sont parmi les mieux boisées de la Chine, et l'une de leurs gorges, dite Vallée Neigeuse, est célèbre dans tout l'orient par ses parois de roches blanches, ses forêts et sa cascade ondoyante ; « au bas de ces hauteurs s'étendent les campagnes, classiques dans l'histoire de l'agriculture chinoise, où l'empereur Chun, dit la tradition, suivait, il y a plus de quarante siècles, la marche d'une charrue traînée par un éléphant. » (E. Reclus).

Le climat des îles Chusan et celui de Ning-Po sont à peu près semblables, avec cette différence que les ardeurs de l'été, très dures à Ning-Po, sont tempérées au Chusan par les brises de mer ; aussi, tous les étrangers qui peuvent quitter la côte viennent passer la saison des chaleurs dans ces îles. Les monastères de l'île Pouto servent maintenant d'hôtels. Le thermomètre monte en août à 35° le jour pour descendre à 30° la nuit ; à Ning-Po il monte à 45° et les nuits sont insupportables. En décembre on a quelquefois observé à Chusan cinq degrés au-dessous de zéro. L'atmosphère est généralement claire et sèche en hiver ; les vents soufflent alors en mousson de la direction du nord. En été, au contraire, règne la mousson du sud ; c'est la saison des pluies qui tombent souvent par torrents pendant des semaines entières.

La grande ville du Fo-Kien est Fou-tchéou. C'est une ville presque élégante, un séjour agréable. Dans ses environs sont des thermes fréquentés autour desquels on a construit des villas de plaisance. A Fou-tchéou la moyenne annuelle de la température est de 17°,9, la moyenne de l'hiver de 9°,2, celle du prïntemps de 19°,3, celle de l'été de 28°,2, et celle de l'automne de 20°,1. Les mois extrêmes sont janvier avec une moyenne de 8°,7 et juillet avec une moyenne de 29°,7.

Tchang-tchéou est une immense ville entourée de campagnes opulentes. Canton ou Kouang-tchéou est la plus grande ville du bassin du Si-Kiang et une des plus peuplées de la Chine puisqu'elle compte plus d'un million et demi d'habitants. C'est une des villes les plus malsaines et les plus corrompues de l'extrême orient. Comme d'autres villes de la Chine méridionale, elle ne se trouve que pendant une moitié de l'année dans la zone tropicale. Il y fait très chaud de mai à septembre ; mais, dès le mois d'octobre, quand règnent les vents polaires du nord-est, qui cheminent parallèlement à la côte et aux montagnes dans les sillons intermédiaires, la température descend rapidement. « Pendant le mois de janvier, il pleut rarement ; les nuits sont toujours claires et parfois de légères gelées flétrissent les feuilles des arbres : on a même vu sur les eaux de Canton se former des pellicules de glace qui disparaissent aux premiers rayons du soleil. » (E. Reclus).

La température moyenne de l'année à Canton est de 22°,7, la moyenne de l'hiver est de 16°,7, celle du printemps de 21°,4, celle de l'été de 28°,2, celle de l'automne de 24°,5. Les mois extrêmes sont janvier avec une moyenne de 15°,2 et juillet avec une moyenne de 28°,9.

VIII. — *Iles chinoises.*

L'empereur de Chine porte le titre de « souverain des mille îles ». Innombrables en effet sont les îles dont les rangées bordent la côte centrale et la côte méridionale de la Chine. Nous avons déjà parlé de l'Archipel des Chusan ou Tchou-san. Quelques autres îles importantes méritent une mention.

1. — FORMOSE.

Pour la beauté de son climat, de ses côtes, de ses bois, de ses monts, cette île reçut des marins portugais qui la reconnurent le nom lusitanien, en même temps que latin, de « hermosa, la belle ». Elle a conservé ce nom de formosa ou Formose.

Les plages de l'île appartiennent à la zone tropicale ; les collines et les monts s'élèvent dans la zone tempérée.

En général le climat y est très chaud en juin, juillet, août et septembre, atteignant en moyenne $+ 21°$ à $+ 22°$. La moyenne de janvier est de $+ 10°$. Des pluies abondantes tombent pendant les mois de janvier, février, mars et mai.

La capitale Taï-Ouan-fou compte, dit-on, environ cent mille âmes. « Comme toutes les villes chinoises, dit E. Plauchut, elle n'est remarquable que par sa malpropreté, ses rues étroites et le nombre de ses boutiques ; elle n'est visitée que très rarement par les brises rafraîchissantes de la terre, et encore ne lui arrivent-elles qu'après avoir traversé une plaine désolée et sans culture. On y étouffe l'été et les maladies y sont nombreuses ».

II. — Archipel Ponghou.

Ces îles sont peu salubres ; la malaria, le choléra. la dysenterie y règnent. Les habitants n'ont aucun souci de l'hygiène : ils ne prennent même pas la peine de creuser des fosses et les cercueils gissent presque au ras du sol.

Ponghou, ou l'île des Pêcheurs, la plus grande de l'Archipel, a pour capitale Makoung qui compte une dizaine de mille d'habitants. « Elle ne gagne pas à être visitée, écrit Hansen-Blangsted. Des immondices de toutes sortes sont répandues tant à l'intérieur qu'à l'extérieur des maisons, et la nature seule eut fait certainement davantage pour l'assainissement général que le système des égoûts tel qu'il existe ; des caniveaux couverts, en communication avec chaque maison en nombre à peu près égal à celui des rues, viennent se brancher sur un collecteur commun, lequel débouche sur la plage, au niveau du débarcadère ; mais ce débouché, se faisant à ciel ouvert sur une grande étendue, crée un foyer de miasmes que la mousson du nord-est balaye sur la rade, et la mousson de l'Ouest sur la ville et les villages environnants ». Les rues sont étroites, tortueuses ; les maisons sont construites en briques ou en madrépores : la vermine y pullule.

III. — Macao.

L'île de Macao est située à droite de l'estuaire de la ville de Canton, à 10 kilomètres de la ville.

La ville de Macao est bâtie sur des terrasses qui

bordent la presqu'île en forme demi-circulaire. « A côté de la noble cité portugaise, coupée d'avenues régulières, bien tenues, silencieuses, où l'herbe croit, la cité chinoise, aux rues sales, étroites, populeuses, bruyantes, exerce ses industries variées ». (de Hubner).

A Macao la température moyenne annuelle est de 21°,1 ; la moyenne de l'hiver est de 11°,8, celle du printemps de 21°,7, celle de l'été de 28°,5, celle de l'automne de 22°,6. Les mois extrêmes sont janvier avec une moyenne de 10°,5 et juillet avec une moyenne de 29°,5.

IV. — HONG-KONG.

Les Anglais ont fait de Hong-Kong, « l'île aux eaux parfumées », un sanatorium pour leurs résidents d'extrême Orient. La température moyenne de l'année y est de 22°,2 ; la moyenne de l'hiver est de 16°, celle du printemps de 21°,7, celle de l'été de 27°,3, celle de l'automne de 24°. Les mois extrêmes sont janvier avec une moyenne de 15° et juillet avec une moyenne de 28°.

Les Anglais y ont construit une ville superbe, Victoria, sur la côte septentrionale ; et partout, dans les vallons, sur les promontoirs, au milieu des bosquets de de pins, de figuiers et de bambous, ils ont édifié des villas et des palais. « Victoria est charmant, sympathique et imposant, anglais et tropical, un mélange de cottages et de palais, écrit de Hubner. Nulle part ne se meuvent mieux la poésie de la nature et l'exubérance enivrante du midi ; les rues, bien macadamisées, bien entretenues, très propres, serpentent le long du rocher, tantôt entre des maisons dont les façades un peu prétentieuses sont voilées par la véranda, tantôt entre des

jardins, des haies de bambou, ou des balustrades de
de pierre. Partout des arbres, des banians, des bambous, des pins. On pourrait parcourir à pied tout Hong-
Kong sans être exposé au soleil. »

V. Haïnan.

Haï-Nan ne vaut pas Formose. Le climat y est plus
chaud et moins salubre. Les forêts et les jungles des
plateaux sont peuplées de tigres, de rhinocéros, de
daims, de singes; les reptiles dangereux y pullulent.

La capitale, Kioung-tchéou, est environnée de sites
charmants.

CHAPITRE XVII

La Corée.

—

I. — *Climat.*

Bien qu'entourée par les eaux marines, la Corée a
le climat continental de la Chine et de la Mandchourie,
et ce en raison du peu de profondeur de la mer Jaune
et du golfe de Petchili. Non seulement le climat de la
Corée est en moyenne plus froid que celui de l'Europe,
mais surtout il est beaucoup plus excessif. Même dans
les provinces méridionales, le thermomètre peut descendre en hiver à — 25°. Ainsi sous la latitude de Malte
et de Naples, la Corée a un climat extrême ; le froid est
excessif dans le nord, dans le voisinage des montagnes ;
l'été est torride. Le printemps et l'automne sont généralement fort beaux.

Le thermomètre peut descendre à — 15° au sud, à
— 25° au nord.

En hiver, la neige tombe en abondance. Des pluies

torrentielles tombent pendant l'été. En somme, le climat coréen est désagréable et malsain.

II. — *Pathologie.*

Le séjour de la Corée est presque intolérable pour les étrangers l'été, à cause des insectes et de la vermine. Les cancrelats pullulent. « Le cancrelat ronge l'épiderme et y fait une plaie plus gênante et plus longue à guérir qu'une écorchure ordinaire. Ces animaux, beaucoup plus gros que les hannetons, se multiplient avec une rapidité prodigieuse et le proverbe coréen dit : « Quand une femelle de cancrelat ne fait que 99 petits dans une nuit, elle perd son temps ». (G. Dallet).

III. — *Villes.*

La capitale, Séoul, est bien située, à la base méridionale du Hoa Chan, et à l'ouest de la chaîne du Kouanling, qui la protège contre les vents froids du nord-est.

« Séoul est dans une situation ravissante, écrit A. Hamilton. De hautes collines et des montagnes s'élèvent aux abords de la cité, avec des pentes rudes, abruptes et dénudées, sauf là où des masses sombres d'arbres et d'arbustes s'efforcent de vivre. Les vallons qui occupent l'espace entre le rempart des collines et les murailles de la ville, sont frais et verdoyants. De petits champs de riz, avec des groupes de chaumières au milieu, s'étendent entre la capitale et le port de Chemulpo. L'atmosphère est claire, l'air est doux, la ville est propre et bien ordonnée. On peut vivre d'ailleurs très confortablement dans la construction de brique à trois étages qui, d'un assemblage d'édifices coréens au pied de la muraille de la ville, est devenu l'hôtel de la gare ».

Les rues sont splendides, spacieuses, propres, pourvues déjà d'un système d'égouts. Les ruelles étroites et malpropres ont été agrandies ; les ruisseaux fangeux et pleins d'immondices ont été recouverts. Pourtant il y a encore des rues où la voirie semble inconnue, où les boutiques surplombent des rigoles ou égouts à ciel ouvert. Les boucheries en particulier sont infectes et répugnantes.

Chemulpo est le port de Séoul et iui est reliée par un chemin de fer. C'est maintenant une ville propre, aux rues larges, avec des boutiques et des hôtels installés à l'européenne.

Won-San se compose d'un pittoresque assemblage de maisons couvertes de chaume et de tuiles, entassées le long de ruelles étroites et malsaines. Une insupportable odeur de poisson pourri imprègne tout ; cette puanteur flotte lourdement dans l'atmosphère, sauf sur les sommets ventilés qui ceinturent la baie. Le climat est sec et salubre ; la chaleur est tempérée par la brise de mer et les nuits sont fraîches. Won-San est un peu plus frais que Chemulpo en été et un peu plus chaud en hiver, car la sécheresse de l'atmosphère tempère beaucoup le froid. Les ciels d'automne se prolongent splendides pendant tout l'hiver.

Fusan est une ville bruyante et très sale. Les rues ne sont le plus souvent que des ruelles embourbées avec des égouts à ciel ouvert.

Mok-po a trop de marécages bourbeux dans ses environs pour être une ville saine. On peut en dire autant de Chin-am-po dont la situation pourtant a été améliorée. Wi-ju, à l'embouchure de la rivière Yalu, a une situation plus heureuse.

FIN DE LA PREMIÈRE PARTIE

CHAPITRE XVIII

Le Japon.

—

I. — *Climatologie générale.*

« En face du continent d'Asie aux masses compactes, aux épais contours, aux formes pleines, le Japon égrène ses îles déliées et fines, et ses îlots ajourés comme une dentelle ».

L'étendue en longueur de ces îles qui touchent d'un côté aux régions glacées du Kamtschatka, tandis que de l'autre elles se rapprochent du tropique du Cancer, fait que les différences de climat sont très grandes dans l'archipel.

« Baignant dans les eaux de la mer et dans une atmosphère pleine de vapeurs océaniques, le Japon n'a point un climat extrême comme celui des côtes continentales dont le sépare la mer de Corée. Tandis que Peking, loin des effluves marins, a les hivers d'Upsalà et les étés du Caire, Tokio souffre beaucoup moins de l'extrême des froids et de celui des chaleurs ». (E. Reclus).

Un courant océanique dont la température varie de

23° à 27° degré, vient attiédir les eaux qui baignent les côtes japonaises.

Pourtant, à latitude égale, le Japon subit un climat de 4 à 6 degrés plus froid que celui de l'Europe. La neige et la glace sont connues dans tout l'Archipel. A Yeso le thermomètre descend quelquefois à — 16°. Les vents polaires soufflent en hiver avec une rare violence.

Ainsi le climat du Japon est surtout soumis à l'influence des mers qui environnent l'archipel, influence en partie modifiée par le voisinage relatif du continent asiatique, par l'altitude considérable du relief intérieur et par les courants sous-marins.

L'archipel des Kouriles est soumis aux rigueurs polaires tandis que l'archipel des Riou-Kiou jouit d'un été perpétuel.

Le Kouro-Sivo au courant noir réchauffe les rivages de Kioto, tandis que l'Oyasivo, le courant glacé qui vient d'Okhotsk, refroidit le littoral de Yeso.

La température moyenne à Osaka et Nagasaki est de + 18°, à Yokohama de + 14°, à Tokio de + 13°, à Niigata de + 13°, 8, à Hakodaté de + 8°, 9, et à Sapporo de — 8°, 3.

Dès le mois de mai le vent souffle du sud-ouest, en charriant vers le pôle les vapeurs de l'Océan. En juin et juillet c'est la saison pluvieuse, avec une température atteignant à 30° et même 35°. Après la saison des pluies vient un été court, mais chaud et parfois orageux. Puis une nouvelle saison de pluies qui dure jusqu'en octobre. Ensuite revient l'automne qui est sec, avec un air pur et vivifiant. L'hiver est brumeux et neigeux dans le nord, mais de courte durée et pluvieux dans les régions tempérées. Les grands froids arrivent à la fin de janvier et le thermomètre peut alors descendre à — 10°.

« Le caractère le plus saillant du climat japonais est son humidité tropicale ; en dehors des deux saisons de pluies périodiques il y pleut et il y neige fréquemment dans toutes les saisons. Le nombre des jours de pluie est de 110 a Nagasaki, de 113 dans le Tokaïdo, et de plus de 150, y compris 40 a 50 jours de neige, à Hakodaté. Le climat est débilitant, cause de l'anémie et les fièvres paludéenne et typhoïde, qui sont endémiques dans certaines régions de l'archipel ». (L. Metchnikoff).

II. — *Pathologie.*

Au Japon, le malaria est rare au nord et devient de plus en plus fréquente à mesure que l'on s'avance vers le midi. La phtisie est aussi fréquente au nord qu'au midi. Les ophtalmies sont fréquentes. La variole fait de nombreuses victimes chaque année. La lèpre est assez répandue ; l'éléphantiasis est plus rare. La syphilis est à peu près universelle. Le béribéri existe aussi bien au nord qu'au midi.

« Le climat ou plutôt les climats du Japon, dit Lombard, peuvent être considérés comme remarquablement salubres et comme contribuant à donner aux habitants une constitution vigoureuse et qui pourait l'être davantage si leur alimentation était plus substantielle. Leurs maladies se guérissent plus facilement qu'ailleurs et s'accompagnent plus rarement de symptômes inflammatoires très intenses ; les traumatismes sont également moins graves et guérissent plus rapidement. A l'exception du choléra, de la variole et des ophtalmies, on peut dire que les épidémies sont rares et bénignes. Aussi a-t-on désigné quelques portions du

Japon comme sanatoria pour les Européens affaiblis par les maladies contractées dans les régions tropicales du voisinage ».

III. — *Nippon.*

L'île de Houdo ou Nippon porte les plus grandes villes du Japon.

C'est d'abord Kioto, au centre de verdoyantes et fraîches collines ; puis Osaka et Hiogo-Kobé où se sont établis les étrangers. Au nord de cette dernière ville, dans une vallée des montagnes, jaillissent les sources thermales renommées d'Arima.

Les eaux thermales sulfureuses de Ashi-no-You sont également célèbres dans tout le Japon. Leur thermalité est, comme celles d'Arima, d'environ 40°.

Tokio, l'ancienne Yédo, la capitale et la ville la plus populeuse de l'empire du Soleil-Levant, aussi vaste que Paris, est bâtie sur une plage vaseuse. Ses étés sont chauds et ses hivers tempérés. On observe 23° en août et 21° en septembre ; en janvier la moyenne ne dépasse pas 4°, tandis que décembre et février ont 7°, ce qui donne comme moyenne pour l'hiver un peu plus de six degrés. En été la chaleur dépasse rarement 31°. Le printemps est pluvieux et les pluies durent souvent jusqu'en juin. « Le ciel est alors obscurci par les nuages et il est rare qu'on puisse à cette époque contempler le splendide Fousi-Yama, tandis que pendant l'été et surtout en hiver, il se montre constamment dans toute sa majesté ». (Lombard).

Yokohama est comme un faubourg de la capitale.

Elle a, surtout en hiver, « le climat de la Provence sous le ciel de la Sicile ».

« Le Sagamé, à la racine de la presqu'île d'Idzou, est une région très accidentée. Les promontoires boisés, les baies qui les séparent, les écueils parsemés dans les flots, les forêts épaisses, les fontaines et les ruisseaux, les fleurs qui jallissent de la verdure, et par dessus la côte des collines le sommet blanc de la montagne sacrée font de ce pays un séjour ravissant. Sept villages de bains se sont élevés près des sources thermales, et la ville de Hakone, sur la rive du gracieux lac d'Asimo-Oumi ou mer des graminées, est devenue un lieu de villégiature ». (E. Reclus).

Les sources thermales d'Atami, au sud de Hakon, ont une réputation au Japon, ainsi que celles de Higasi-Yama près du lac Inavasiro.

IV. — *Kiou-Siou.*

La ville la plus importante et la plus fréquentée est Nagasaki. Sa température moyenne annuelle atteint 17°. La moyenne de l'hiver est de 7° 1, celle du printemps de 15°, 2, celle de l'été de 26°,7 et celle de l'automne de 18°,8. Les mois extrêmes sont janvier avec une moyenne de 6°, 2 et août avec une moyenne de 28°, 4. Mais si la température est très élevée, elle est aussi très variable ; pendant les mois de décembre et janvier il y a souvent, dans l'espace d'une heure, des oscillations de 12° à 13° qui coïncident avec de violents coups de vent accompagnés de pluie, de brouillards et de neige. Dans les mois de juillet et août Nagasaki est inondée par des pluies torrentielles.

Dans la presqu'île d'Obama, le petit village de Onzen, à 800 mètres d'altitude, est presque entièrement composé d'hôtels dans lesquels s'entassent les nombreux visiteurs attirés par la réputation de ses eaux thermales sulfureuses.

« Le site est charmant, au milieu des arbres et des fleurs, car la végétation au Japon est particulièrement jolie : quelque chose d'intermédiaire entre la luxuriance maladive de la végétation des tropiques et l'imposante majesté de celle des régions du nord de l'Amérique. Les vapeurs sulfureuses qui se répandent abondamment dans l'atmosphère ne gênent en rien le développement des arbres qui poussent vigoureux à côté de sources bouillonnantes.

« L'eau sourd de partout : ici chaude, là froide, ailleurs sulfureuse. Dans certains points, la vapeur sort en jets puissants et sonores, par des anfractuosités de rochers. Dans le village de Onzen, une abondante source sulfureuse fournit de l'eau à 94 degrés. A dix pas d'elle, une source d'eau froide ordinaire, à 12 ou 13 degrés, permet, par un moyen de canalisation économique en bambous, d'amener dans les piscines un mélange à 45° ou 48°. » (J. J. Matignon).

V. — *Yéso.*

Hakodaté, située au milieu de l'île de Yéso, au pied de montagnes qui forment un amphithéâtre recouvert par la neige pendant six mois, a une température plutôt froide. La moyenne de janvier est de — 2°, 5, mais le thermomètre peut descendre à — 10°. L'été est assez chaud et en juillet et août le thermomètre dépasse fréquemment 20°.

Les courants d'air froid qui descendent des montagnes voisines déterminent au-dessus de la mer des brouillards épais et très persistants, qui se forment ordinairement le soir et durent jusqu'au lendemain matin.

www.ingramcontent.com/pod-product-compliance
Ingram Content Group UK Ltd.
Pitfield, Milton Keynes, MK11 3LW, UK
UKHW020115130726
13696UKWH00001B/46